DISFAGIA
Prática Baseada em Evidências

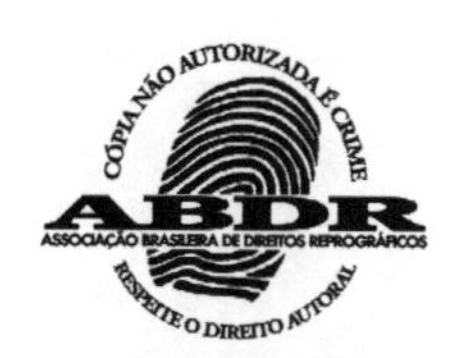

DISFAGIA – Prática Baseada em Evidências
Claudia Regina Furquim de Andrade
Suelly Cecilia Olivan Limongi
Sarvier, 1ª edição, São Paulo, 2012

Projeto Gráfico
CLR Balieiro Editores

Revisão
Maria Ofélia da Costa

Impressão/Acabamento
Bartira Gráfica e Editora

sarvier

Sarvier Editora de Livros Médicos Ltda.
Rua dos Chanés 320 – Indianópolis
04087-031 – São Paulo – Brasil
Telefax (11) 5093-6966
sarvier@sarvier.com.br
www.sarvier.com.br

Dados Internacionais de Catalogação na Publicação (CIP)
(Câmara Brasileira do Livro, SP, Brasil)

Andrade, Claudia Regina Furquim de
Disfagia : prática baseada em evidências / Claudia Regina Furquim de Andrade, Suelly Cecilia Olivan Limongi. -- São Paulo : SARVIER, 2012.

Vários colaboradores.
ISBN 978-85-7378-226-4

1. Deglutição - Distúrbios 2. Fonoaudiologia 3. Prática baseada em evidências I. Limongi, Suelly Cecilia Olivan. II. Título.

CDD-616.855
11-11776 NLM-WI 143

Índices para catálogo sistemático:

1. Deglutição : Distúrbios : Fonoaudiologia : Medicina 616.855
2. Disfagias : Fonoaudiologia : Medicina 616.855
3. Distúrbios da deglutição : Fonoaudiologia : Medicina 616.855

DISFAGIA
Prática Baseada em Evidências

CLAUDIA REGINA FURQUIM DE ANDRADE

Fonoaudióloga. Professor Titular de Fonoaudiologia da Faculdade de Medicina da Universidade de São Paulo, Departamento de Fisioterapia, Fonoaudiologia e Terapia Ocupacional.

SUELLY CECILIA OLIVAN LIMONGI

Fonoaudióloga. Professor Associado da Faculdade de Medicina da Universidade de São Paulo, Departamento de Fisioterapia, Fonoaudiologia e Terapia Ocupacional.

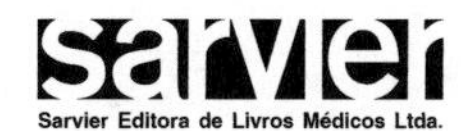

Colaboradores

Adriana Costa Bueno – Fonoaudióloga. Aprimoranda em Fonoaudiologia Hospitalar pelo ICHC-FMUSP, Prefeitura Municipal de Águas de Lindoia.

Alberto Cukier – Médico. Professor Associado da Faculdade de Medicina da Universidade de São Paulo, Disciplina de Pneumologia.

Alfredo Luiz Jácomo – Médico. Professor Associado da Disciplina de Topografia Estrutural Humana da Faculdade de Medicina da Universidade de São Paulo, Departamento de Cirurgia.

Aline Rodrigues Padovani – Fonoaudióloga. Mestre em Ciências da Reabilitação pela Faculdade de Medicina da Universidade de São Paulo, Fonoaudiologia do ICHC-FMUSP.

Amanda Elias Mendes – Fonoaudióloga. Doutoranda em Ciências pela Faculdade de Medicina da Universidade de São Paulo, Hospital e Maternidade São Cristovão-SP.

Celso Ricardo Fernandes de Carvalho – Fisioterapeuta e Educador Físico. Professor Associado da Faculdade de Medicina da Universidade de São Paulo, Departamento de Fisioterapia, Fonoaudiologia e Terapia Ocupacional.

Danielle Pedroni de Moraes – Fonoaudióloga. Doutoranda em Ciências da Reabilitação pela Faculdade de Medicina da Universidade de São Paulo, Fonoaudiologia do ICHC-FMUSP.

Elza Maria Lemos – Médica. Doutora em Ciências pela Faculdade de Medicina da Universidade de São Paulo, Ambulatório de Disfagia Infantil da Divisão de Clínica Otorrinolaringológica do ICHC-FMUSP.

Fernanda Chiarion Sassi – Fonoaudióloga. Doutora em Ciências pela Faculdade de Medicina da Universidade de São Paulo, Departamento de Fisioterapia, Fonoaudiologia e Terapia Ocupacional.

Gisele Chagas de Medeiros – Fonoaudióloga. Mestranda em Ciências da Reabilitação pela Faculdade de Medicina da Universidade de São Paulo, Fonoaudiologia do ICHC-FMUSP.

Irina Claudia Fernandes Alves – Fonoaudióloga. Especialista em Disfagia pela FUNDAP-FMUSP, Fonoaudiologia do ICHC-FMUSP.

José Otávio Costa Auler Júnior – Médico. Professor Titular da Disciplina de Anestesiologia da Faculdade de

Medicina da Universidade de São Paulo, INCOR-FMUSP.

Laura Davison Mangilli – Fonoaudióloga. Doutoranda em Ciências da Reabilitação pela Faculdade de Medicina da Universidade de São Paulo, Fonoaudiologia do ICHC-FMUSP.

Leticia Lessa Mansur – Fonoaudióloga. Professor Associado da Faculdade de Medicina da Universidade de São Paulo, Departamento de Fisioterapia, Fonoaudiologia e Terapia Ocupacional.

Lilian Shafirovits Morillo – Médica. Mestre em Medicina pela Faculdade de Medicina da Universidade de São Paulo, Serviço de Geriatria do ICHC-FMUSP.

Luis Marcelo Inaco Cirino – Médico. Professor Associado da Faculdade de Medicina da Universidade de São Paulo, Hospital Universitário da USP.

Luisa Carmen Spezzano – Fonoaudióloga. Mestranda em Ciências da Reabilitação pela Faculdade de Medicina da Universidade de São Paulo, Fonoaudiologia do ICHC–FMUSP e Hospital Samaritano.

Mara de Oliveira Rodrigues Luiz Dantas – Fonoaudióloga. Doutora em Ciências da Reabilitação pela Faculdade de Medicina da Universidade de São Paulo, Fonoaudiologia do INCOR-FMUSP.

Milena Vaz Bonini – Fonoaudióloga. Mestre em Neurologia pela Faculdade de Medicina da Universidade de São Paulo, Hospital Universitário da USP.

Patricia Paula Santoro – Médica. Doutora em Medicina pela Faculdade de Medicina da Universidade de São Paulo, Hospital das Clínicas FMUSP.

Paulo Andrade Lotufo – Médico. Professor Titular da Faculdade de Medicina da Universidade de São Paulo, Hospital Universitário da USP.

Rafael Stelmach – Médico. Doutor em Pneumologia pela Faculdade de Medicina da Universidade de São Paulo, Disciplina de Pneumologia da FMUSP.

Roberta Ismael Dias Garcia – Médica. Doutora em Ciências pela Faculdade de Medicina da Universidade de São Paulo, Serviço de Disfagia da Disciplina de Otorrinolaringologia.

Rosane de Deus Chaves – Fonoaudióloga. Doutoranda em Ciências da Reabilitação pela Faculdade de Medicina da Universidade de São Paulo, Centro de Reabilitação da Prefeitura Municipal de Mauá.

Sheilla de Medeiros Correia – Fonoaudióloga. Mestre em Ciências pela Faculdade de Medicina da Universidade de São Paulo, Serviço Integrado de Fonoaudiologia do Hospital São Paulo – UNIFESP.

Wanessa Morone – Fonoaudióloga. Aprimoramento em Fonoaudiologia Hospitalar pelo ICHC-FMUSP, Hospital 9 de Julho – SP.

Wilson Jacob Filho – Médico. Professor Titular da Faculdade de Medicina da Universidade de São Paulo, Disciplina de Geriatria do Departamento de Clínica Médica.

Dedicamos este livro à Fonoaudiologia, que é uma ciência que sempre enfrenta desafios. A Disfagia é mais um desafio. A atuação fonoaudiológica tem um lugar próprio no atendimento ao paciente disfágico. Esperamos que este livro contribua para a prática segura, com base científica e humanizada.

Claudia e Suelly

Prefácio

A disfagia tem sido a manifestação provavelmente mais estudada pelos médicos (gastroenterologistas, pediatras, neonatologistas, endoscopistas, cirurgiões, oncologistas, dentre outros), fonoaudiólogos, nutricionistas e outros profissionais da saúde nos últimos anos. Trata-se de uma manifestação que acompanha inúmeras doenças, desde o recém-nascido até o idoso, e a falta de conhecimento no seu manejo acarreta ao paciente complicações graves, até a morte.

Por acompanhar doenças do sistema nervoso central, estáticas ou degenerativas, processos traumáticos ou oncológicos, com alterações de estruturas e de funções, a disfagia tem-se mostrado de várias maneiras acometendo a fase oral, faríngea e/ou esofágica de forma isolada ou associada. Essas manifestações induzem à mudança de postura, de consistência do alimento, à utilização de manobras protetoras que permitam ao paciente a permanência da via oral para alimentação o maior tempo possível. Quando essas variações se tornam insuficientes, a passagem para a via alimentar alternativa é determinada e, na grande maioria das vezes, é o fonoaudiólogo que participa de todas essas decisões.

Atualmente, o fonoaudiólogo participa de forma ativa tanto no diagnóstico, como no processo de melhora das condições dos pacientes acometidos pelas disfagias e, dessa forma, o conhecimento por meio de pesquisa e da prática baseada em evidências favorece o reconhecimento das melhores interferências e do uso de habilidades mais seguras. A avaliação clínica do paciente acompanhada de exames objetivos (videodeglutograma, nasofibroscopia da deglutição) e de protocolos respaldados cientificamente certamente proporcionarão ao profissional ferramentas precisas, que permitirão assertividade em todo o processo de atuação.

Portanto, é com muita satisfação que vejo a iniciativa de Claudia Regina Furquim de Andrade e Suelly Cecilia Olivan Limongi como idealizadoras deste livro. Claudia é Professora Titular de Fonoaudiologia da FMUSP, Coordenadora do LIM-34 do HCFMUSP, Chefe da

Divisão de Fonoaudiologia do ICHC, foi representante de área no CNPq, autora de livros e artigos. Suelly é Professora Livre-Docente da FMUSP, Coordenadora do Ambulatório de Síndromes e Alterações Sensório-Motoras do Curso de Fonoaudiologia da FMUSP, autora de livros e artigos. Ambas são autoras ou coautoras de todos os capítulos. A professora Letícia Mansur, colaboradora ímpar, responde pelas pesquisas na área da neurologia. Os demais autores são fonoaudiólogos doutores, mestres ou especialistas em disfagia e médicos de diversas especialidades. Todas as pesquisas que embasam o livro foram desenvolvidas no ICHC da FMUSP.

Na incansável busca pelo perfeito e pelo didático, as autoras dividiram o livro de forma a que todos os profissionais ou estudantes de Fonoaudiologia possam acompanhar o entendimento da disfagia em diferentes condições e que as evidências demonstradas, com a contribuição da Literatura, dão-lhes instrumental capaz de assegurar sua atuação profissional.

O livro está dividido em quatro partes:

Parte I – Introdução ao Tema – capítulos de fundamentação teórica

Parte II – Evidências – capítulos de protocolos

Parte III – Pesquisas: Disfagia nos Grupos Populacionais – capítulos sobre pesquisas aplicadas da disfagia em grupos populacionais de risco

Parte IV – Estudos Sobre a Disfagia – capítulos de revisão de literatura sobre temas relacionados à disfagia

Tenho certeza que este livro contribuirá muito para a Fonoaudiologia Brasileira.

Professora Doutora Zelita Caldeira Ferreira Guedes

Professora Associada do Departamento de Fonoaudiologia da Escola Paulista de Medicina/Universidade Federal de São Paulo

Apresentação

O livro Disfagia – Prática Baseada em Evidências surgiu da necessidade e da experiência em formar alunos, em pós-graduação *lato senso*, na área da disfagia. A atuação do fonoaudiólogo na área da disfagia é bastante recente e já se configura como um campo de ação de grande importância e que necessita de um forte embasamento científico e de prática.

O fonoaudiólogo é o profissional que, usualmente, faz a avaliação clínica dos sinais e sintomas da disfagia faríngea, em UTIs, em enfermarias, em ambulatórios e no atendimento domiciliar. A avaliação clínica fonoaudiológica inclui os aspectos motores orais e da funcionalidade da deglutição. Dependendo das condições clínicas do paciente e dos recursos disponibilizados pela instituição, a avaliação clínica fonoaudiológica precede a avaliação instrumental. Os tratamentos fonoaudiológicos para a disfagia devem ser diferenciados, seguros e eficazes.

A proposta de um livro cuja fundamentação seja fornecer elementos para a prática clínica baseada em evidências tem como meta oferecer aos fonoaudiólogos elementos de segurança para a atividade profissional, quer na avaliação, quer no tratamento da disfagia orofaríngea. Grande parte dos cursos de graduação em Fonoaudiologia não oferece disciplinas teóricas e/ou práticas em disfagia, o que acarreta uma grande lacuna porque esse é um campo de trabalho em constante crescimento.

Assim, nossa contribuição visa consolidar o conhecimento fonoaudiológico para a prática clínica eficiente, eficaz e consciente.

A primeira parte do livro introduz a temática da disfagia. O capítulo *Processamento motor – padrão de organização da mastigação e deglutição* tem como objetivo a fundamentação da função neuromuscular na mastigação e deglutição. O capítulo *Prática baseada em evidência na disfagia* tem como objetivo fornecer elementos para uma reflexão, com a proposta de uma prática clínica em Fonoaudiologia, metodologicamente estruturada, para a ação fonoaudiológica na disfagia. O capítulo *Indicadores de disfagia no contexto hospitalar* apresenta indicadores de controle que auxiliam no processo de gestão dos programas de reabilitação da deglutição, favorecendo a análise e constante busca de melhorias na qualidade dos cuidados fonoaudiológicos prestados. O último capítulo desta parte, *Eletromiografia de superfície e deglutição*, descreve a metodologia para a aplicação da eletromiografia de superfície na avaliação e tratamento das disfagias.

A segunda parte do livro trata das *Evidências* científicas para as avaliações e tratamentos fonoaudiológicos com base em protocolos. Os capítulos são:

5. Protocolo de Avaliação Fonoaudiológica Preliminar (PAP)
6. Protocolo de Avaliação Fonoaudiológica do Risco para Disfagia (PARD)
7. Protocolo Fonoaudiológico de Introdução e Transição da Alimentação por Via Oral (PITA)
8. Programa Fonoaudiológico de Reabilitação da Deglutição em Ambulatório
9. Programa Fonoaudiológico de Reabilitação da Deglutição em Enfermaria
10. Programa Fonoaudiológico de Reabilitação da Deglutição em Unidade de Terapia Intensiva
11. Avaliação Objetiva da Deglutição: Videoendoscopia

A terceira parte do livro apresenta a caracterização da *Disfagia nos Grupos Populacionais* com base em pesquisas clínicas: tétano, idosos cardiopatas, demência de Alzheimer, doença pulmonar obstrutiva crônica, adultos e idosos.

A última parte do livro apresenta revisões de literatura abordando temas relacionados à disfagia: higiene oral como fator de risco para pneumonia aspirativa, influência da cânula de traqueostomia na deglutição, doença de Chagas, teste do corante azul na avaliação fonoaudiológica de indivíduos traqueostomizados, uso de manobras na reabilitação fonoaudiológica de indivíduos disfágicos, uso da válvula de fala em pacientes traqueostomizados.

Claudia Regina Furquim de Andrade
Suelly Cecilia Olivan Limongi

Conteúdo

Parte I

Introdução ao Tema

1. **Prática Baseada em Evidência na Disfagia** 3
Claudia Regina Furquim de Andrade
Objetivo 3 • Discussão 5

2. **Eletromiografia de Superfície e Deglutição** 6
Fernanda Chiarion Sassi
Objetivo 6 • Fundamentação teórica 6 • Método 7 • Avaliação eletromiográfica da deglutição 9 • Protocolo para avaliação da deglutição 10 • Análise dos resultados eletromiográficos 12 • Tratamento da disfagia com *biofeedback* eletromiográfico 13 • Considerações finais 21

3. **Processamento Motor – Padrão de Organização da Mastigação e Deglutição** 24
Claudia Regina Furquim de Andrade
Objetivo 24 • O Processo 25 • Fases 26 • Circuitos reflexos 29 • Discussão 30

4. **Indicadores de Disfagia no Contexto Hospitalar** 32
Danielle Pedroni de Moraes e Claudia Regina Furquim de Andrade
Objetivo 32 • Fundamentação teórica 32 • Método 36 • Anexo 1 – Ficha de indicadores 40 • Anexo 2 – Banco de dados (Excel) para gerenciamento do PRD 41

Parte II

Evidências

5. **Protocolo de Avaliação Fonoaudiológica Preliminar (PAP)** . 45
Laura Davison Mangilli, Danielle Pedroni de Moraes e Gisele Chagas de Medeiros

Objetivo 45 • Fundamentação teórica 45 • Método 46 • Protocolo de avaliação fonoaudiológica preliminar (PAP) 59

6. **Protocolo de Avaliação Fonoaudiológica do Risco para Disfagia (PARD)** 62

Aline Rodrigues Padovani, Danielle Pedroni de Moraes, Laura Davison Mangilli e Claudia Regina Furquim de Andrade

Objetivo 62 • Fundamentação teórica 62 • Método 63 • Anexo 1 – Protocolo – PARD 69 • Anexo 1 – Protocolo de avaliação do risco para disfagia (PARD) 72

7. **Protocolo Fonoaudiológico de Introdução e Transição da Alimentação por Via Oral (PITA)** 74

Aline Rodrigues Padovani, Gisele Chagas de Medeiros e Claudia Regina Furquim de Andrade

Objetivo 74 • Fundamentação teórica 74 • Método 76 • Anexo 1 – Protocolo fonoaudiológico de introdução e transição da alimentação (PITA) por via oral para pacientes com risco para disfagia orofaríngea 80 • Anexo 2 – Guia instrucional 82

8. **Programa Fonoaudiológico de Reabilitação da Deglutição em Ambulatório** 86

Danielle Pedroni de Moraes e Irina Claudia Fernandes Alves

Objetivo 86 • Fundamentação teórica 86 • Método 87 • Parte 1 – Avaliação 87 • Técnicas e procedimentos fonoaudiológicos 91 • Anexo 1 – Fluxograma de encaminhamento para o ambulatório de disfagia 96 • Anexo 2 – Questionário de triagem da disfagia 97 • Anexo 3 – Anamnese fonoaudiológica 98 • Anexo 4. Fluxograma da avaliação fonoaudiológica da deglutição do paciente sem traqueostomia 99 • Anexo 5 – Fluxograma da avaliação fonoaudiológica da deglutição do paciente com traqueostomia 100 • Anexo 6 – Avaliação da motricidade orofacial e circuito reflexos 101 • Anexo 7 – Orientações ao paciente disfágico 102 • Anexo 8 – Ficha de acompanhamento 103 • Anexo 9 – Formulário de acompanhamento domiciliar 104

9. **Programa Fonoaudiológico de Reabilitação da Deglutição em Enfermaria** 105

Danielle Pedroni de Moraes e Luisa Carmen Spezzano

Objetivo 105 • Fundamentação teórica 105 • Método 106 • Início do gerenciamento fonoaudiológico na enfermaria 107 • Técnicas e procedimentos para o PFRD-E 107 • Anexo 1 – Ficha de acompanhamento 112

10. **Programa Fonoaudiológico de Reabilitação da Deglutição em Unidade de Terapia Intensiva** 113

Danielle Pedroni de Moraes e Gisele Chagas de Medeiros

Objetivo 113 • Fundamentação teórica 113 • Método 115 • Anexo 1 – Fluxograma do PFRD-UTI I 121

11. **Avaliação Objetiva da Deglutição: Videoendoscopia** 122
Patricia Paula Santoro, Elza Maria Lemos e Roberta Ismael Dias Garcia

Introdução 122 • Sequência do exame 123 • Rotina do exame 123 • Técnica do exame 129 • Preparo das amostras de consistências alimentares coradas 130 • Parâmetros de normalidade observados na VED 130 • Classificação endoscópica da deglutição 131

Parte III

Pesquisas: Disfagia nos Grupos Populacionais

12. **Disfagia e Tétano** 135
Laura Davison Mangilli, Fernanda Chiarion Sassi, Alfredo Luiz Jácomo e Claudia Regina Furquim de Andrade

Objetivo 135 • Fundamentação teórica 135 • Método 137 • Confiabilidade 140 • Análise dos dados 140 • Resultados 141 • Discussão 145

13. **Indicadores de Disfagia na Doença Pulmonar Obstrutiva Crônica** 151
Rosane de Deus Chaves, Celso Ricardo Fernandes de Carvalho, Alberto Cukier, Rafael Stelmach e Claudia Regina Furquim de Andrade

Objetivo 151 • Fundamentação teórica 151 • Método 155 • Análise dos dados 157 • Discussão 160 • Considerações finais 162 • Anexo 1 – *Screening* para disfagia 166

14. **Eficácia do Atendimento Fonoaudiológico em Indivíduos Adultos e Idosos com Disfagia – Hospital Geral** 167
Amanda Elias Mendes, Milena Vaz Bonini, Leticia Lessa Mansur, Luis Marcelo Inaco Cirino e Paulo Andrade Lotufo

Objetivo 167 • Fundamentação teórica 167 • Método 168 • Resultados 169 • Discussão 172 • Considerações finais 174

15. **Disfagia em Idosos com Indicação de Revascularização Miocárdica** 176
Mara de Oliveira Rodrigues Luiz Dantas, José Otávio Costa Auler Júnior e Claudia Regina Furquim de Andrade

Objetivo 176 • Fundamentação teórica 176 • Método 177 • Participantes 177 • Material 177 • Procedimentos 178 • Análise estatística 179 • Resultados 179 • Discussão 180 • Considerações finais 182 • Anexo 1 – Protocolo de Avaliação do Risco de Disfagia por Teste Combinado de Deglutição e Monitoração dos Sinais Vitais (PADTC) 184

16. Disfagia na Demência de Alzheimer: Funcionalidade e Cognição 185

Sheilla de Medeiros Correia, Lilian Shafirovits Morillo, Wilson Jacob Filho e Leticia Lessa Mansur

Objetivo 185 • Fundamentação teórica 185 • Método 187 • Resultados 188 • Discussão 192 • Considerações finais 196

Parte IV

Estudos Sobre a Disfagia

17. Disfagia na Doença de Chagas 201

Wanessa Morone, Claudia Regina Furquim de Andrade e Suelly Cecilia Olivan Limongi

Objetivo 201 • Fundamentação teórica 201 • Método 203 • Resultados e discussão 203 • Considerações finais 207

18. Higiene Oral como Fator de Risco para Pneumonia Aspirativa 210

Adriana Costa Bueno, Claudia Regina Furquim de Andrade e Suelly Cecilia Olivan Limongi

Objetivo 210 • Fundamentação teórica 210 • Método 211 • Resultados e discussão 212 • Considerações finais 222

19. Influência da Cânula de Traqueostomia na Deglutição 224

Laura Davison Mangilli, Suelly Cecilia Olivan Limongi e Claudia Regina Furquim de Andrade

Objetivo 224 • Fundamentação teórica 224 • Método 225 • Resultado e discussão 226 • Considerações finais 228

20. Teste do Corante Azul na Avaliação Fonoaudiológica de Indivíduos Traqueostomizados 231

Aline Rodrigues Padovani, Claudia Regina Furquim de Andrade e Suelly Cecilia Olivan Limongi

Objetivo 231 • Fundamentação teórica 231 • Método 232 • Resultados e discussão 232 • Considerações finais 239

21. Uso de Manobras na Reabilitação Fonoaudiológica de Indivíduos Disfágicos 241

Irina Claudia Fernandes Alves, Claudia Regina Furquim de Andrade e Suelly Cecilia Olivan Limongi

Objetivo 241 • Fundamentação teórica 241 • Método 242 • Resultados e discussão 242 • Considerações finais 251

22. Válvula de Fala em Pacientes Traqueostomizados: Benefícios para a Comunicação e Deglutição 253

Laura Davison Mangilli, Claudia Regina Furquim de Andrade e Suelly Cecilia Olivan Limongi

Objetivo 253 • Fundamentação teórica 253 • Método 254 • Resultado e discussão 255 • Considerações finais 259

Parte I

Introdução ao Tema

1

Prática Baseada em Evidência na Disfagia

Claudia Regina Furquim de Andrade

OBJETIVO

Fornecer elementos para reflexão, com a proposta de prática uma clínica em Fonoaudiologia, metodologicamente estruturada, para a ação fonoaudiológica na disfagia.

As evidências clínicas e de pesquisas indicam que a implementação de programas sistemáticos de triagem, diagnóstico e tratamento da disfagia reduzem significativamente as taxas de pneumonia. A proposta deste livro é fundamentar, cientificamente, a prática fonoaudiológica segura no controle da disfagia.

O fundamento da prática baseada em evidências(EBP) é a integração entre as melhores evidências científicas; o *expertise* do clínico e as crenças e valores do paciente (essa tríade: evidência científica + *expertise* clínico + crenças e valores do paciente é chamada mapa de evidência). Quanto maior o grau dessa interação, melhor será a fundamentação do raciocínio clínico, da opção diagnóstica e da opção terapêutica.

As decisões clínicas tomadas com base em EBP possibilitam:

a) A aquisição e manutenção de conhecimento e modelos que promoverão a melhor qualidade de serviços profissionais e a proposição de indicadores de qualidade para os serviços.
b) A avaliação contínua dos procedimentos de triagem, de diagnóstico, de protocolos de avaliação clínica e de programas controlados de tratamento permite as trocas de informações entre os diversos equipamentos de atendimento à saúde e proposição de medidas de custo e eficiência dessas ações.

c) O conhecimento sistematizado permite que sejam geradas revisões sistemáticas, meta-análises e maior qualidade e precisão nos delineamentos das pesquisas realizadas.
d) A monitoração e a incorporação do novo, com base na qualidade da pesquisa, implicam a prática clínica consolidada e com maior potencial de eficiência.

A disfagia é um distúrbio da deglutição que pode ser decorrente de impedimentos neurológicos ou estruturais. Pode ser o resultado de traumatismos de cabeça e pescoço, acidentes vasculares cerebrais, doenças neuromusculares degenerativas, câncer de cabeça e pescoço, demências e encefalopatias.

A disfagia, mais frequentemente, reflete problemas que envolvem a cavidade oral, faringe, esôfago e a junção gastroesofágica.A disfagia ou dificuldade em deglutir pode causar a entrada de alimento no trânsito aéreo resultando em problemas pulmonares, aspiração, má nutrição, desidratação, pneumonia e morte.

A aplicação dos princípios da EBP na disfagia indicam que, quando há suspeita de risco para a aspiração, devem ser considerados: histórico do paciente com base na documentação médica, triagens, aplicação de protocolos padronizados para a avaliação do risco e transição da dieta por via oral. A avaliação instrumental da deglutição é o padrão de excelência para o diagnóstico preciso da disfagia.

Devem ser consideradas evidências do risco para a disfagia as seguintes condições:

1. História de aspiração ou alto risco para aspiração.
2. Regurgitação nasal, engasgo ou tosse durante a deglutição.
3. Qualidade vocal de voz molhada após a deglutição.
4. Demora ou lentidão para o início do reflexo de deglutição (alimento fica muito tempo na boca).
5. Presença de distúrbios motores orais: baba, retenção de alimento na cavidade oral, escape de líquido ou alimento da cavidade oral.
6. Impedimento na produção de saliva.
7. Lesões estruturais na cavidade oral ou faringe.
8. Incoordenação entre a respiração e a deglutição.
9. Perda de sensibilidade na cavidade oral e/ou faríngea.
10. Dificuldades posturais de cabeça/tronco ou outros fatores neuromotores que afetem as habilidades orofaríngeas para o fechamento da boca, a mastigação, a manutenção do bolo alimentar centralizado na língua e para a deglutição.
11. Reações pós-cirúrgicas que afetem a habilidade de uso adequado das estruturas orofaríngeas para a deglutição.
12. Perda de peso e má nutrição por etiologia não determinada.
13. Presença de traqueostomia, sonda nasogástrica ou tubo gástrico.
14. Existência de condições que afetem a integridade estrutural ou funcional dos lábios, da ação velofaríngea e/ou laríngea, disfunção peristáltica ou cricofaríngea.

DISCUSSÃO

Os tratamentos fonoaudiológicos são frequentemente fundamentados em paradigmas práticos formando um ciclo que rejeita o erro ou a necessidade de promover melhor desempenho com base estruturada cientificamente. A Fonoaudiologia baseada em evidências é decorrente do conceito subjacente em que a seleção dos procedimentos e técnicas é fundamentada com base em pesquisas bem delineadas que consideram: as questões clinicamente relevantes, a identificação das evidências de suporte e a avaliação crítica das evidências encontradas. A disfagia é um distúrbio de relevância clínica para a Fonoaudiologia e necessita de modelos de avaliação e tratamento que possam ser consolidados em ensaios clínicos. Para isso, é necessário que sejam adotados protocolos e programas terapêuticos que possam ser replicados e garantam a segurança e a qualidade de vida dos pacientes.

BIBLIOGRAFIA CONSULTADA

- Andrade CRF. A Fonoaudiologia baseada em evidências. Einstein. 2004;2(1):59-60.
- American Speech-Language-Hearing Association. Evidence-based practice in communication disorders [Position Statement]. 2005. Available from www.asha.org/policy.
- Coyle JL, Easterling C, Lefton-Greif M, Mackay L. Evidence-based to reality-based dysphagia practice: three case studies. The ASHA Leader. 2007.

2

Eletromiografia de Superfície e Deglutição

Fernanda Chiarion Sassi

OBJETIVO

O objetivo deste capítulo é apresentar método para a aplicação da eletromiografia de superfície (EMGs) na avaliação e tratamento das disfagias.

FUNDAMENTAÇÃO TEÓRICA

Eletromiografia é uma técnica de monitoramento da atividade elétrica das membranas excitáveis, ou seja, do músculo, representando a medida dos potenciais de ação do sarcolema (membrana semipermeável que reveste a unidade motora), como efeito de voltagem em função do tempo. O termo eletromiograma é utilizado para indicar a atividade elétrica muscular captada por eletrodos fixados à superfície da pele sobrejacente ao músculo EMGs ou por eletrodos com agulha inseridos diretamente no músculo (eletromiografia com agulha).

A EMGs permite a investigação de diversos músculos envolvidos na mastigação, deglutição, mímica facial etc. Os dados dos potenciais de ação captados durante determinada atividade devem ser posteriormente integrados aos dados de avaliação clínica para a compreensão dos diferentes padrões de ativação muscular. Apesar de a EMGs seduzir, pelo fato de ser um procedimento de fácil aplicação e fornecer acesso aos processos fisiológicos que levam o músculo a gerar força, produzir movimento e cumprir diversas funções, seu uso apresenta inúmeras limitações que precisam ser compreendidas, consideradas e se possível eliminadas, de forma que a utilização deste recurso tecnológico se torne mais científica e menos dependente da nossa criatividade. Por esse motivo, diversas tentativas foram feitas de forma a padronizar o uso da EMGs, bem como a interpretação dos dados.

O *Surface Electromyography for Non-Invasive Assessment of Muscles* (SENIAM) aponta uma série de normas quanto à utilização adequada da EMGs. Os pontos mais relevantes são: propriedade dos eletrodos que devem ser utilizados (propriedade do material de confecção), localização do eletrodo em relação ao ponto motor (local no músculo onde a introdução de mínima corrente elétrica causa estímulo perceptível nas fibras musculares superficiais), formas de interferência do sinal EMG, direção do eletrodo em relação às fibras musculares, uso e posicionamento do eletrodo referência, fidedignidade sinal/ruído (uso de amplificadores) e tipos de conversão/processamento do sinal. Além disso, o usuário deve ficar atendo às recomendações do fabricante do equipamento utilizado quanto à calibração do equipamento previamente a seu uso.

Outro fator para qual o usuário deverá estar atendo são as variações do corpo humano. Apesar de o corpo humano ser considerado bom condutor elétrico, esta condutividade varia com o tipo de pele, espessura da camada adiposa subcutânea e mudanças fisiológicas e de temperatura. Essas condições podem apresentar grande variação de um indivíduo para o outro e inclusive no mesmo indivíduo, podendo, portanto, impedir a comparação quantitativa direta dos parâmetros de amplitude da EMG calculados no sinal eletromiográfico não processado.

MÉTODO

De maneira geral, as orientações mais comuns são:

1. Quanto à preparação da pele:
   - Remover pelos – esse procedimento é necessário para garantir a boa adesão dos eletrodos, especialmente em condições de temperatura elevada (calor/umidade) ou quando na presença de peles mais oleosas.
   - Limpeza da pele – existem diferentes métodos de limpeza/higienização da pele:

     Método I – utilizar pasta abrasiva/condutiva para remover as células mortas (essas pastas produzem alta impedância), limpando a sujeira e o suor da pele.

     Método II – utilizar lixa de gramatura fina associada a algodão com álcool a 70%. Nesse caso, deve-se aplicar leve pressão sobre a pele, esfregando a lixa 3 ou 4 vezes. Esse procedimento requer cuidado, pois o uso de pressão excessiva pode lesar a pele.

     Método III – utilizar gaze embebida em álcool a 70%. Esse método pode ser suficiente para a realização de tarefas musculares de menor impacto.

   Independentemente do método utilizado, a pele deverá mostrar-se levemente avermelhada após o procedimento de limpeza/higienização, indicando boa condição de impedância.

2. Quanto ao posicionamento dos eletrodos:
   - Os eletrodos com gel apresentam os melhores valores de impedância da pele.
   - Eletrodos pequenos (entre 4 e 10mm) aumentam a seletividade das medidas (evita captar a ação da musculatura adjacente, conhecida na literatura como *crosstalk*).
   - Selecionar a menor distância intereletrodos possível para aumentar a seletividade. Considerando áreas pequenas como a face, a recomendação geral é que a distância intereletrodos seja de 1cm (de centro a centro).
   - Posicionar os eletrodos paralelos ao direcionamento da fibra muscular, considerando origem e inserção do músculo.
   - Para melhor seletividade do sinal, procurar utilizar a porção central do músculo.
   - Evitar pontos motores.
   - Verificar se as superfícies de captação do sinal permanecem em contato com a pele (massa muscular em atividade) durante o encurtamento da fibra muscular.

3. Quanto à realização do exame:
   - Solicitar que o indivíduo submetido à testagem retire acessórios de metal como brincos, anéis, relógios – podem interferir na captação do sinal.
   - Identificar os pontos de localização dos eletrodos – utilizar caneta adequada para a marcação dos pontos. No caso de eletrodos independentes, medir a distância entre as superfícies de captação utilizando um paquímetro (1cm de centro a centro).
   - Aguardar ao menos 3 minutos antes de iniciar a coleta de dados – o contato dos eletrodos com a pele precisa de um tempo para atingir a estabilidade elétrica (impedância).
   - Conectar e fixar os cabos – posicionar e fixar os cabos de maneira adequada, de forma que permitam os movimentos sem tracionar os eletrodos.
   - Verificar a linha de base (repouso muscular), a fim de eliminar possíveis interferências (ruído).
   - Verificar a atividade de contração muscular (*burst*) – solicitar que o indivíduo testado realize alguns movimentos, a fim de verificar se a contração muscular está sendo captada.

4. Normalização dos dados para efeitos de comparação:

Uma vez que as características do sinal eletromiográfico (amplitude e frequência) sofrem a interferência de fatores classificados como intrínsecos (tipo de fibra muscular, profundidade, diâmetro, localização dos eletrodos, espessura da camada adiposa entre a pele e o músculo etc.) e extrínsecos (área de captação do sinal eletromiográfico, formato do eletrodo, distância entre os polos de captação do sinal etc.), faz-se necessária a normalização dos dados para fins de análise e comparação do sinal.

A técnica de normalização do sinal eletromiográfico preconiza a transformação dos valores absolutos da amplitude (em *Root Mean Square* – RMS) em valores relativos referentes a um valor de amplitude caracterizado como 100%.

Diferentes técnicas de normalização já foram desenvolvidas para reduzir a variabilidade da amplitude do sinal eletromiográfico, são elas:

- Contração voluntária máxima isomérica (CVMI) – a referência para a normalização é o maior valor encontrado em contração isométrica máxima, para o músculo em análise.
- Pico máximo do sinal eletromiográfico – é o pico do sinal eletromiográfico encontrado no movimento ou *burst* estudado. Este valor passa a ser caracterizado como 100% e o restante do sinal é normalizado por meio desse valor.
- Valor médio do sinal eletromiográfico – o valor médio do sinal eletromiográfico do movimento (contração muscular) é utilizado como referência para normalização.
- Valor fixo do sinal eletromiográfico – para esse tipo de normalização, pode-se utilizar como valor de referência contração submáxima ou contração isométrica submáxima.

Se todos esses pontos forem abordados previamente à realização do exame, a EMGs será eficiente e trará resultados mais fidedignos.

AVALIAÇÃO ELETROMIOGRÁFICA DA DEGLUTIÇÃO

A disfagia é um importante sintoma de diversas doenças neurológicas e otorrinolaringológicas. Nesse sentido, existe necessidade crescente para o desenvolvimento de métodos não invasivos que quantifiquem e permitam a avaliação visual dos distúrbios da deglutição. A literatura internacional tem apontado com frequência que o sinal eletromiográfico pode ser captado na região do pescoço durante o ato da deglutição.

A instrumentação atualmente disponível para a realização da EMGs permite a investigação de diversos músculos envolvidos na deglutição, sendo que os potenciais musculares de ação registrados durante a realização do exame devem ser integrados a outros métodos de avaliação (avaliação clínica, por exemplo) para a conclusão dos sinais clínicos que compõem o diagnóstico.

A literatura é bastante contundente em afirmar que, para a análise dos eventos de deglutição, o sinal eletromiográfico filtrado (retificado) é o mais indicado se comparado ao sinal bruto (*raw*). Apesar de ser impossível detectar as fases da deglutição (oral, faríngea e esofágica) pelo uso do sinal eletromiográfico bruto, o sinal retificado e filtrado fornece informações gráficas que podem ser utilizadas para a detecção dessas três fases.

Os estágios da deglutição envolvem a combinação de ações voluntárias e involuntárias. Essa combinação de ações torna difícil a avaliação da fisiologia da deglutição, requerendo, muitas vezes, tempo e procedimentos de alto custo. Existem diferentes técnicas de diagnóstico descritas na literatura. Essas técnicas incluem: radiografia, tomografia computadorizada, ressonância magnética, laringoscopia indireta, manometria faríngea, cintilografia, ultrassonografia, videoendoscopia e videofluoroscopia. Até o momento, a EMG não foi incluída nesta lista, principalmente pela variedade metodológica de uso do equipamento e falta de normatização dos dados.

Apesar de diversos estudos já terem sido publicados, desde o início dos anos 1990, sobre a EMGs dos músculos da face e do pescoço durante a deglutição, existe falta de concordância quanto aos aspectos que são comuns a todos os sujeitos e quanto à determinação do que seriam os limites aceitos para a normalidade. Por esse motivo, para estabelecer dados normativos para a deglutição, alguns estudos já investigaram a deglutição de indivíduos normais com a EMGs.

Até o momento, vários aspectos técnicos referentes ao uso da EMGs durante a avaliação da deglutição precisam ser abordados, principalmente no que se refere aos parâmetros utilizados para o procedimento diagnóstico, como, por exemplo, o estabelecimento de um protocolo de avaliação. A grande variação nas técnicas/metodologia empregadas e na interpretação e análise dos dados é uma barreira para o amplo uso dessa instrumentação, pelo menos na área dos distúrbios da deglutição.

PROTOCOLO PARA AVALIAÇÃO DA DEGLUTIÇÃO

Com base na literatura existente, a seguir apresenta-se a descrição das etapas para avaliação da deglutição.

Previamente à realização do exame, o equipamento deverá ser calibrado. O posicionamento dos eletrodos deverá obedecer à técnica de colocação do ponto médio do ventre muscular na direção longitudinal do feixe muscular na posição mesodistal do músculo, onde se observa maior amplitude de sinal. Para garantir o posicionamento correto dos eletrodos, inicialmente deverá ser realizada a identificação dos músculos por meio da palpação durante o repouso e a contração máxima. Após essa etapa, a função muscular deverá ser testada para a verificação de possíveis erros de posicionamento e realizada nova colocação do eletrodo, se necessário.

Para a coleta dos dados eletromiográficos, o indivíduo submetido ao exame deverá estar confortavelmente sentado em uma cadeira, com as costas apoiadas, pés apoiados no chão, mãos apoiadas nos membros inferiores, cabeça posicionada adequadamente (plano de Frankfurt paralelo ao chão), olhos abertos e buscando um ponto fixo predeterminado. Todos os indivíduos submetidos ao exame deverão ser previamente orientados quanto à testagem. A pele da face deverá ser limpa utilizando gaze embebida em álcool a 70% para remover a oleosidade e as células mortas presentes no local e, também, estar livre de pelos, ambos para melhorar a impedância da pele e diminuir a interferência nos sinais elétricos. O cabo de referência (cabo terra) deverá ser conectado ao eletrodo fixado sobre o punho (ou outro tecido neutro), por ser uma região distante e neutra em relação aos músculos que serão analisados.

A atividade mioelétrica dos seguintes músculos será verificada: 1. orbicular superior e inferior (OO); 2. masseter (MS); 3. musculatura supra-hióidea (SH), que inclui os músculos digástrico, milo-hióideo e gênio-hióideo; e 4. musculatura laríngea extrínseca (MLE), incluindo os músculos infra-hióideo e tiro-hióideo. Estes músculos foram selecionados por serem superficiais e por estarem envolvidos na fase oral e faríngea da deglutição.

A posição dos eletrodos pode ser observada na Fig. 2.1: 1. dois eletrodos de superfície no ângulo direito da boca, um acima do lábio superior e outro abaixo do lábio inferior (localização OO); 2. dois eletrodos paralelos às fibras do músculo masseter no lado esquerdo da face (localização MS); 3. dois eletrodos abaixo do queixo na linha mediana para gravar a atividade mioelétrica da musculatura SH; 4. dois eletrodos na lateral esquerda da cartilagem tireóidea para gravar a atividade mioelétrica dos músculos da laringe (MLE).

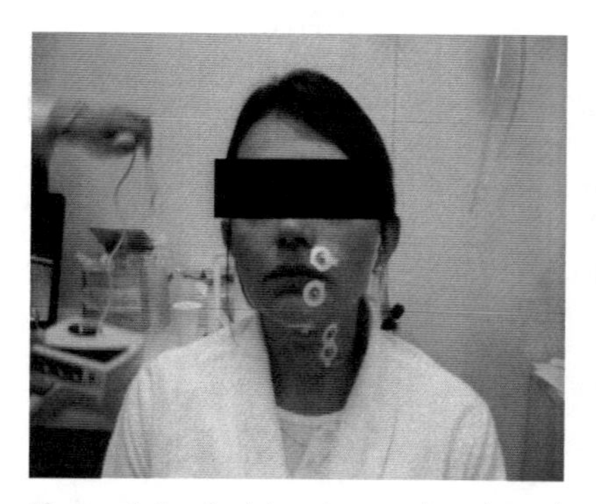
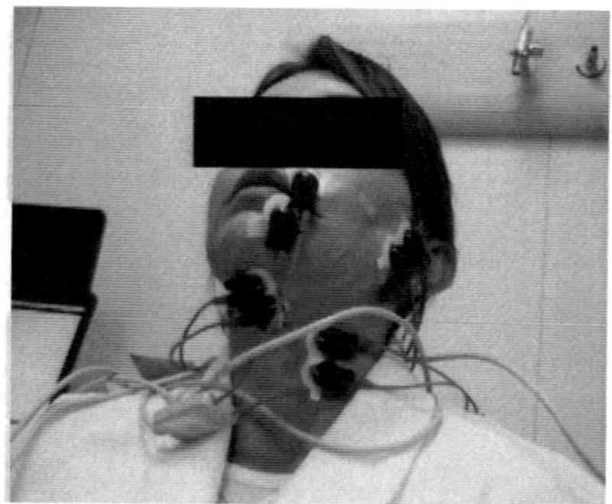

Figura 2.1 – Posicionamento dos eletrodos.

A avaliação eletromiográfica deve ser realizada em duas etapas:

1. Repouso – o indivíduo submetido ao exame deverá ser instruído a permanecer o mais relaxado possível durante 3 minutos. Após esse tempo, devem ser gravadas três coletas de 30 segundos de atividade muscular dos músculos OO, MS, SH e MLE.
2. Avaliação da deglutição – três testes de deglutição devem ser solicitados por três vezes: 1. deglutição voluntária de saliva (deglutição seca). O indivíduo deve receber a seguinte instrução: “Engula a saliva que está agora na sua boca”; 2. oferta de água na seringa com as seguintes quantidades: a) oferta de 16,5ml de água; b) oferta de 20ml de água. O indivíduo deve receber a seguinte instrução: “Beba toda a água em apenas um gole”. Este último teste visa verificar a habilidade de deglutição de maior volume de bolo. Caso o indivíduo apresente sinais clínicos de disfagia, esta última etapa de testagem não deve ser realizada. Todos os dados devem ser gravados em janelas de 15 segundos. Dessa forma, será obtido um total de três coletas de repouso e nove deglutições por indivíduo.

ANÁLISE DOS RESULTADOS ELETROMIOGRÁFICOS

Existem muitos métodos para análise do sinal eletromiográfico que podem ser utilizados para a interpretação dos dados. Um dos métodos mais observados na literatura para avaliação dos eletromiogramas da deglutição é a análise do domínio temporal. Nesse caso, a informação obtida descreve em que momento o evento ocorreu e qual a amplitude (indicador da magnitude da atividade muscular) de sua ocorrência.

Para esse tipo de análise deve ser considerada a característica da amplitude do sinal. Na situação de repouso, os valores obtidos representarão a média (RMS – técnica que avalia o nível de atividade do sinal eletromiográfico, normalmente fornecida pelo próprio programa de processamento de dados do equipamento utilizado) da atividade eletromiográfica observada em 30 segundos. A duração da atividade muscular durante as tarefas de deglutição deve ser obtida pela seleção do trecho representativo da ativação muscular (situação *on*, *pico* e *off*). Esse trecho deve ser selecionado com o cursor do próprio programa de eletromiografia e convertido em segundos (Fig. 2.2).

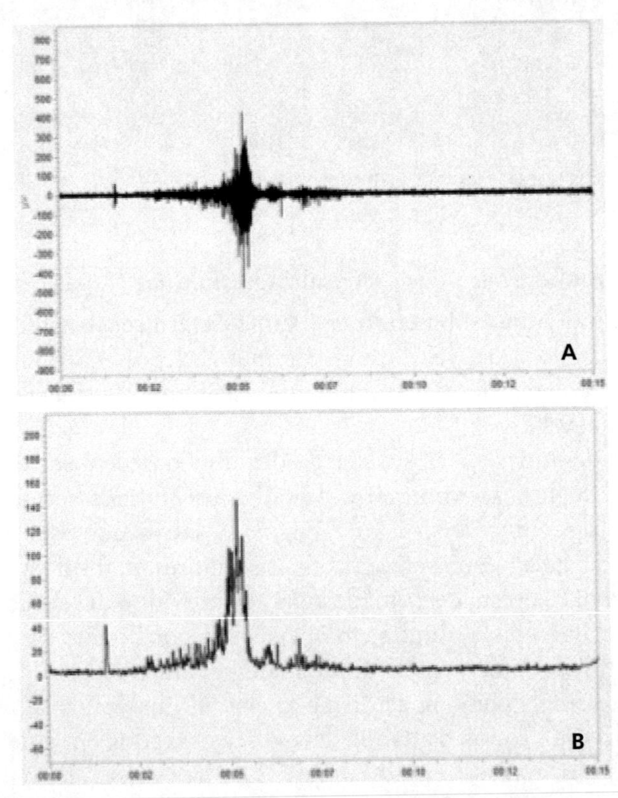

Figura 2.2 – Eletromiograma de deglutição normal. **A**) Sinal bruto; **B**) sinal retificado.

A técnica adotada para a normalização dos dados deve ser a da Contração Voluntária Máxima Isométrica (CVMI), em que se utiliza como referência para normalização o maior valor encontrado em uma contração isométrica máxima para os músculos investigados.

Conforme já mencionado, a literatura existente traz poucos dados normativos para fins de comparação tanto inter quanto intraindivíduos. Os dados existentes referem-se principalmente à deglutição de adultos. Os valores apresentados na tabela 2.1 foram obtidos de dois estudos realizados com adultos saudáveis, o primeiro com 440 indivíduos, e o segundo, com 300, para o músculo masseter e para a musculatura supra-hióidea. Esses dados, conforme sugerido pela literatura especializada, podem ser considerados parâmetros de normalidade para os diversos tipos de deglutição.

Tabela 2.1 – **Parâmetros de normalidade da literatura para a atividade elétrica (EMGs) observada durante a deglutição em microvolts (μV).**

	Saliva idade/μV	Deglutição normal idade/μV	Deglutição de 20ml* idade/μV	Deglutição de 100ml** idade/μV-média
Músculo masseter	18-30 anos/ 4,5-15,9 31-70 anos/ 5,54-12,1 70 anos ou mais/ 2,94-22,42	18-60 anos/ 2,2-31,0 61-70 anos/ 1,97-27,69 70 anos ou mais/ 3,77-20,0	18-40 anos/ 1,5-37,0 41-70 anos/ 1,2-29,4 70 anos ou mais/ 4,65-21,13	18-70 anos/ 0,8-6,2 70 anos ou mais/ 1,0-7,84 –
Musculatura supra--hióidea	18-30 anos/ 13,4-59,72 31-70 anos/ 9,52-49,5 70 anos ou mais/ 10,2-42,32	18-30 anos/ 11,4-63,41 31-50 anos/ 12,58-51,6 51-70 anos ou mais/ 7,4-44,8	18-30 anos/ 19,28-50,80 31-70 anos ou mais/ 12,1-47,44 –	18-60 anos/ 3,5-11,5 61-70 anos/ 4,25-16,25 –

* Para 20ml os indivíduos são instruídos a deglutir toda a água em um único gole.
** Para 100ml os indivíduos são instruídos a deglutir a água de forma habitual – deglutição contínua (por essa razão, os valores da tabela representam a média da deglutição).

TRATAMENTO DA DISFAGIA COM *BIOFEEDBACK* ELETROMIOGRÁFICO

O termo *biofeedback* refere-se ao uso de equipamentos que visam ao monitoramento de funções corporais que normalmente não são controladas voluntariamente. Essas medidas são apresentadas na forma de um sinal (visual, acústico etc.), permitindo que os indivíduos aprendam a manipulá-lo e, portanto, passem a controlar as funções corporais correspondentes (sistema alternativo de propriocepção individual). O *biofeedback* é amplamente utilizado nas áreas de Fisioterapia, Psiquiatria e Medicina para o tratamento de hipertensão, ansiedade, dor e incontinência urinária.

Nos últimos 10 anos, observam-se na literatura esforços para a proposição de tratamentos que visam à reabilitação da deglutição. O processo de intervenção terapêutica nas disfagias tem como base o uso de técnicas que visam tanto a compensação do distúrbio orofaríngeo como a modificação da fisiologia da deglutição pelo treinamento muscular. Nesse sentido, a EMGs tem sido apontada como um instrumento de *biofeedback* para uso na reabilitação da deglutição.

Estudos publicados na literatura indicam haver relação linear entre a força muscular de contração e a amplitude do sinal eletromiográfico. Um dos primeiros estudos de caso que propôs o uso do *biofeedback* eletromiográfico para a reabilitação da deglutição foi publicado em 1991, relatando o desempenho de um indivíduo com câncer de cabeça e pescoço. Nesse estudo, a atividade da musculatura supra-hióidea foi monitorada pelo posicionamento de eletrodos abaixo do queixo. A atividade dessa musculatura demonstrou apresentar relação direta com as excursões hiolaríngeas durante a deglutição. Além disso, os resultados indicaram que o sinal eletromiográfico pode ser utilizado para guiar o desempenho de pacientes durante a realização da deglutição com esforço e da manobra de Mendelson.

Desde então, diversos estudos foram publicados, a grande maioria estudos de caso envolvendo pacientes pós-acidente vascular cerebral, indicando a efetividade do *biofeedback* eletromiográfico na reabilitação das disfagias orofaríngeas. De maneira geral, os estudos apontam que o sinal de *biofeedback* (auditivo ou visual) auxilia o paciente no aprendizado e na prática dos exercícios que visam à reabilitação da deglutição. Conforme citado anteriormente, o sinal eletromiográfico transforma a resposta automática da deglutição em uma representação concreta dos movimentos orofaríngeos. Ao "enxergar" a deglutição, o paciente pode conscientemente monitorar e alterar o comportamento que está deficiente. O paciente consegue visualizar os efeitos das manobras específicas de compensação e de outras estratégias terapêuticas, além de compreender os objetivos de cada tarefa. Além disso, o *biofeedback* eletromiográfico permite documentar de maneira quantitativa o progresso terapêutico de cada indivíduo.

Até o momento, os estudos publicados sobre o uso do *biofeedback* eletromiográfico no tratamento dos distúrbios da deglutição apresentam informações limitadas quanto aos resultados funcionais das propostas terapêuticas. Informações sobre os resultados de melhoras funcionais pós-tratamento contribuem para a prática baseada em evidências, para o cálculo do custo-benefício e para o desenvolvimento de políticas de intervenção mais efetivas. Os estudos observados na literatura especializada ainda apresentam outras limitações, como casuística reduzida, falta de dados de grupos controles (comparação de diferentes metodologias de tratamento no mesmo estudo) e falta de dados que comprovem os resultados pós-tratamento por meio de medidas objetivas e fidedignas.

O tratamento da disfagia orofaríngea depende de um diagnóstico preciso e correto. Dessa forma, qualquer que seja o programa terapêutico proposto, este deverá ser precedido de avaliação fonoaudiológica detalhada. Os déficits mais comuns observados na disfagia orofaríngea são: fraqueza muscular, principalmente de lábios, língua, faringe e esôfago; incoordenação dos movimentos envolvidos na deglutição e redução da sensibilidade da região orofaríngea, acarretando atraso no desencadeamento do reflexo da deglutição.

A intervenção terapêutica na disfagia visa compensar a inabilidade orofaríngea e modificar a fisiologia da deglutição por meio do treinamento muscular. Os exercícios específicos para os déficits neurofisiológicos já foram exaustivamente descritos em literatura específica. O uso do *biofeedback* como instrumento auxiliar nas propostas terapêuticas aumenta a percepção do paciente sobre os padrões de deglutição e auxilia na modificação e monitoramento do desempenho, enquanto ele realiza os exercícios propostos e as manobras de deglutição. É importante que, antes de iniciar qualquer proposta de tratamento, o clínico tenha uma visão clara dos objetivos específicos a serem alcançados com cada um dos exercícios. Sabe-se que o método e a forma de treinamento devem ser diferenciados quando o objetivo é aumentar a força, velocidade ou visa à manutenção do movimento. A compreensão de como um exercício pode ser estruturado para facilitar e maximizar a plasticidade neuromuscular é um componente fundamental para o desenvolvimento de tratamentos de sucesso.

As áreas a serem monitoradas pela EMGs são as mesmas apontadas para a avaliação da deglutição. Cabe ao clínico decidir se irá monitorar todas as áreas ao mesmo tempo ou se dará ênfase a um único local de monitoramento. As etapas do treinamento com *biofeedback* podem ser divididas conforme descrito a seguir.

VERIFICAÇÃO DOS ELETRODOS

Uma vez que os eletrodos foram posicionados e conectados ao cabo do equipamento, o terapeuta deverá solicitar ao paciente que realize alguns movimentos que provoquem variação na amplitude do sinal eletromiográfico (exemplo: solicitar ao paciente que faça uma protrusão de lábio – orbicular dos lábios; aperte os dentes – masseter; pressione a língua contra o palato – musculatura supra-hióidea; contraia a musculatura de pescoço – musculatura infra-hióidea). Quando o paciente realizar a contração muscular, o sinal eletromiográfico deverá ser ascendente; quando a musculatura relaxar o sinal deverá retornar à posição inicial (linha de base).

VERIFICAÇÃO DAS LINHAS DE BASE

A avaliação das linhas de base de repouso indica o momento em que os músculos não estão realizando nenhuma tarefa específica, além da manutenção postural. Esse ponto será considerado a referência de comparação para as demais atividades musculares. Essa verificação deverá ser realizada antes de iniciar cada sessão terapêutica, para verificar se o paciente está partindo do mesmo limiar em cada terapia. Espera-se que a atividade da linha de base de repouso da musculatura de cabeça e pescoço permaneça entre 0 e 4μV (microvolts). Para alguns pacientes pode ser necessário trabalhar o relaxamento muscular antes de iniciar o programa de exercícios.

Para as atividades envolvendo deglutição de água, a linha de base ativa deverá ser obtida previamente às tentativas de deglutição. Nesse caso, o paciente será orientado a manter o bolo alimentar na cavidade oral até que as medidas sejam gravadas. Pode-se trabalhar com 5/10ml de água para a deglutição normal ou 20ml de água para a deglutição com esforço (somente para pacientes que não apresentam risco para aspiração). O motivo pelo qual se faz essa medição é que poderão ser verificadas diferenças na ativação da musculatura quando se exige o controle do bolo oral (quanto maior o volume, maior o controle necessário), além de comparar diferenças na atividade muscular antes, durante e depois da deglutição. Durante a verificação da linha de base ativa, é esperado que o paciente apresente aumento da atividade muscular na região perioral e supra-hióidea, sendo que o aumento dessa atividade será proporcional ao aumento do volume de água (Fig. 2.3).

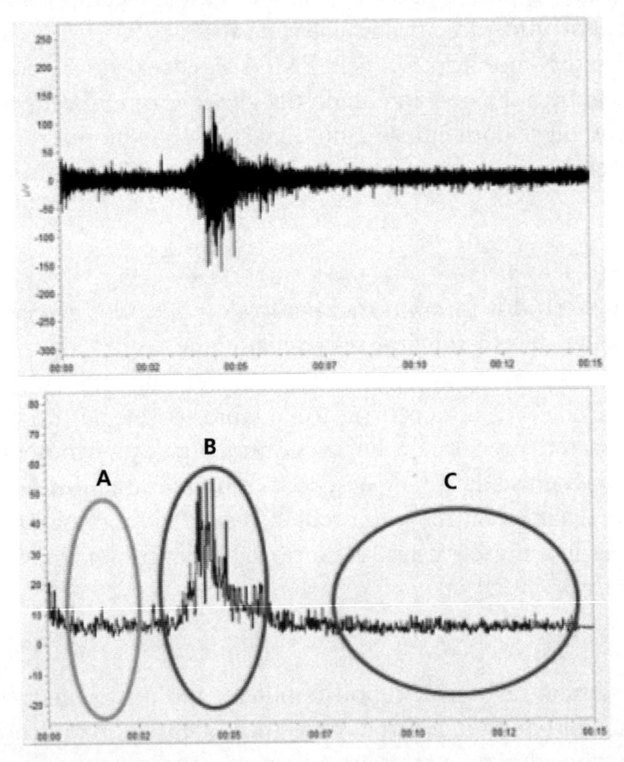

Figura 2.3 – Eletromiograma da deglutição. **A**) Linha de base; **B**) atividade de deglutição; **C**) retorno à linha de base.

REABILITAÇÃO OROFACIAL

Nos casos de acidente vascular cerebral unilateral ou ressecção cirúrgica de carcinoma em região orofaríngea, a fraqueza da musculatura orofacial e a presença de assimetrias podem resultar em dificuldade no controle do bolo alimentar. Para esses casos, a literatura apresenta dois grupos musculares como principal alvo de monitoramento: o orbicular dos lábios e o bucinador. Sabe-se que o bucinador não é um músculo superficial e, portanto, não pode ser monitorado diretamente pela EMGs. Nesse caso, os eletrodos deverão ser posicionados entre a comissura dos lábios e masseter, respeitando o direcionamento das fibras musculares. O monitoramento do bucinador será indireto.

Quando o objetivo do tratamento for aumentar a simetria de contração do orbicular dos lábios e bucinadores, como é o caso de pacientes com acidente vascular cerebral unilateral, o *biofeedback* pode ser utilizado para auxiliar o paciente na tentativa de igualar o funcionamento das musculaturas das hemifaces (musculatura fraca *vs.* musculatura preservada). Assim, os pares de eletrodos devem ser fixados em ambas as hemifaces sobre os respectivos músculos. No caso do orbicular dos lábios, o terapeuta poderá optar por monitorar o lábio superior ou inferior. Os exercícios selecionados deverão ter como alvo essas duas musculaturas (exemplo: contrair lábios; protruir lábios – com e sem resistência; pressionar bochechas contra os dentes etc.). Sugere-se que antes de cada exercício seja dado o modelo e que o paciente seja orientado quanto ao que deverá ser observado na tela do equipamento. Em cada contração muscular, o paciente deverá observar uma curva ascendente. As curvas serão assimétricas, uma vez que o lado hemiparético estará enfraquecido. O objetivo dessa etapa do tratamento será igualar as curvas de *biofeedback* quando comparando a atividade da musculatura paralisada e a atividade da musculatura intata.

EXERCÍCIOS PARA FASE FARÍNGEA/ RECRUTAMENTO MUSCULAR

Um achado comum nos pacientes com diagnóstico de disfagia é a contração reduzida dos constritores de faringe, responsáveis pela propulsão do bolo alimentar pela faringe. A fraqueza desses músculos normalmente resulta em resíduos faríngeos pós-deglutição, colocando o paciente em risco para possível aspiração. Os constritores superior, medial e inferior da faringe são músculos internos e não podem ser diretamente monitorados pela EMGs. A literatura específica indica existir correlação entre o funcionamento dos constritores da faringe e a contração da musculatura supra-hióidea. A musculatura supra-hióidea tem um papel mecânico na abertura do esfíncter esofágico superior, mas não na contração da faringe. Contudo, estudos indicam que a deglutição é uma resposta sinérgica, portanto, quando os indivíduos realizam deglutição com esforço, um maior nível de ativação será observado tanto na musculatura de abertura do esfíncter quanto na contração de faringe.

Sendo assim, para o treinamento da musculatura envolvida na fase faríngea da deglutição, devem-se posicionar os eletrodos sobre a musculatura supra-hióidea. Para essa etapa, o paciente deverá realizar atividades que envolvam a deglutição com esforço e as manobras de deglutição; ambas as atividades visam ao recrutamento muscular.

Para a deglutição de saliva com esforço, o objetivo será contrair os músculos da deglutição com esforço maior, de forma que a amplitude do sinal eletromiográfico atinja valores maiores/mais altos. O paciente poderá ser orientado a pressionar a língua com força contra o palato duro no início da deglutição para auxiliá-lo a atingir o objetivo determinado. O terapeuta deverá determinar objetivos de amplitude para cada série de deglutições. A literatura sugere que o objetivo final em termos de amplitude a ser alcançada seja 110% acima do nível de base adotado para a atividade. O terapeuta poderá trabalhar com incrementos de 10% até o paciente alcançar o objetivo final. O progresso terapêutico poderá ser monitorado de diversas formas: média do valor da amplitude do pico de atividade eletromiográfica durante a deglutição, porcentagem de sucesso em alcançar os limiares predeterminados, número de tentativas para realizar uma deglutição padrão, tempo entre início e fim da deglutição etc.

Quanto às manobras de reabilitação, a literatura tem amplo relato sobre os efeitos da manobra de Mendelson na reabilitação da deglutição. O ponto superior para entrada no esôfago é o esfíncter cricofaríngeo (esfíncter esofágico superior). Na deglutição sadia, esse esfíncter muscular mantém-se fechado até que ocorra a deglutição. O nervo vago e a elevação laríngea contribuem em conjunto para a abertura momentânea desse esfíncter, permitindo que o bolo alimentar saia da faringe e entre no esôfago. No caso de pacientes disfágicos, esse músculo pode não conseguir manter abertura com tamanho e duração adequados. O resultado é, portanto, a possível presença de resíduos faríngeos, principalmente em seios piriformes. Além disso, o aumento prolongado da pressão do esfíncter cricofaríngeo pode contribuir para o desenvolvimento do divertículo de Zenker imediatamente abaixo desse músculo.

A manobra de Mendelson é uma estratégia de tratamento que visa facilitar a abertura do esfíncter esofágico superior. Essa manobra requer que o paciente voluntariamente aumente e mantenha a elevação laríngea, alongando o esfíncter. Como a elevação laríngea é o movimento-alvo a ser alcançado, os músculos monitorados deverão ser os mesmos da deglutição com esforço (musculatura supra-hióidea).

Assim como em qualquer atividade envolvendo *biofeedback*, o paciente deverá receber informações prévias sobre o exercício a ser realizado, além de observar demonstração realizada pelo terapeuta. Somente então o paciente deverá ser instruído a identificar a elevação laríngea durante a deglutição e a segurar a laringe nessa posição por alguns segundos antes de relaxar a musculatura e completar o ciclo da deglutição. O visor da EMGs deve apresentar curvas semelhan-

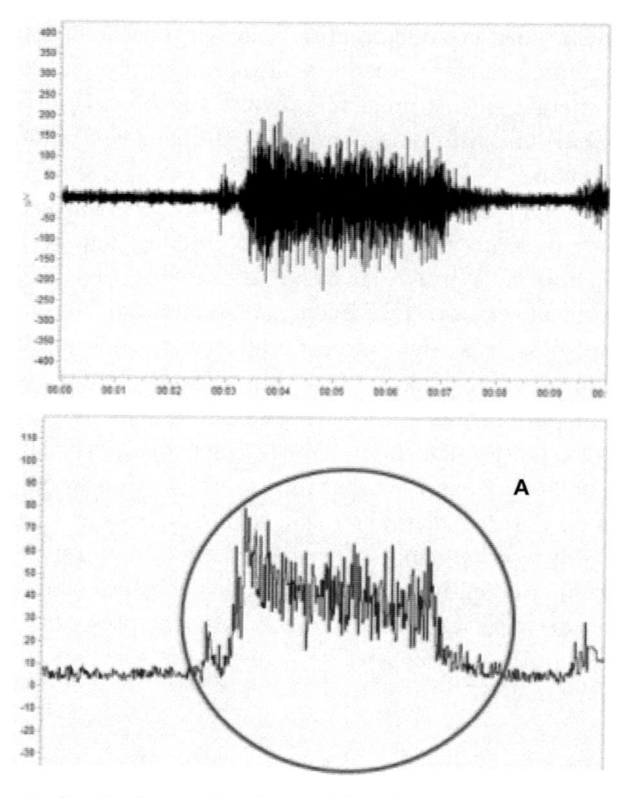

Figura 2.4 – Realização da manobra de Mendelson durante a deglutição. A = amplitude elevada é mantida por alguns segundos (sinal retificado).

tes a cubos/caixas, ou seja, existe uma curva ascendente até o ponto determinado pelo terapeuta, e sua manutenção por alguns segundos (tempo também determinado pelo terapeuta) produz um traçado reto no monitor, e uma curva descendente representando o retorno à linha de base (Fig. 2.4). Os objetivos do tratamento devem incluir tanto o aumento da amplitude eletromiográfica quanto o da duração de manutenção da elevação laríngea.

RELAXAMENTO DA MUSCULATURA FARÍNGEA/COORDENAÇÃO DA RESPOSTA MUSCULAR

Diversas doenças degenerativas neuromusculares (exemplo: doença de Parkinson) apresentam como um dos sintomas a disfagia. Paciente com esse tipo de alteração pode apresentar contração faríngea pouco coordenada e exacerbada. A amplitude da contração muscular pode mostrar-se adequada, mas com várias tentativas para iniciar o movimento. O paciente pode realizar diversas tentativas de elevação laríngea para completar uma única deglutição. Assim, observa-se que, quando a deglutição é efetivamente realizada, a amplitude eletromiográfica é baixa devido à energia gasta com as tentativas anteriores. Com isso, a deglutição mostra-se pouco eficiente e aumenta-se o risco para resíduos faríngeos e consequente aspiração.

Para pacientes com esse tipo de deglutição, a curva eletromiográfica mostra-se pouco definida durante a execução do movimento; não se identifica com clareza o início da contração muscular pico e relaxamento (Fig. 2.5). Para alguns pacientes podem ser observados múltiplos picos semelhantes ao tremor. O objetivo do tratamento nesse caso deve incluir o relaxamento da musculatura faríngea pré e pós-deglutição; a contração deve ocorrer somente durante a deglutição em si. Os eletrodos poderão ser posicionados simultaneamente na região supra-hióidea e do pescoço (musculatura extrínseca de laringe). Previamente ao início dos exercícios, o paciente deverá receber informações sobre os objetivos a serem alcançados, além de observar demonstração realizada pelo terapeuta. O paciente será instruído a apresentar uma linha reta semelhante ao repouso, mantendo a musculatura nessa condição por alguns segundos, deglutir (pico de amplitude) e retornar à linha de base. O comportamento-alvo é apresentar uma curva de deglutição com um único pico.

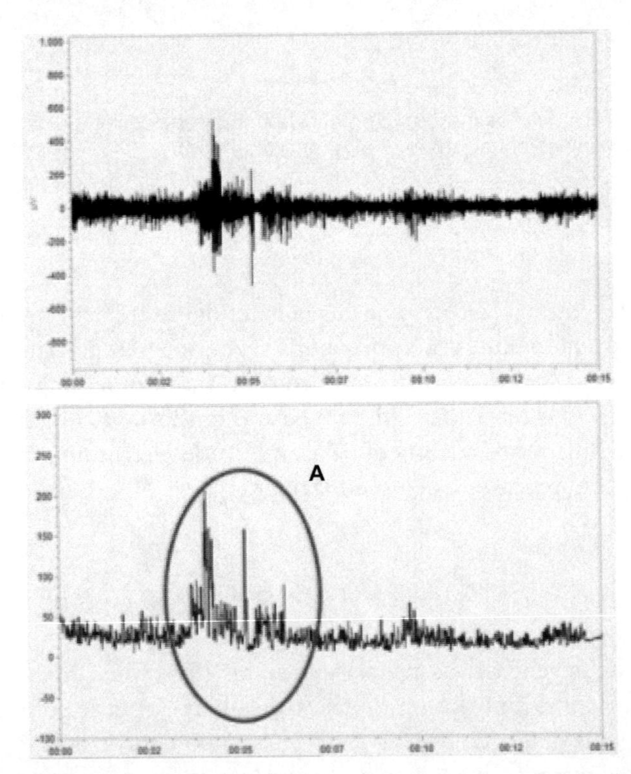

Figura 2.5 – Deglutição com múltiplos picos. A = ausência de pico definido (sinal retificado).

CONSIDERAÇÕES FINAIS

A EMGs tem demonstrado grande potencial como instrumento coadjuvante na avaliação e tratamento das disfagias, desde que aplicada por profissional especializado e capacitado. A literatura vem apontando com frequência a necessidade de instrumentos mais acessíveis e de técnicas menos invasivas na avaliação da deglutição. As pesquisas mais atuais têm procurado mapear a deglutição de indivíduos saudáveis, a fim de que clínicos possam trabalhar com valores de referência. Além disso, grupos de pesquisadores têm investigado a possibilidade de aplicação da EMGs como instrumento de triagem na identificação de alteração do padrão da deglutição.

Em termos do tratamento, o *biofeedback* oferece diversos elementos, tanto para o terapeuta como para o paciente, que normalmente não estão disponíveis na terapia tradicional, uma vez que o monitoramento objetivo da deglutição aumenta a consciência sobre uma função automática. Isso garante que o paciente tenha maior compreensão sobre os objetivos a serem alcançados, participando mais ativamente do seu tratamento e mantendo sua motivação. O terapeuta, por sua vez, pode verificar quais exercícios produzem os melhores resultados, com o menor esforço, para cada tipo de paciente, garantindo assim a manutenção dos resultados no período pós-tratamento. Além disso, os dados quantitativos podem ser utilizados para documentar o progresso de cada paciente, contribuindo para a prática baseada em evidências.

Apesar de a literatura não apresentar nenhuma contraindicação para o uso da EMGs com pacientes disfágicos, alguns pontos devem ser considerados:

- O paciente deve estar estável, de preferência em atendimento ambulatorial, e não fazer uso de traqueostomia, uma vez que a posição do paciente é essencial para a realização adequada do exame. Além disso, a cânula de traqueostomia pode produzir interferências no sinal eletromiográfico.
- O uso do *biofeedback* eletromiográfico em pacientes considerados instáveis deve ser visto com cautela e discutido com o médico responsável, uma vez que o treinamento muscular requer esforço físico.
- O paciente deve apresentar bom nível atencional e boa compreensão para causa/efeito.

Muitos estudos ainda são necessários para responder perguntas como qual paciente se beneficiará mais com o tratamento por *biofeedback*. Até o momento, os estudos experimentais e clínicos existentes indicam que a EMGs pode ser um instrumento valioso na avaliação e tratamento de pacientes com disfagia. O estado da arte ainda não permite que o resultado dos tratamentos seja diretamente mensurado pela EMGs, sendo essa verificação realizada por meio dos exames de imagem (videofluoroscopia).

BIBLIOGRAFIA CONSULTADA

- Barofsky I. Surface electromyographic biofeedback and the patient with dysphagia: clinical opportunities and research questions. Dysphagia. 1995;10:19-21.
- Bryant M. Biofeedback in the treatment of a selected dysphagic patient. Dysphagia. 1991;6: 140-4.
- Burden A, Barlett R. Normalisation of EMG amplitude: an evaluation and comparison of old and newmethods. Med Eng Physics. 1999; 21:247-57.
- Burkhead LM, Sapienza CM, Rosenbek JC. Strength-training exercises in dysphagia rehabilitation. Dysphagia. 2007;22:251-65.
- Cacou C, Greenfield BE, Hunt NP, McGrouther DA. Patterns of coordinated lower facial muscle function and their importance in facial reanimation. Br J Plastic Surg. 1996;49: 274-80.
- Chisari C, Simonella C, Rossi B. A surface EMG analysis of sarcolemma excitability alteration and myofibre degeneration in Steinert disease. Clin Neurophysiol. 2001;112:1925-30.
- Crary MA, Carnaby GD, Groher ME. Functional benefits of dysphagia therapy using adjunctive sEMG biofeedback. Dysphagia. 2004; 19:160-4.
- Crary MA, Baldwin BO. Surface electromyographic characteristics of swallowing in dysphagia secondary to brainstem stroke. Dysphagia. 1997;12:180-7.
- Crary MA. A direct intervention program for chronic neurogenic dysphagia secondary to brainstem stroke. Dysphagia. 1995;10:6-18.
- De Luca CJ. The use of surface electromyography in biomechanics. J Appl Biomech. 1997; 13(2):135-63.
- Ding R, Larson CR, Logemann JA, Rademaker AW. Surface electromyography and electroglottographic studies in normal subjects under two swallow conditions: normal and during the Mendelsohn maneuver. Dysphagia. 2002;17: 1-12.
- Elidan J, Shochina M, Gonen B, Gay I. Manometry and electromyography of the pharyngeal muscles in patients with dysphagia. Arch Otolaryngol Head Neck Surg. 1990;116(8): 910-3.
- Faria CRS de, Bérzin F. Electromyographic study of the temporal, masseter and suprahyoid muscles in the mandibular rest position. J Oral Rehabil. 1998;25:776-80.
- Ferdjallah M, Wertsch JJ, Shaker R. Spectral analysis of surface electromyography (EMG) of upper esophageal sphincter-opening muscles during head lift exercise. J Rehabil Res Dev. 2000;37:335-40.
- Freriks B, Hermens HJ. European recommendations for surface electromyography: results of the SENIAM project 2004 [CD ROM].
- Gupta V, Reddy NP, Canilang EP. Surface EMG measurements at the throat during dry and wet swallowing. Dysphagia. 1996;11: 173-9.
- Hermans HJ, Freriks B. Development of recommendations for SEMG sensors and sensor placement procedures. J Electromyography Kinesiol. 2000;10(5):361-74.
- Hiss SG, Huckabee ML. Timing as function of effortful swallow. Dysphagia. 2005;20:149-56.
- Huckabee ML, Steele CM. An analysis of lingual contribution to submental surface electromyographic measures and pharyngeal pressure during effortful swallow. Arch Phys Med Rehabil. 2006;87:1067-72.
- Huckabee ML, Butler SG, Barclay M, Jit S. Submental surface electromyography measurement and pharyngeal pressures during normal and effortful swallowing. Arch Phys Rehabil. 2005;86:2144-9.
- Huckabee ML, Cannito MP. Outcomes of swallowing rehabilitation in chronic brainstem dysphagia: a retrospective evaluation. Dysphagia. 1999;14:93-109.
- Konrad P. The ABC of EMG. A practical introduction to kinesiologial eletrocmyography. USA: Noraxon Inc. 2005.
- Kohn AF, Mezzarane RA. Métodos em eletromiografia. In: Ventura DF, Sameshima K (eds). Métodos em neurociências e comportamento, volume 1. Laboratório de Engenharia Biomédica, EPUSP e Programa de Neurociência e Comportamento da USP; 2005. 16p.
- Lapatki BG, Stegeman DF, Jonas IE. A surface EMG electrode for simultaneous observation of

multiple facial muscles. J Neurosc Methods. 2003;123:117-28.

• McKeown MJ, Thorpey DC, Gehm WC. Non-invasive monitoring of functionally distinct muscle activations during swallowing. Clin Neurophysiol. 2002;354-66.

• Michael AC, Brent O, Baldwin MA. Surface electromyografic characteristics of swallowing in dysphagia secondary to brainstem stroke. Dysphagia. 1997;12:180-7.

• Miller J, Watkin K. The influence of bolus volume and viscosity on anterior lingual force during the oral stage of swallowing. Dysphagia. 1996;11:117-24.

• Miller AJ. Neurophysiological basis of swallowing. Dysphagia. 1986;1:91-100.

• Neumann S. Swallowing therapy with neurologic patients: results of direct and indirect therapy methods in 66 patients suffering from neurological disorders. Dysphagia. 1993;8:150-3.

• Perlmann AL. Electromyography and the study of oropharyngeal. Dysphagia. 1993;8:129-37.

• Reimers-Neils L, Logemann J, Larson C. Viscosity effects on EMG activity in normal swallow. Dysphagia. 1994;9(2):101-6.

• Schievano D, Rontani RMP, Bérzin F. Influence of myofunctional therapy on the perioral muscles. Clinical and electromyographic evaluations. J Oral Rehabil. 1999;26:564-9.

• Soderberg GL, Cook MT. Eletromyography in biomechanics. Phys Ther. 1984;64(12):1813-20.

• Steele C. Treating dysphagia with sEMG biofeedback.The ASHA Leader; 2004.

• Vaiman M, Eviatar E. Surface electromyography as a screening method for evaluation of dysphagia and odynophagia. Head Face Med. 2009;5(9)(doi:10.1186/1746-160X-5-9).

• Vaiman M, Eviatar E, Segal S. Evaluation of normal deglutition with the help of rectified surface electromyography records. Dysphagia. 2004;19:125-32.

• Winter DA. Biomechanics and motor control of human movement. 2nd ed. Toronto: Wiley Interscience; 1990.

3

Processamento Motor – Padrão de Organização da Mastigação e Deglutição

Claudia Regina Furquim de Andrade

OBJETIVO

Fundamentação da função neuromuscular na mastigação e deglutição.

O movimento, voluntário ou involuntário, depende de processos complexos de programação, comando, controle e contrações musculares. Os fundamentos anatômicos e funcionais são bastante detalhados e para aqueles que desejam um aprofundamento do texto aqui apresentado sugiro que consultem a bibliografia que sustenta este capítulo. Escrever este capítulo não foi uma tarefa simples, porque os estudos anatômicos e fisiológicos sobre o movimento são quase que integralmente direcionados para a função dos membros. Diante do exposto, a meta é apresentar uma reflexão do que se pode inferir sobre o sistema motor na função da mastigação e deglutição.

Dentre as diferentes possibilidades para estudar o sistema motor, optei pela base da Neurociência. Assim, para compreender o movimento podemos adotar uma estrutura hierárquica, da ativação central para a periférica (descendente), lembrando que as operações são paralelas, simultâneas, extremamente rápidas e automáticas. A estrutura hierárquica seria:

1. Operação de programação ou planejamento (áreas motoras do córtex cerebral e suas conexões em ambos os hemisférios, com as áreas somestésicas e de associação).
2. Operação de controle (cerebelo, núcleos da base e tálamo).
3. Operação de ordenação (medula espinhal e tronco encefálico – com ação do mesencéfalo e córtex cerebral).
4. Operação de execução (músculos).

Para os movimentos voluntários, as ações contráteis das unidades de comando do sistema motor (motoneurônio e suas células musculares) são planejadas e comandadas a partir do córtex e regiões subcorticais. O cerebelo e núcleos da base respondem pelo início dos movimentos, sua execução harmônica, o alcance da meta e a finalização da ação. Os motoneurônios da medula e do tronco encefálico levam as informações aos efetores. Os efetores são os músculos que, dependendo dos tipos e composição de suas células e de suas diferentes propriedades, desempenharão atos específicos.

Os movimentos reflexos são operados por circuitos de neurônios medulares ou do tronco encefálico. Os músculos ativados reflexamente são determinados pelo local da estimulação, da força empregada, da duração da resposta e da intensidade do estímulo. Os reflexos são observáveis na forma de movimentos automáticos e de respostas estereotipadas ao estímulo sensorial.

A mastigação e a deglutição apresentam tanto padrão motor voluntário quanto padrão inconsciente e involuntário. Isso não significa que não sejam processos que possam ser controlados voluntariamente e sim que são padrões que se fundamentam em reflexos básicos de proteção e nutrição.

A mastigação e a deglutição têm natureza rítmica e semiautomática que pode exceder o caráter de uma sequência de reflexos. Tem sido proposto que existam, para essas funções, na medula e em níveis supramedulares *circuitos geradores de padrão rítmico (CGP)*. Os *circuitos geradores de padrão rítmico* são comandos sequenciais dos músculos. Ainda não foram identificados os neurônios que constituiriam esses circuitos, acredita-se que sejam neurônios oscilatórios, capazes de gerar repetições cíclicas de potenciais de ação aos motoneurônios. Em um ciclo *CGP* há ativação da contração e relaxamento de um grupo muscular, no ciclo seguinte inverte-se o padrão, o grupo contraído é relaxado e vice-versa. A esse padrão acrescentam-se as informações sensoriais. O primeiro movimento reflexo seria desencadeado por um estímulo sensorial e os demais se tornariam rítmicos e automáticos sem depender da permanência do estímulo original. A característica rítmica é dependente do córtex cerebral, mas a medula e o tronco encefálico seriam capazes de realizar um nível elementar de coordenação motora.

O PROCESSO

A partir do momento que o alimento é aceito e recebido na boca, é iniciado o processo da deglutição. O alimento é movido entre a língua e os molares; a saliva é produzida a partir do disparo do reflexo do paladar (deflagrado nos dois terços anteriores da língua). A consistência, tamanho e forma do bolo alimentar geram as sensações táteis. A musculatura oral e perioral fazem a contenção do bolo dentro da cavidade oral. Esse processo é cortical e de tronco cerebral. Essa constitui a fase preparatória oral.

Quando o alimento já foi mastigado e a consistência do bolo alimentar foi reconhecida como passível de ser deglutida, a base da língua é retraída e elevada posteriormente, comprimindo o bolo alimentar contra as fauces e/ou palato mole, causando a elevação do véu palatino. Essa é a fase oral.

O reflexo faríngeo também é iniciado no contato com as fauces, esse reflexo empurra o bolo alimentar em direção à faringe (até essa fase é passível a ingestão do alimento ou a sua expulsão) e por contrações sequenciais da faringe ao esfíncter esofágico superior. Esse reflexo também resulta na elevação da laringe e constrição das pregas vocais (para a proteção do pulmão) e no fechamento da cavidade aérea nasal (para a interrupção da respiração). Essa é a fase faríngea. A fase esofágica é puramente reflexa – movimentos peristálticos e ação da gravidade – e leva o bolo ao estômago.

FASES

I – FASE PREPARATÓRIA

Definição – estágio da deglutição em que o alimento é aceito e preparado para ser ingerido. As disfunções são de origens sensitivas e motoras. A medida é o tempo de trânsito oral, que é o tempo necessário para mover o bolo do fim da mastigação até o início do reflexo faríngeo.

Processo na fase preparatória

Aceitação do alimento na boca a partir da resposta olfativa, gustativa, tátil, térmica e de salivação

Reconhecido e aceito o alimento, os lábios são ocluídos, a respiração torna-se exclusivamente nasal e o alimento passa a ser triturado pelos dentes até que seja reconhecida uma forma e textura de bolo alimentar que seja considerada em condições de ser deglutida

Pela ação coordenada da musculatura da face e língua, o alimento é mantido dentro da boca durante o processo da mastigação

As glândulas salivares (parótida, submandibular e sublingual) secretam a saliva que é misturada ao alimento. Pela harmonia da ação muscular (face, mandíbula, língua), o bolo alimentar é organizado no dorso da língua

A ação muscular compreendida nessa fase é enervada pelos V (trigêmeo), VII (facial), IX (glossofaríngeo), X (vago), XI (acessório) e XII (hipoglosso) pares cranianos. Os músculos são faciais (orbicular da boca, mentual, bucinador, risório), mandibulares (masseter, temporal, pterigóideo medial e lateral), da língua (milo-hióideo, digástrico, gênio-hióideo, longitudinal superior e inferior, vertical, genioglosso, estiloglosso e palatoglosso) e do palato mole (palatoglosso e palatofaríngeo). A atividade prioritária é a contenção do alimento dentro da boca, a ação sustentada da mandíbula (elevação, retração, protrusão, lateralização, rotação), a ação ampla da musculatura da língua (elevação do assoalho, elevação do osso hioide, elevação e depressão da ponta da língua, formação da depressão e sulco central, movimentação anteroposterior, elevação da porção posterior) e depressão do véu palatino.

As alterações encontradas nessa fase são de origem tanto motora quanto sensorial. As de origem motora são observadas pela imprecisão e incoordenação dos movimentos, levando à mastigação ineficiente, à mistura insuficiente de saliva, à dificuldade de compressão do bolo alimentar contra o palato duro e ao fechamento insuficiente do véu palatino (permitindo o escape do alimento para a faringe antes de iniciado o sistema reflexo). As de origem sensorial respondem pelas limitações da conscientização e controle voluntário do processo alimentar.

II – FASE ORAL

Definição – estágio da deglutição em que o bolo alimentar é transmitido à faringe. As disfunções são de origens sensitivas e motoras. A medida é o tempo de trânsito oral, que é o tempo necessário para mover o bolo do fim da mastigação até o início do reflexo faríngeo.

Processo na fase oral

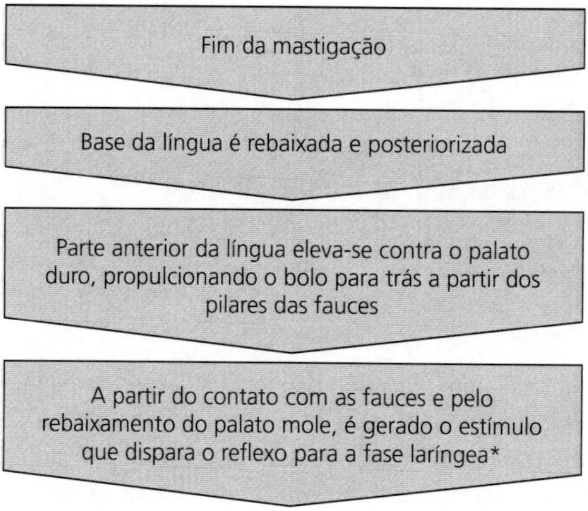

Fim da mastigação

Base da língua é rebaixada e posteriorizada

Parte anterior da língua eleva-se contra o palato duro, propulcionando o bolo para trás a partir dos pilares das fauces

A partir do contato com as fauces e pelo rebaixamento do palato mole, é gerado o estímulo que dispara o reflexo para a fase laríngea*

*Com o envelhecimento, o estímulo para disparo do reflexo tende a ser posteriorizado.

A ação muscular compreendida nessa fase é enervada pelos V (trigêmeo), IX (glossofaríngeo), X (vago), XI (acessório) e XII (hipoglosso) pares cranianos. Os músculos são mandibulares e da língua (masseter, temporal, pterigóideo medial, milo-hióideo, superior longitudinal, genioglosso, estiloglosso e palatoglosso). A atividade prioritária é a elevação da mandíbula e da língua, a formação do sulco lingual, a anteroposteriorização da língua e a elevação da parte posterior da língua.

As alterações encontradas nessa fase são de origem tanto motora quanto sensorial. As de origem motora são observadas pela fraqueza dos movimentos e falha na ação epiglótica pela limitação na elevação do osso hioide. As de origem sensorial respondem pela dificuldade na iniciação do disparo produtor do reflexo.

III – FASE FARÍNGEA

Definição – complexa sequência de eventos reflexos. Estágio da deglutição em que o bolo alimentar é transmitido para o esôfago e envolve respostas fisiológicas de proteção. As disfunções são de origens sensitivas e motoras. A medida é a movimentação de elevação do osso hioide que indica o tempo de trânsito faríngeo (do início da faringe até o esfíncter esofágico).

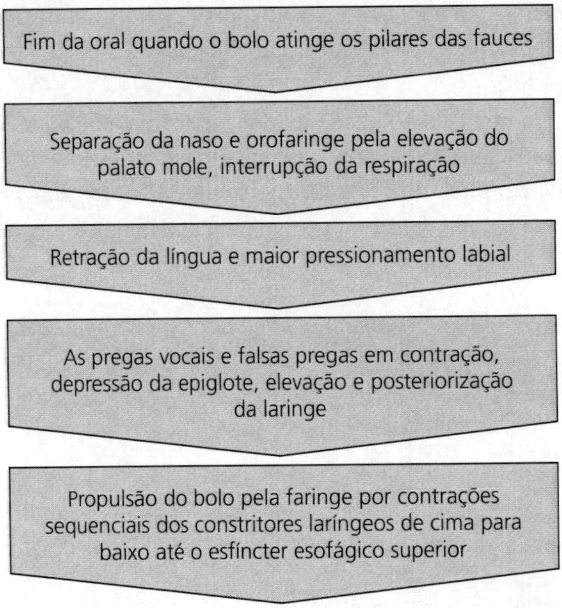

Fim da oral quando o bolo atinge os pilares das fauces

Separação da naso e orofaringe pela elevação do palato mole, interrupção da respiração

Retração da língua e maior pressionamento labial

As pregas vocais e falsas pregas em contração, depressão da epiglote, elevação e posteriorização da laringe

Propulsão do bolo pela faringe por contrações sequenciais dos constritores laríngeos de cima para baixo até o esfíncter esofágico superior

A ação muscular compreendida nessa fase é enervada pelos V (trigêmeo), IX (glossofaríngeo), X (vago), XI (acessório) e XII (hipoglosso) pares cranianos. Os músculos são da língua, do palato mole, faríngeos e laríngeos (milo-hióideo, gênio-hióideo, digástrico, genioglosso, estiloglosso, palatoglosso, estilo-hióideo, hioglosso, tireo-hióideo, longitudinal superior e inferior, transverso, vertical, elevador e tensor do véu palatino, úvula, palatofaríngeo, salpingofaríngeo, estilofaríngeo, cricofaríngeo, constritor médio e inferior da faringe, cricoaritenóideo lateral, aritenóideo transverso e oblíquo, arepiglótico e tireoepiglótico). As atividades prioritárias são elevação (mandíbula, língua, osso hioide, laringe, palato mole e faringe), depressão (mandíbula e língua), retração (língua e epiglote), estreitamento (fauces, língua e faringe), adução (pregas vocais) e dilatação (tuba de Eustáquio, fluxo aéreo).

As alterações encontradas nessa fase são de origem tanto motora quanto sensorial. As de origem motora são observadas pela lentificação na elevação do véu (resultando na regurgitação nasal), fraqueza na constrição dos movimentos (resíduo nas valéculas) e falha nos mecanismos de proteção laríngea (reinício prematuro da respiração, falha na elevação do osso hioide e tireoide). As de origem sensorial respondem pela dificuldade na percepção de resíduos nas fauces (parte posterior da língua, parede faríngea e palato mole).

IV – FASE ESOFÁGICA

Definição – puramente reflexa, sem controle voluntário.

Começa no esfíncter esofágico superior

O bolo é transportado – por contração e ação da gravidade – até o esfíncter esofágico inferior pelas ondas peristálticas

Chega ao estômago em um espaço de trânsito entre 10 e 20s

Quando o bolo atinge o esfíncter esofágico superior, haverá contração cricofaríngea, depressão laríngea e de palato mole e será liberado o fluxo respiratório. Na deglutição normal, a interrupção respiratória é de aproximadamente 1 segundo.

As alterações encontradas nessa fase não são diretamente passíveis da ação fonoaudiológica. O refluxo gastroesofágico (GERD – retorno dos ácidos estomacais para o esôfago ou faringe) é de alta incidência populacional. Pode haver relaxamento do esfíncter esofágico inferior (refluxo para o esôfago) e/ou fraqueza ou flacidez no fechamento do esfíncter esofágico superior (refluxo para a faringe) e o ácido pode atingir o fluxo aéreo causando aspiração.

CIRCUITOS REFLEXOS

Na mastigação e deglutição são identificados alguns circuitos reflexos cujos padrões são executados em sequência sincrônica:

1. Reflexo da mordida – gera os movimentos rotatórios da mandíbula e os da língua que fazem com que o bolo alimentar seja levado de volta aos dentes para a trituração.
2. Reflexo da sucção – gera os movimentos de protrusão e retração da língua e fechamento dos lábios. É elicitado pelo contato leve nas bordas internas dos lábios.
3. Reflexo da elevação da úvula – gera resposta ao estímulo tátil dado pelo contato do bolo alimentar com os pilares da fauce, tonsila lingual ou parte superior da faringe.
4. Reflexo de *gag* – gera resposta ao estímulo tátil dado pelo contato do bolo alimentar com os pilares da fauce, parede posterior das fauces ou porção posterior da língua, resultando na interrupção da respiração e elevação da laringe. É o reflexo de evitação do estímulo aversivo. O reflexo de *gag* hiperativado pode ser resultado de danos neurológicos ou de imaturidade no sistema (anteriorização do reflexo ou ativação do reflexo por estímulo não compatível. Quando por imaturidade do sistema, pode ser trabalhado pela dessensibilização e acomodação do estímulo na cavidade oral).
5. Reflexo do vômito – expulsão por via oral de conteúdo alimentar já em porção gástrica.
6. Reflexo da tosse – gerado pela estimulação da faringe, laringe ou brônquios (agente químico, biológico etc.). Envolve a contração abdominal aumentando a pressão subglótica e forçando a exalação.
7. Reflexo da retração da base da língua – gerado pela protrusão exagerada da língua.
8. Reflexo da dor – gerado pela sensação da dor. Resposta natural de buscar evitar contato com tecido lesado (traumatismo mecânico, térmico etc.) pela remoção rápida do estímulo na área de sensibilidade.
9. Reflexo da respiração – embora a respiração possa ser controlada em algum grau, em resposta à quantidade de oxigênio e dióxido de carbono no sangue, é gerado o reflexo. Quando os níveis de oxigênio caem abaixo de um nível de segurança é mediado um sinal de alerta ao centro respiratório.

DISCUSSÃO

A função neuromuscular na mastigação e deglutição ainda é um fenômeno pouco estudado. Os estudos experimentais nessa área ainda são incipientes e pouco contribuem para a proposição de protocolos de avaliação e programas de reabilitação da mastigação e da deglutição. O maior conhecimento sobre a complexidade da função neuromuscular da mastigação e da deglutição permitirá que sejam desenvolvidas pesquisas clínicas de melhor qualidade metodológica e capacidade de contribuição para o tratamento dos distúrbios associados a essas áreas.

BIBLIOGRAFIA CONSULTADA

• Corbin-Lewis K, Liss JM, Sciortino KL. Anatomia clínica e fisiologia do mecanismo da deglutição. 1ª ed. Cengage Learning Brasil; 2009.

• Lent R. Cem bilhões de neurônios: conceitos fundamentais de neurociência. 2ª ed. São Paulo: Atheneu; 2010.

• Machado ABM. Neuroanatomia funcional. 2ª ed. São Paulo: Atheneu; 1993.

• Seikel JA, King DW, Drumright DG. Anatomy and physiology for speech, language and hearing. 3rd ed. New York: Thompson; 2005.

4

Indicadores de Disfagia no Contexto Hospitalar

Danielle Pedroni de Moraes
Claudia Regina Furquim de Andrade

OBJETIVO

Apresentar indicadores de controle que auxiliem no processo de gestão dos Programas de Reabilitação da Deglutição (PRD) favorecendo a análise e constante busca de melhorias na qualidade dos cuidados fonoaudiológicos prestados.

FUNDAMENTAÇÃO TEÓRICA

Há crescente questionamento e preocupação do setor de saúde quanto à demonstração de desempenho, eficiência e efetividade dos serviços oferecidos. Os órgãos reguladores têm direcionado sua atenção para que os programas de reabilitação demonstrem efetiva e eficientemente seus resultados e metas dos processos de reabilitação. A prática da reabilitação baseada em evidência envolve a demonstração da relação entre as intervenções e os resultados.

A sistematização e o gerenciamento das rotinas e processos, assim como o monitoramento do desempenho, são pontos-chaves para o sucesso e efetiva demonstração da eficiência e eficácia dos serviços fonoaudiológicos oferecidos.

Na área da fonoaudiologia hospitalar, dada a alta incidência e prevalência da disfagia, e sua potencial e fatal consequência, a determinação de diagnósticos adequados e o gerenciamento dos distúrbios da deglutição e alimentação são críticos. Soma-se ainda o impacto da disfagia quanto aos fatores econômico-financeiros dos cuidados à saúde, qualidade de vida e sobrecarga aos cuidadores.

O fonoaudiólogo, compondo a equipe multiprofissional, é o principal responsável pelo gerenciamento da disfagia nas unidades de internação, terapia intensiva e ambulatorial, a fim de propiciar o retorno seguro da alimentação por via oral.

O estabelecimento de indicadores de desempenho – resultados quantitativos – da atuação junto ao paciente disfágico permite caracterizar a população atendida, otimizar e aprimorar os processos e resultados, vislumbrando não somente contribuir para a melhoria da qualidade dos serviços prestados, como também para a redução do tempo de internação e dos custos hospitalares. Torna-se essencial por parte dos profissionais maior esforço para identificar, organizar, sistematizar e operacionalizar os procedimentos e metas dos programas de reabilitação, a fim de melhorar a prática da reabilitação. A *American Speech and Language and Hearing Association* (ASHA) em suas atribuições inclui, mas não limita, como processos e responsabilidades do fonoaudiólogo no gerenciamento da disfagia:

- Promover o tratamento adequado da disfagia documentando o processo e determinando os critérios adequados.
- Identificar e usar adequadamente as medidas de resultados funcionais.
- Conhecer as políticas de aprimoramento de qualidade estabelecidas pelos órgãos de acreditação.
- Conhecer os métodos usados para medir e monitorar a qualidade de importantes processos e resultados.
- Conhecer as causas e fatores de risco para aspiração e de suas consequências; ter conhecimento dos processos para reduzir o risco de aspiração.
- Conhecer as medidas seguras e de precauções universais pertinentes aos locais específicos, assim como de *guidelines* da instituição.

POR QUE COLETAR DADOS?

Os fonoaudiólogos têm sido questionados por parte dos pagadores, instâncias governamentais, administradores e clientes para a demonstração de valor e benefícios dos serviços providos. A maneira mais efetiva e assertiva para responder a esses desafios e a outros questionamentos relacionados aos resultados dos tratamentos é a adesão ao uso e compilação dos dados locais e nacionais. Esses dados são uma ferramenta valorosa para demonstrar aos médicos e administradores a importância dos tratamentos fonoaudiológicos. Além de ser útil para o planejamento e gerenciamento dos casos, como já citado, contribui para regulamentos estaduais e federais.

BENEFÍCIOS DA COLETA DE DADOS

- Apoiar negociações a respeito dos serviços fonoaudiológicos.
- Obter as informações necessárias para certificações e acreditações.
- Realizar *benchmarking* dos resultados.
- Contribuir com dados nacionais epidemiológicos.

- Identificar mudanças e tendências que possam impactar no padrão de trabalho adotado pela equipe.
- Estabelecer as melhores práticas padronizadas e melhorar a qualidade dos serviços.
- Informar aos pagadores quanto ao prognóstico e resultado funcional esperado.

Há na literatura uma escassez de estudos que apresentam relatos a respeito de indicadores como resultados da experiência do gerenciamento da disfagia em unidade hospitalar. São mais comuns artigos que abordam o assunto de maneira pontual, apresentando os resultados referentes a grupos de pacientes ou doenças ou, ainda, referentes à implementação de um novo protocolo, e menos comuns aqueles que correlacionam indicadores como forma de gerenciamento de um Serviço de Fonoaudiologia. No quadro 4.1 estão listados alguns desses indicadores encontrados na literatura.

Quadro 4.1 – **Indicadores apresentados na literatura relacionados ao gerenciamento da disfagia.**

- Perfil dos pacientes atendidos (doença de base)
- Tempo para o retorno da alimentação por via oral de forma segura e eficaz
- Tempo de tratamento
- Número de gastrostomias e jejunostomias antes e após a instituição de um programa de treinamento
- Tempo médio para avaliação fonoaudiológica
- Tempo médio para decanulação da traquestomia
- Índice de pacientes atendidos
- Escalas funcionais pré e pós-programas de reabilitação

Diante dos diferentes processos/procedimentos fonoaudiológicos desenvolvidos na atuação junto ao paciente disfágico, outros indicadores devem ser propostos para o controle de cada processo.

O painel de indicadores para o gerenciamento de um PRD – estabelecendo as possíveis e principais correlações de causa e efeito entre eles – favorece o controle dos processos e melhor compreensão de seus inter-relacionamentos. Esses indicadores podem ainda estar relacionados direta e/ou indiretamente ao gerenciamento da deglutição, citando-se como exemplo para o primeiro caso o tempo médio para retirada da via alternativa de alimentação (TRVAA), e para o segundo caso, o índice de fonoaudiólogo por leito (IFL). Alguns desses indicadores – diretamente relacionados ao gerenciamento da disfagia – serão descritos a seguir.

O índice de atendimento por paciente possibilitará comparar o número de sessões por paciente e tempo médio despendido, por unidade e/ou doenças associadas, ou a partir da incorporação de novos procedimentos ou tecnologias, provendo informações de eficiência dos procedimentos fonoaudiológicos ao longo do tempo ou ainda comparando a outros estudos.

O índice de avaliação fonoaudiológica dimensiona a demanda de pacientes encaminhados ao Serviço diante do número de pacientes internados.

O indicador de tempo médio para avaliação fonoaudiológica é tido como possível parâmetro preditor do início do retorno à alimentação oral e também do tempo para sua reintrodução total.

Acompanhar o tempo para a decanulação da traqueostomia pode demonstrar a eficácia e eficiência do processo projetado, além de verificar o quão precoce se deu o processo de decanulação da traqueostomia em comparação a resultados de outras instituições, a fim de buscar a adequação para os melhores resultados aos pacientes.

As escalas de gravidade ou funcionalidade permitem inferir a respeito do prognóstico do caso, além da geração de indicadores de resultados relacionados ao processo terapêutico – comparando a escala pré e pós-terapia, ou no momento da alta hospitalar, por exemplo. A gravidade dos casos influencia as condutas posteriores e determina variações em quase todos os demais indicadores.

Medidas quanto ao tempo para o retorno da alimentação por via oral de forma segura e eficaz e tempo para a retirada da via alternativa de alimentação podem ser bons parâmetros para a medição dos resultados do tratamento da disfagia orofaríngea.

Estabelecer relações entre os principais problemas e os indicadores e trazê-los à luz para compreensão de toda equipe é crítico ao processo de aprimoramento de uma atividade ou sistema.

A taxa de gravidade/funcionalidade e os indicadores de tempo de retorno de alimentação por via oral e tempo para a retirada da via alternativa de alimentação estão estreitamente relacionados. A maior gravidade da disfagia cursa com o tempo prolongado para a decanulação, para o início de alimentação por via oral e retirada da via alternativa da alimentação, e determina, entre outros fatores, a duração do tempo de terapia necessário.

A duração do tempo para avaliação inicial da deglutição é um indicador preditor da duração do tempo para a ingestão por via oral total (sem suplementação) e do tempo para atingir a alimentação normal (todas as consistências). A identificação e o encaminhamento precoce de pacientes disfágicos aos profissionais especializados, para diagnóstico e tratamento direcionado, propiciam redução não somente das complicações relacionadas à disfagia, como também redução do tempo de permanência no hospital e dos custos.

Estruturar um Serviço de Fonoaudiologia com processos adequados e protocolos é essencial para que se possam buscar os melhores resultados, tornando a atuação fonoaudiológica cada vez mais eficaz e eficiente, trazendo benefício direto ao paciente. É preciso que a Fonoaudiologia estabeleça indicadores comuns a serem medidos e utilizados como balizadores da atuação da área. Além disso, indicadores padrões permitem a comparação entre serviços e, consequentemente, favorecem a busca por melhores práticas e melhoria da qualidade dos serviços prestados.

MÉTODO

Para o estabelecimento e gerenciamento dos indicadores dois momentos são fundamentais:

1. Identificação de processos a serem gerenciados.
2. Elaboração dos indicadores e padronização de obtenção dos dados:
   - Determinação das fórmulas e nomenclatura.
   - Elaboração da ficha descritiva de indicadores padronizada (Anexo 1).

De forma prática, considerando os principais processos da atuação em beira de leito, exemplificaremos as etapas para a proposição de indicadores no ambiente hospitalar (Quadro 4.2).

Quadro 4.2 – **Processos desenvolvidos em um PRD em unidade de internação e terapia intensiva.**

Possíveis processos desenvolvidos em um PRD	Protocolo de controle
Processo de avaliação	Protocolo de avaliação do risco para disfagia
Processo de terapia fonoaudiológica	Ficha de acompanhamento
Processo de reintrodução da alimentação por via oral	Protocolo de transição alimentar
Processo de decanulação do paciente traqueostomizado	Protocolo de decanulação

PRD = programas de reabilitação da deglutição.

Cada processo deve ter como suporte um protocolo específico, a fim de padronizar os procedimentos a serem realizados, como também tornar-se o documento (fonte de informação) para alimentação do banco de dados. Os indicadores comumente relacionados a esses processos estão elencados no quadro 4.3.

Como já citado, para que seja possível o gerenciamento de indicadores, é preciso estabelecer a fonte de informação (o documento) e o banco de dados que será alimentado periodicamente de forma sistemática e confiável.

São sistemas de banco de dados comuns e de fácil acesso e uso: o Excel e o Access. O anexo 2 é um modelo de banco de dados que pode ser utilizado na geração dos indicadores acima citados.

A partir da alimentação periódica e sistemática desse banco de dados, podem-se extrair os indicadores e ainda estabelecer uma relação entre alguns deles.

Para favorecer a compreensão do uso de indicadores e inter-relação, vamos apresentar um exemplo prático: a gravidade do caso pode influenciar o tempo para o retorno da alimentação por via oral e de retirada da via alternativa.

Quadro 4.3 – **Quadro de indicadores.**

Nome do indicador	Objetivo	Fórmulas
Índice de avaliação fonoaudiológica (IAF)	Monitorar o desempenho do Serviço de Fonoaudiologia quanto ao número de avaliações realizadas	Total de avaliações/ nº de internações (entradas hospitalares)
Índice de atendimento por paciente (IAP)	Acompanhar o número de atendimentos prestados a cada paciente	Total de atendimentos/nº de pacientes atendidos
Índice de pacientes atendidos (IPA)	Monitorar a demanda de pacientes atendidos por dia diante do indicador hospitalar paciente-dia	Paciente-dia da Fonoaudiologia/ paciente-dia do hospital
Taxa de distribuição da gravidade/funcionalidade (TG)	Acompanhar a gravidade/ funcionalidade dos casos atendidos	Nº de casos para cada classificação de gravidade (ou funcionalidade)/nº de casos atendidos
Tempo médio para avaliação fonoaudiológica (TPAF)	Verificar o tempo compreendido entre a passagem da via alternativa de alimentação (VAA) e a solicitação para a avaliação da deglutição	Nº médio de dias compreendido entre a passagem da via alternativa de alimentação e a avaliação fonoaudiológica
Tempo para retirada da via alternativa de alimentação (TRVAA)	Verificar o tempo (em dias) desde a avaliação fonoaudiológica até a retirada da via alternativa de alimentação	% pacientes que retiram a VAA de 0-5 dias ou 6 a 10 ou 11 a 15 ou acima de 15 dias e/ou média
Tempo para reintrodução da alimentação por via oral (TRAVO)	Verificar o tempo (em dias) desde a avaliação fonoaudiológica até o início do processo de reintrodução de alimentação por via oral	% pacientes que conseguem iniciar alimentação por VO em 0-5 dias ou 6 a 10 ou 11 a 15 ou acima de 15 dias e/ou média
Tempo para decanulação (TD)	Verificar o tempo (em dias) despendido entre a avaliação fonoaudiológica e a decanulação da traqueostomia	% pacientes que decanulam da TQT em 0-5 dias ou 6 a 10 ou 11 a 15 ou acima de 15 dias e/ou média

Quadro 4.4 – Tempo para retorno da alimentação por via oral (TRAVO).

TRAVO	
3º trimestre	2,2
4º trimestre	3,5

Quadro 4.5 – Taxa de gravidade (TG).

	DN e DF	DOL e DOLM	DOM e DOMG	DOG	Total
3º trimestre	78	51	28	12	169
4º trimestre	55	53	38	17	163

	DN e DF	DOL e DOLM	DOM e DOMG	DOG	Total
3º trimestre	46%	30%	17%	7%	100%
4º trimestre	34%	33%	23%	10%	100%

Os quadros 4.4 e 4.5 apresentam o resultado de dois trimestres de um PRD em unidade de internação e terapia intensiva (UI e UTI).

Em um PRD em UI e UTI, em hospital de atendimento com alta complexidade, verificou-se que o TRAVO aumentou do terceiro para o quarto trimestre. Algumas hipóteses podem ser levantadas diante de essa informação, por exemplo: menor índice de fonoaudiólogos por leito, aumento da taxa de gravidade dos casos ou mesmo menor eficiência da equipe de fonoaudiologia no atendimento.

Ao verificar os indicadores (resultados quantitativos) das variáveis/hipóteses relacionadas, foi possível obter que o número de fonoaudiólogos em atendimento não reduziu nos dois trimestres em estudo e o índice de avaliação e o índice de atendimento mantiveram-se muito próximos. No entanto, ao verificar a TG, pode-se observar que houve maior número de pacientes com disfagia moderada e grave no quarto trimestre, o que possivelmente justificaria o achado quanto ao aumento do tempo para o retorno da alimentação por via oral.

BIBLIOGRAFIA CONSULTADA

- American Speech-Language-Hearing Association. Knowledge and skills needed by speech-language pathologists providing services to individuals with swallowing and/or feeding disorders [Knowledge and Skill]: 2002;p.1-9.
- American Speech-Language-Hearing Association. Quality Indicators for Professional Service Programs in Audiology and Speech-Language Pathology [Standards/QualityIndicators]. 2005. Available from www.asha.org/policy.

• Baumgartner CA, Bewyer E, Bruner D. Management of communication and swallowing in intensive care: the role of the speech pathologist. AACN Adv Crit Care. 2008;9(4):433-43.

• Cipriano LS. Proposta de um conjunto de indicadores para utlização na farmácia hopitalar com foco na acreditação hospitalar. Dissertação de Mestrado da Faculdade de Saúde Pública – USP; 2004. 190p.

• Costa HM et al. Reintrodução da alimentação oral em pacientes traqueostomizados com terapia de nutrição enteral. Rev Bras Nutr Clin. 2003;18(4):168-72.

• Frain MP, Tschopp MK, Bishop M. Predictors of outcomes in rehabilitation. J Rehabil. 2009; 75(1):27-35.

• Frank U, Mader M, Sticher H. Dysphagic patients with tracheotomies: a multidisciplinary approach to treatment and decannulation management. Dysphagia. 2007;22(1):20-9.

• Hansen TS, Engberg AW, Larsen K. Functional oral intake and time to reach unrestricted dieting for patients with traumatic brain injury. Arch Phys Med Rehabil. 2008;89(8): 1556-62.

• Harp S. The measurement of performance in a physical therapy clinical program. Health Care Manage. 2004;23(2):110-9.

• Ickenstein G, Stein J, Ambrosi D, Goldstein R, Horn M, Bogdahn U. Predictors of survival after severe dysphagic stroke. J Neurol 2005;252: 1510-6.

• Kröger E, Tourigny A, Morin D, Côté L, Kergoat MJ, Lebel P, Robichaud L, Imbeault S, Proulx S, Benounissa Z. Selecting process quality indicators for the integrated care of vulnerable older adults affected by cognitive impairment or dementia. BMC Health Serv Res. 2007; 7:195:1-9.

• Lieberthal RD. Hospital quality: a PRIDIT approach. Health Res Educat Trust. 2008;43(3): 988-1005.

• Mackay LE, Morgan AS, Bernstein BA. Factors affecting oral feeding with severe traumatic brain injury. Head Trauma Rebabil. 1999;14(5): 435-47.

• Martino R, Foley N, Bhogal BS, Diamant N, Speechley M, Teasell R. Dysphagia after stroke incidence, diagnosis, and pulmonary complications. Stroke. 2005;36:2756-63.

• Melt-Rötzer M. Dysphagia – Epidemiology, diagnostics, therapy and nutrition-management. Laryngorhinootologie. 2009;88:259-73.

• Monteleoni C, Clark E. Using rapid-cycle quality improvement methodology to reduce feeding tubes in patients with advanced dementia: before and after study. BMJ. 2004;329:491-4.

• Moraes DP, Andrade CRF. Estruturação de um Serviço de Fonoaudiologia Hospitalar. Dissertação de Mestrado da Faculdade de Medicina – USP; 2010. 62p.

• Padovani A, Moraes DP, Medeiros GC, Magalhães TA, Andrade CRF. Intubação orotraqueal e disfagia: comparação entre pacientes com e sem dano cerebral. Rev Einstein. 2008;6(3):343-9.

• Schindler A, Grosso E, Tiddia C, Cavalot AL, Ricca G, Ottaviani F, Schindler O. Swallowing disorders: management data. Acta Otorhinolaryngol Ital. 2003;23:180-4.

• Schindler A, Vincon E, Grosso E, Miletto AM, Di Rosa R, Schindler O. Rehabilitative management of oropharyngeal dysphagia in acutecare settings: data from a large italian teaching hospital. Dysphagia. 2008;23:230-6.

• Ward EC, Green K, Morton AL. Patterns and predictors of swallowing resolution following adult traumatic brain injury. J Head Trauma Rehabil. 2007;22(3):184-91.

• Weiner JB, Alexander JA, Shortell SM, Baker LC, Geppert JJ. Quality improvement implementation and hospital performance on quality indicators. Health Res Educ Trust. 2006;41(2): 307-33.

• Wesling M, Brady S, Jensen M, Nickell M, Statkus D, Escobar N. Dysphagia Outcomes in Patients with brain tumors undergoing in patient rehabilitation. Dysphagia. 2003;18: 203-10.

ANEXO 1 – **Ficha de indicadores.**

Ficha de Indicadores em Fonoaudiologia

Setor: Unidades de Internação Hospitalar

Nome do indicador: Por extenso Abreviatura:

Processo: Especificar o processo ao qual o indicador está relacionado.

Responsável: Definir o responsável pela obtenção dos dados e atualização do indicador.

Objetivo: Descrever a razão principal para a criação do indicador.

Fonte de informação: Verificar os documentos, impressos ou eletrônicos, para se obter os dados necessários para a construção do indicador.

Descrição do indicador: Descrição por extenso.

Fórmula do indicador: Método de cálculo.

Metodologia de coleta dos dados: Orientar quanto à fonte de obtenção dos dados, o método a ser seguido e a amostra a ser considerada.

Periodicidade: Frequência da coleta.

Frequência de avaliação: Definir o período em que o indicador deverá ser analisado criticamente.

Usuários: Identificar os setores que deverão receber o resultado obtido do indicador para efetuar monitoramento e gestão, análise de tendência e comparação com referenciais.

Data da revisão: Mostrar a data da última revisão da ficha de construção do indicador.

ANEXO 2 – **Banco de Dados (Excel) para Gerenciamento do PRD.**

Nº de identificação	Matrícula	Nome	Nº de atendimento/mês												Pacientes atendidos/mês												UTI	UI	Diagnóstico clínico	Data da avaliação inicial	Avaliação da deglutição?	Motivo da solicitação, avaliação, deglutição	Classificação da deglutição
			J	F	M	A	M	J	J	A	S	O	N	D	J	F	M	A	M	J	J	A	S	O	N	D							
1																															Sim		
2																															Não		
3																																	
4																																	

Data da reintrodução VO	Tempo para retorno VO	Via alternativa de alimentação VAA?	Data da retirada da VAA	Tempo para retirada da VAA	Escala funcional na avaliação	Escala funcional na alta	Uso de tráqueo?	Data da retirada da TQT	Tempo para retirada da TQT	Desfecho	Encaminhamento ambulatorial?
							Sim			Alta hospitalar	
							Não			Alta fono	
										Transferência	
										Óbito	

Parte II

Evidências

5

Protocolo de Avaliação Fonoaudiológica Preliminar (PAP)

Laura Davison Mangilli
Danielle Pedroni de Moraes
Gisele Chagas de Medeiros

OBJETIVO

O objetivo deste capítulo é apresentar o Protocolo de Avaliação Prelimiar (PAP). Esse instrumento visa descrever e avaliar os aspectos gerais, de respiração, de fala, de voz e das estruturas/órgãos orofaciais e cervicais em indivíduos encaminhados para a avaliação da deglutição.

FUNDAMENTAÇÃO TEÓRICA

A deglutição é uma função fisiológica complexa que necessita do controle e da regulação de todos os níveis do sistema nervoso – córtex, tronco cerebral e níveis periféricos. É um comportamento sensório-motor complexo que coordena a contração e inibição da musculatura localizada na boca, língua, faringe, laringe e esôfago. Durante a deglutição, diferentes níveis do sistema nervoso central são envolvidos, e muitos músculos estriados inervados pelos nervos cranianos são excitados ou inibidos sequencialmente para a execução da passagem do bolo alimentar da boca até o estômago.

As disfagias são definidas como comportamento anormal da deglutição devido a alterações na coordenação, obstrução ou fraqueza da biomecânica dessa função. São geralmente descritas de acordo com a sintomatologia, achados clínicos e radiográficos, e podem decorrer de alterações encontradas desde a orofaringe até o estômago e do sistema nervoso central e/ou periférico.

Os estudos anteriores apontam que os principais sintomas e sinais clínicos da disfagia são diminuição no controle da língua, movimentos de língua desorganizados, fraqueza da musculatura facial, aumento no tempo de mastigação e de alimentação, dificuldade para o consumo de consistências alimentares, saída de alimento pelo nariz, boca e/ou traqueostomia, presença de resíduos de alimento na boca, ausência ou redução da elevação laríngea, presença de tosse ou asfixia, produção excessiva de secreção, presença de alterações vocais – voz molhada, rouca ou soprosa – e pneumonias recorrentes.

Os fonoaudiólogos são os profissionais habilitados para avaliar e tratar as alterações da deglutição. Com maior e melhor conhecimento da anatomia e fisiologia do sistema miofuncional orofacial, o fonoaudiólogo pode então realizar o procedimento de avaliação de forma mais objetiva, direcionar com maior propriedade a reabilitação da musculatura facial e cervical, direcionar o processo de decanulação dos pacientes traqueostomizados e orientar a reintrodução alimentar por via oral de forma mais segura. Esse profissional deve ingressar na equipe interdisciplinar objetivando a prevenção e redução de complicações decorrentes da disfagia, contribuindo assim para a redução do tempo de internação e da taxa de reinternações devido a complicações.

Verifica-se na literatura que a avaliação da deglutição deve incluir exame miofuncional orofacial, teste de deglutição e exames específicos complementares, como a videofluoroscopia, a manometria e a videoendoscopia da deglutição. Diante desses exames, o fonoaudiólogo poderá traçar um diagnóstico e assim planejar o tratamento e o controle da dieta dos pacientes.

A etapa da avaliação miofuncional orofacial deve verificar mobilidade, tonicidade, sensibilidade e coordenação dos órgãos do sistema estomatognático, favorecendo o entendimento/inferência do quanto a inadequação dessa musculatura poderá impactar nas funções de mastigação e deglutição.

A utilização de princípios metodológicos é necessária para que a ação da ciência possa ser avaliada e comprovada. A concretização da fonoaudiologia baseada em evidências é essencial para o processo de escolha dos procedimentos mais eficientes para a avaliação, tratamento e controle dos portadores dos distúrbios da comunicação humana e para o desenvolvimento científico da profissão. A utilização de avaliações e tratamentos planejados, eficientes, preestabelecidos e controlados, vai oferecer ao profissional parâmetros objetivos e, consequentemente, a possibilidade de diagnóstico, conduta e controle mais pertinentes.

MÉTODO

O PAP foi elaborado com base na literatura específica da área. Protocolos já existentes e previamente publicados em periódicos arbitrados e em livros reconhecidos pelos pares foram selecionados para a elaboração desse novo protocolo. Esses protocolos foram analisados individualmente, sendo identificados e selecionados os pontos-chaves para a verificação dos questionamentos, que são objetivos desse instrumento. Foram determinados os pontos comuns a todos, ou à maioria deles, e os pontos específicos de cada um dos instrumentos analisados. Os pontos comuns à maioria dos protocolos publicados foram selecionados, e os pontos específicos foram julgados pelas autoras e selecionados conforme sua concordância. Alguns itens julgados relevantes e não presentes nos protocolos analisados foram incluídos no estudo, considerando também a concordância entre as autoras.

Dessa forma, o PAP foi elaborado dividindo-se em cinco partes: exame geral, respiração, fala, voz e avaliação orofacial e cervical – com subitens em cada uma delas. O protocolo foi submetido à avaliação de juízes (três fonoaudiólogos com experiência na área) e obteve um grau de concordância acima de 75%.

EXAME GERAL

A primeira parte do protocolo, exame geral, é composta por quatro itens. Devem ser anotados os dados referentes a cada item, conforme registros no prontuário médico do paciente, e/ou respondido pelo fonoaudiólogo responsável pela avaliação, conforme descrito abaixo:

Sinais vitais (SV) (linha de base) – linha de base dos sinais vitais. Anotar valores conforme prontuário ou definição do fonoaudiólogo avaliador:

- Frequência cardíaca (FC) – é a medida da quantidade de batimentos cardíacos por minuto. Considera-se alteração na frequência cardíaca a ocorrência de queda ou aumento excessivo da frequência cardíaca, tendo como base a faixa de normalidade de 60 a 100 batimentos por minuto (bpm).
- Frequência respiratória (FR) – é a medida da quantidade de ciclos respiratórios (inspiração e expiração) por minuto. Considera-se alteração na frequência respiratória, na ocorrência de queda ou aumento excessivo da frequência respiratória, tendo como base a faixa de normalidade de 12 a 20 respirações por minuto (rpm).
- Saturação de oxigênio (SpO_2) – é definida como a porcentagem de oxigênio arterial na corrente sanguínea, por meio da medição da oximetria de pulso.
- Pressão arterial (PA) – é a pressão exercida pelo sangue contra a superfície interna das artérias. A força original vem do batimento cardíaco. Não existe uma combinação precisa de medidas para se dizer qual é a pressão normal, mas em termos gerais, diz-se que o valor de 120/80mmHg é o valor considerado ideal.
- Escala de coma de Glasgow – é uma escala neurológica que constitui um método confiável e objetivo de registrar o nível de consciência de uma pessoa, para avaliação inicial e contínua após traumatismo craniano. Seu valor também é utilizado no prognóstico do paciente e de grande utilidade na previsão de eventuais sequelas.
- Escala Rancho los Amigos – é uma escala similar à de Glasgow, utilizada para avaliar a recuperação de pacientes com ferimentos encefálicos.

Sinais de alerta/consciência – a consciência é a capacidade neurológica de captar o ambiente e de se orientar de forma adequada. É uma das funções com a qual estabelecemos contato com a realidade, através da qual tomamos conhecimento direto e imediato dos fenômenos que nos cercam. Os seguintes aspectos deverão ser verificados, e as respostas deverão ser sim ou não para cada item:

- Consciente.
- Orientado.
- Confuso.
- Atento.
- Alerta.
- Coopera.
- Iniciativa comunicativa.
- Compreende ordens simples.

Comunicação – selecionar dentre as possibilidades aquelas presentes no paciente:

- Oral – presença de comunicação oral, com mais de 75% de emissões verbais.
- Articulação áfona – comunicação oral que realiza a articulação dos sons, mas sem a emissão de voz.
- Escrita – presença de comunicação escrita.
- Gestos – comunicação baseada na atividade gestual, com ausência e/ou pouco uso de verbalizações e/ou vocalizações.
- Ausente – ausência de comunicação.

Desconforto físico – dados presentes em prontuário médico ou informados pela equipe médica/enfermagem (resposta dupla: sim ou não).

RESPIRAÇÃO

A segunda parte do protocolo, respiração, é composta por seis itens. Devem ser anotados e/ou selecionados os dados referentes a cada item, conforme registros no prontuário médico do paciente, e/ou respondido pelo fonoaudiólogo responsável pela avaliação, conforme descrito abaixo:

Repouso – observar o número de respirações (inspirações/expirações) que o paciente realiza por minuto, no repouso.

- Eupneico – 12 a 20 respirações por minuto.
- Bradipneico – abaixo de 12 respirações por minuto.
- Taquipneico – acima de 20 respirações por minuto.
- Dispneico – paciente refere sensação de falta de ar.

Modo – observar o modo de respiração do paciente no repouso.

- Oral – o paciente respira predominantemente pela boca.
- Nasal – o paciente respira predominantemente pelo nariz.
- Oronasal – o paciente respira simultaneamente pela boa e pelo nariz. Também denominada de respiração mista.

- Traqueal – o paciente apresenta abertura na traqueia, provisória ou permanente, respirando predominantemente pelo orifício traqueal.

Ventilação – observar a forma de ventilação do paciente:

- Espontânea (anotar o período em que o paciente permanece em ventilação espontânea por dia – ____ h/dia).
- VM – ventilação mecânica (anotar o período em que o paciente permanece em ventilação mecânica por dia – ____ h/dia).
- VNI – ventilação mecânica não invasiva (anotar o período em que o paciente permanece em ventilação mecânica não invasiva por dia – ____ h/dia).

Dependência de O_2 – observar se existe dependência de oxigênio:

- a.a. – respiração em ar ambiente.
- CN – respiração com auxílio de cateter nasal de oxigênio.
- Másc fac. – respiração com auxílio de máscara facial de oxigênio facial.
- Másc traq. – respiração com auxílio de máscara traqueal de oxigênio, usada nos pacientes com traqueostomia. Anotar a quantidade de litros de oxigênio por minuto.

Sinais de fadiga respiratória (resposta dupla: sim ou não) – anotar sinais de fadiga respiratória caso estejam presentes. Incluem-se: batimento de asa do nariz, uso de musculatura acessória, tiragem de fúrcula, tiragem de intercostais, dessaturação, taquipneia e/ou dispneia.

Ausculta brônquica – realizar ausculta brônquica e anotar a presença dos sinais elencados abaixo ou a normalidade:

- Broncospasmo – é definido pela dificuldade respiratória causada por constrição repentina dos músculos das paredes brônquicas.
- Sibilo – é um ruído característico da asma brônquica, semelhante a um assobio agudo. É produzido pelo ar que flui por vias respiratórias estreitadas.
- Ronco – é um ruído adventício predominantemente inspiratório, podendo ser audível também na expiração. Sua tonalidade é grave, intenso, semelhante ao ronco observado durante o sono e modificado pela tosse. Corresponde à movimentação de muco e de líquido dentro da luz das vias aéreas ou a presença de secreções espessas aderentes às paredes brônquicas com consequente diminuição de seu calibre. Indica asma brônquica, bronquites, bronquiectasias e obstruções localizadas.

FALA

A terceira parte, fala, é composta por quatro itens. Deve ser avaliada a partir da fala espontânea do paciente e durante algumas tarefas específicas que serão exemplificadas. Devem ser anotados e/ou selecionados os dados referentes a cada item, conforme percepção/avaliação do fonoaudiólogo responsável pelo procedimento, conforme descrito a seguir.

Inteligibilidade da fala – analisar a qualidade da inteligibilidade da fala do paciente e classificar:

- Adequada.
- Alterada.
- Ausente.

Prosódia – a prosódia é definida como o estudo do ritmo, entonação e demais atributos correlatos na fala. Analisar a prosódia do paciente e classificar em:

- Normal.
- Alterada.

Diadococinesia – é a capacidade que uma pessoa tem em realizar movimentos rápidos alternadamente. Solicitar a repetição sequencial dos fonemas /PA/, /TA/ e /KA/(individualmente) e da sequência /PA/-/TA/-/KA/ e classificar a diadococinesia em:

- Normal.
- Alterada.

Disfluências – verificar a presença de alterações relacionadas à fluência da fala:

- Pausas maiores do que dois segundos.
- Repetição de sílabas.
- Falsos inícios de fala.
- Esboços articulatórios repetitivos.
- Trocas fonêmicas.
- Trocas fonêmicas com distorção.
- Outras distorções presentes em vogais e/ou consoantes.

VOZ

A quarta parte, voz, é composta por seis itens. Devem ser anotados e/ou selecionados os dados referentes a cada item, conforme percepção/avaliação do fonoaudiólogo responsável pelo procedimento, conforme descrito a seguir:

Loudness – definida como intensidade da voz. Verificar sua intensidade e classificá-la como:

- Adequada para gênero e idade.
- Fraca.
- Forte.

Pitch – definida como a frequência da voz. Verificar sua frequência e classificá-la como:

- Adequada para gênero e idade.
- Aguda.
- Grave.

Escala GRBASI (0-1-2-3) – a voz deve ser avaliada de forma perceptivo-auditiva durante a fala espontânea, sendo caracterizada a qualidade vocal do paciente. A qualidade vocal deve ser classificada e quantificada por meio da escala desenvolvida pelo *Committee for Phonatory Function Test da Japan Society of Lopaedics and Phoniatrics* – *GRBASI* com quatro graus de quantificação utilizados: 0 – ausência; 1 – discreto; 2 – moderado; e 3 – grave. Posteriormente, outros autores propuseram o acréscimo do fator instabilidade (I), designado para avaliar flutuações na qualidade vocal.

- Grau geral da alteração.
- Grau de rugosidade.
- Grau de soprosidade.
- Grau de astenia.
- Grau de tensão.
- Grau de instabilidade.

Voz molhada – é um termo que descreve o som borbulhante produzido durante a fonação, indicativo de estase de secreção, líquidos ou alimentos no vestíbulo laríngeo. Verificar a presença de voz molhada e assinalar a resposta dupla: sim ou não.

Hipernasalidade – é o resultado de um fechamento velofaríngeo inadequado, que leva à ressonância nasal dos sons que normalmente teriam ressonância oral. Verificar a presença ou não de tal alteração e classificar entre a resposta dupla: sim ou não.

Coordenação pneumofonoarticulatória (**CPFA**) – é a coordenação entre a respiração e a fala. Observar a coordenação pneumofonoarticulatória do paciente e classificar como:

- Adequada.
- Alterada.

AVALIAÇÃO OROFACIAL E CERVICAL

A quinta parte do PAP, avaliação orofacial e cervical, é composta por onze itens. Devem ser anotados e/ou selecionados os dados referentes a cada item, de acordo com a percepção/avaliação do fonoaudiólogo responsável pelo procedimento, conforme descrito abaixo:

Face – a avaliação da face engloba sua aparência no repouso e a mobilidade.

- Aparência no repouso – avaliar a face como um todo. Verificar se há simetria entre os lados. Um fio pode ser colocado esticado em frente à linha média da face do paciente, para facilitar a observação da proporção entre os lados. Se houver desproporção entre os lados, deverá ser classificada e assinalada a opção assimétrica. Se não houver desproporção entre os lados, deverá ser classificada e assinalada a opção simétrica.

- Mobilidade – avaliada a face como um todo. Solicitar ao paciente que realize os seguintes movimentos de forma isotônica: contração dos músculos frontais ("cara de espanto"), contração dos músculos corrugador do supercílio e prócero s ("cara de bravo"), contração dos músculos orbiculares dos olhos de forma leve e forte ("fechamento dos olhos levemente", "fechamento dos olhos fortemente"), contração dos músculos levantadores dos lábios e levantador do lábio e da asa do nariz ("cara de cheiro ruim"), contração dos músculos risórios ("sorriso com lábios fechados"), contração dos músculos zigomáticos maior e menor ("sorriso com lábios abertos"), contração dos músculos abaixadores do lábio inferior, abaixador do ângulo da boca ("abaixar o lábio inferior, tentando mostrar os dentes inferiores"). Após a realização de todos os movimentos o avaliador deverá assinalar no protocolo se existe ou não a paralisia/paresia, e se sim, qual dos terços envolvidos.

Lábios – a avaliação dos lábios engloba uma série de verificações. Dessa forma, propõe-se para cada uma delas:

- Aparência no repouso – verificar qual a posição de repouso dos lábios habitual (a mais frequente). Não solicitar nenhum tipo de movimento, somente observar durante a avaliação. A posição caracterizada como adequada é a de lábios ocluídos. A alterada é a posição de lábios entreabertos. É importante que se verifique se há a possibilidade de vedamento labial:
  - Verificar também a situação dos músculos dos lábios – a partir da observação deve-se averiguar se estão presentes funcionalidade normal e hipo ou hiperfuncionalidade.
- Força – verificar se a força dos lábios está adequada: a partir de observação, palpação e solicitação de movimentos dirigidos, deve-se verificar se estão presentes as seguintes caracterizações e assinalá-las: adequação, redução da força, aumento da força.
- Mobilidade – solicitar os movimentos dirigidos de protrusão (bico) e retração (sorriso) e verificar se o movimento foi realizado adequadamente ou se existe alguma alteração: incoordenação, tremor, presença de desvio, não realização ou redução da amplitude do movimento. Se houver qualquer uma das alterações citadas, assinalar no protocolo. Considerar os lábios superior e inferior (S e I, respectivamente).
- Sensibilidade – verificar se a sensibilidade dos lábios está adequada: a partir do toque da espátula/abaixador de língua nos lábios deve-se verificar se estão presentes as seguintes caracterizações e assinalá-las: adequação ou alteração. Considerar os lábios superior e inferior (S e I, respectivamente).
- Lesão – a partir de observação e palpação deve-se verificar se estão presentes as seguintes caracterizações e assinalá-las: superior, inferior, ausência.

Bochechas – verificar os itens a seguir:

- Aparência no repouso – verificar a aparência das bochechas. Não solicitar nenhum tipo de movimento, somente observar durante a avaliação. A posição caracterizada como adequada é a simetria entre as hemifaces e a manutenção da função basal de sustentação do órgão. A alterada é a presença de assimetria, assim como a hipo ou hiperfuncionalidade dos músculos.

- Força – a verificação da força deve ser realizada a partir da palpação e da solicitação de movimentos dirigidos. Deve-se verificar se estão presentes as seguintes caracterizações e assinalá-las: adequação, redução da força, aumento da força.
- Mobilidade – solicitar os movimentos dirigidos de inflar as bochechas ("encher as bochechas de ar"), suflar ("soltar o ar"), sugar ("sugar as bochechas") e lateralização ("lateralizar o ar"), e verificar se o movimento é realizado adequadamente ou se existe alguma alteração: incoordenação, tremor, presença de desvio, não realização ou redução da amplitude do movimento. Se houver qualquer uma das alterações citadas, assinalar no protocolo.
- Sensibilidade – verificar se a sensibilidade das bochechas está adequada: a partir do toque da espátula/abaixador de língua nas bochechas deve-se verificar se estão presentes as seguintes caracterizações e assinalá-las: adequação ou alteração.
- Lesão em mucosa jugal – a partir de observação e palpação deve-se verificar se estão presentes as seguintes caracterizações e assinalá-las: direita, esquerda, ausência.

Língua – a partir da observação e palpação o avaliador deve verificar os seguintes aspectos da língua:

- Aparência no repouso – verificar o aspecto da língua: volume e simetria. A caracterização adequada é a simetria entre as hemifaces e a manutenção da função basal de sustentação do órgão. Atenção principalmente às observações clínicas. A posição adequada é a de língua na papila ou acoplada no palato duro. A alterada é a presença de assimetria, assim como a hipo ou hiperfuncionalidade dos músculos.
- Força – a verificação da força deve ser realizada a partir da palpação e da solicitação de movimentos dirigidos. Deve-se verificar se estão presentes as seguintes caracterizações e assinalá-las: adequação, redução da força, aumento da força.
- Mobilidade – solicitar os movimentos: protrusão em ponta, lateralização interna, lateralização externa, elevação e abaixamento (se for necessário pode-se dar o modelo). Verificar se o movimento é realizado adequadamente ou existe alguma alteração no movimento: incoordenação, tremor, presença de desvio, não realização ou redução da amplitude do movimento. Se houver qualquer uma das alterações citadas, assinalar no protocolo.
- Sensibilidade – verificar se a sensibilidade da língua está adequada: a partir do toque do abaixador de língua/espátula na língua deve-se verificar se estão presentes as seguintes caracterizações e assinalá-las: adequação ou alteração.
- Lesão – a partir de observação e palpação, deve-se verificar se estão presentes as seguintes caracterizações e assinalá-las: superior, inferior, ausência.

Palato mole – deve ser avaliado a partir da observação. O paciente deverá abrir a boca e o avaliador verificar a simetria entre os lados durante o repouso. Quando este se apresenta simétrico, deverá ser considerado adequado. A presença de assimetria deve ser caracterizada como alteração, podendo esta ser causada por encurtamento de um dos lados. A mobilidade/elevação também deve ser verificada por meio da observação: deve ser solicitado que o paciente repita os fonemas /a/ e /ã/ e verificar a mobilidade/elevação desse órgão durante o movimento. Se esta estiver presente e simétrica, a avaliação deve ser considerada adequada. Se for verificada assimetria ou não for verificado movimento, deverá ser considerada alterada. Considerar sempre os lados direito e esquerdo do palato. A sensibilidade também deve ser verificada. A partir do toque da espátula/abaixador de língua no palato mole deve-se verificar se estão presentes as seguintes caracterizações e assinalá-las: adequação ou alteração.

Mandíbula – para a avaliação da mandíbula deverá ser verificado o movimento de abertura máxima da boca. Deverá ser medida a distância interincisiva (medida entre as faces incisais dos dentes incisivos superiores e dos inferiores) e anotada no protocolo. Tanto na abertura quanto no fechamento da boca, deverá ser observado se há desvios, presença de estalos ou restrição do movimento. A abertura oral máxima normal varia no adulto entre 45 a 60mm. A mensuração dos movimentos mandibulares funcionais pode ser empregada com régua plástica, flexível, milimetrada ou um paquímetro.

Dentição – para a avaliação da dentição deverão ser verificadas as arcadas dentárias, assim como os elementos dentários. Deverá ser registrado se a dentição se encontra completa, incompleta em arcada superior e/ou inferior (S e I, respectivamente), ou se existe ausência de dentes (todos os elementos) na arcada superior e/ou inferior. O estado de conservação também deve ser analisado, podendo ser caracterizado em bom estado, estado ruim ou ausência de elementos para essa avaliação. Por fim, deve ser verificado se o paciente faz uso de prótese dentária, podendo ser em arcada superior, inferior, total inferior e/ou superior, parcial superior e/ou inferior. Se o paciente fizer uso de prótese, deverá ser verificada se essa se encontra adequada, inadequada ou não se encontra junto ao paciente no momento (em poder da família por exemplo).

Região cervical – a avaliação da musculatura cervical engloba uma série de verificações. Dessa forma, propõe-se para cada uma delas:

- Aparência da musculatura no repouso – verificar qual a aparência da musculatura cervical. Não solicitar nenhum tipo de movimento, somente observar durante a avaliação. A posição caracterizada como adequada é a simetria entre os lados e a manutenção da função basal de sustentação dos músculos. A alterada é a presença de hipofuncionalidade, hiperfuncionalidade, presença de desvio (para o lado direito ou esquerdo) e presença de queda (para o lado direito ou esquerdo).

- Mobilidade – solicitar movimentos de abaixamento, elevação e lateralização de cabeça (se for necessário pode-se dar o modelo) e verificar se o movimento é realizado adequadamente ou se existe alguma alteração no movimento: incoordenação, instabilidade/tremor, redução da amplitude do movimento ou a não realização desses. Se houver qualquer uma das alterações citadas, assinalar no protocolo.
- Observações – nessa etapa da avaliação verificar e anotar se o paciente faz uso de colar cervical, se existe a fixação cirúrgica de órgão e/ou músculos ou qualquer outro tipo de informação pertinente a essa região.

Laringe – a avaliação da laringe deverá ser realizada pela verificação de sua elevação durante a função de deglutição de saliva. Dessa forma, será possível determinar a capacidade de excursão laríngea anterior e superior durante a deglutição. A elevação laríngea adequada facilita o fechamento vertical do vestíbulo laríngeo, auxiliando na proteção de vias aéreas e na abertura da transição faringoesofágica, podendo ser monitorada com o posicionamento dos dedos indicador e médio sobre o osso hioide e a cartilagem tireoide. Considera-se adequada a elevação laríngea que atinja, em média, dois dedos do examinador; reduzida, a elevação laríngea que atinja menos de dois dedos do examinador; e ausente, na ausência de deglutição, sendo necessária a interrupção do teste.

Reflexos – para a avaliação desse item serão considerados os seguintes reflexos:

- *Gag* – é definido como a possibilidade de constrição da faringe em resposta a um estímulo. O reflexo de *gag* deve ser eliciado a partir de um estímulo tátil – toque da espátula (abaixador de língua) – na região da base da língua e/ou na parede posterior da faringe, sendo esse considerado presente quando se verificou a constrição da faringe em resposta a esse estímulo.
- Tosse – é uma resposta reflexa do tronco cerebral que protege a via aérea contra a entrada de corpos estranhos, podendo também ser produzida voluntariamente. A tosse voluntária refere-se àquela produzida sob comando e não está relacionada à aspiração de alimentos. Avalia-se para determinar a habilidade do paciente de expelir material da via aérea durante a oferta de líquido ou pastoso, caso necessário. Na presença de tosse, são consideradas três características principais: o desencadeamento (reflexo ou voluntário), a força (forte ou fraca) e o momento em que ocorre (antes, durante ou depois). Assim, considera-se ausência quando não ocorre tosse reflexa ou voluntária durante a avaliação; tosse reflexa, na presença de tosse sem solicitação; tosse voluntária, na presença de tosse sob solicitação, geralmente necessária após observação de ausculta cervical alterada ou voz molhada sem clareamento espontâneo; tosse forte ou eficaz, na presença de tosse capaz de mobilizar estase de secreção e clarear a via aérea; tosse fraca ou ineficaz, na presença de tosse incapaz de mobilizar estase de secreção em via aérea; tosse antes da deglutição, na presença de tosse após a captação do bolo e antes do disparo do reflexo de deglutição;

tosse durante a deglutição, na presença de tosse imediatamente após a ocorrência do reflexo de deglutição; e tosse após a deglutição, na presença de tosse em até 1 minuto após o disparo do reflexo de deglutição.

- Deglutição – o reflexo de deglutição é eliciado pelo toque da saliva ou do bolo alimentar na região posterior da orofaringe. Deve-se verificar se o paciente apresenta esse reflexo ao não, ao ser solicitada a deglutição da saliva contida na boca no momento da avaliação.
- Patológicos – os reflexos patológicos estão presentes no paciente geralmente associados a lesões no neurônio motor superior e/ou perda da inibição de um ou mais neurônios. O mais frequente em pacientes adultos internados é o reflexo de mordida, no qual se verifica o trancamento/travamento da mandíbula a estímulos em região oral e até mesmo perioral. A presença de reflexos considerados adequados à idade infantil/de desenvolvimento na idade adulta também serão considerados reflexos patológicos. Sua presença em adolescentes e crianças em idade superior àquela em que os reflexos devem ser extintos também deverá ser considerada reflexo patológico.

Saliva – nessa etapa da avaliação o fonoaudiólogo deverá verificar a quantidade de saliva produzida pelo paciente. Se o paciente produzir a quantidade esperada para um indivíduo normal e conseguir degluti-la de forma adequada (sem deixar acumular na cavidade oral), deve-se considerar essa avaliação normal. Se o paciente produzir saliva em excesso, deve-se caracterizar como sialorreia; e se ele produzir quantidade reduzida de saliva, caracterizar como xerostomia. Deve-se verificar também se o paciente apresenta acúmulo de saliva em cavidade oral, assim como o escape extraoral dessa.

MATERIAIS UTILIZADOS

Para a aplicação do questionário, são necessários: estetoscópio, equipamento de oximetria de pulso, equipamentos de monitoração de sinais vitais, luvas para procedimentos e espátula/abaixador de língua.

BIBLIOGRAFIA CONSULTADA

- Alves GSN. O fundamental da avaliação fonoaudiológica do paciente disfágico. In: Costa M. Castro LP. Tópicos em deglutição e disfagia. Rio de Janeiro: Medsi; 2003. p.10-8.
- American Speech-Language-Hearing Association. Roles of speech and language pathologists in swallowing and feeding disorders: technical report. ASHA, 2001. Disponível em: http://www.asha.org/NR/rdonlyres/B8DE1480-C7B4-4383-A1F6-5829E9CB0CF5/0/v3TRRolesSLPSwallowingFeeding.pdf
- American Speech-Language-Hearing Association. Model Medical Review Guidelines for Dysphagia Services 2004. ASHA, 2004. Disponível em: URL:http://www.asha.org/NR/donlyres/5771B0F7-D7C0-4D47-832A-86FC6 FEC 2AE0/0/DynCorpDysphHCE C.pdf
- Andrade CRF. A fonoaudiologia baseada em evidências. Rev Einstein. 2004;2(1):59-60.
- Apel K, Self T. Evidence-Based Practice: The Marriage of Research and Clinical Services. The Asha Leader online 2003 [serial on the Internet]. Available from: http://www.asha.org/about/publications/leader-online/archives/2003/q3/030909.htm
- Barros APB, Martins NMS, Carrara-de Ange-

lis E, Fúria CLB, Lotfi CJ. Atuação fonoaudiológica em unidade de terapia intensiva. In: Fonoaudiologia em cancerologia. São Paulo: Fundação Oncocentro de São Paulo – Comitê de Fonoaudiologia em Cancerologia; 2000.

• Behlau M. Voz: o livro do especialista. Rio de Janeiro: Revinter; Vol 1. 2001.

• Bianchini EMG. A cefalometria nas alterações miofuncionais orais – diagnóstico e tratamento fonoaudiológico. 5ª ed. Carapicuíba – SP: Pró-Fono; 2002.

• Chih-Hsiu W, Tzu-Yu H, Jiann-Chyuan C, Yeun-Chung C, Shiann-Yann L. Evaluation of swallowing safety with fiberoptic endoscope: comparison with videofluoroscopic technique. Laringoscope. 1997;107(5):396-401.

• Collins MJ, Bakheit MD. Does pulse oximetry detect aspiration in dysphagic stroke patients. Stroke. 1997;28:1773-5.

• Consolidate Speech & Swallowing Service – University of Iowa. Oropharyngeal Motility (OPM) Study Data Entry Form [periódico eletrônico] 1999. Available from URL: http://128.255.52.245/oto/Beta/database/contents/Part1/Part1D/P1D1.htm

• Davies AE, Kidd D, Stone SP, MacMahon J. Pharyngeal sensation and gag reflex in healthy subjects. Lancet. 1995;345:487-8.

• Dejonckere PH, Remacle M, Freznel-Elbaz E. Reliability and relevance of differentiad et perceptual evaluation of pathological voice quality. In: Clement M. P. (ed). Voice Update. Amsterdam: Elsevier; 1996.

• DePippo KL, Hulas MA, Reading MJ. Validation of the 3-oz water swallow test for aspiration followin g stroke. Arch Neurol. 1992;49:1259-61.

• El Dib RP. Medicina baseada em evidências. J Vasc Bras. 2007;6(1):1-4.

• Ertekin C, Aydogdu I. Neurophysiology of swallowing. Clin Neurophysiol. 2003;114:2226-44.

• Felício CM. Sistema estomatognático e funções. In: Felício CM. Fonoaudiologia aplicada a casos odontológicos: motricidade oral e audiologia. São Paulo; 1999.

• Finestone HM, Greene-Finestone LS. Rehabilitation medicine: 2. Diagnosis of dysphagia and its nutritional management for stroke patients. CMAJ. 2003;169(10):1041-4.

• Gramigna, GD. How to perform video-fluoroscopic swallowing studies. GI Motility 2006 [periódico eletrônico]. Available from URL: http://www.nature.com/gimo/contents/pt1/full/gimo95.html#t6

• Goldsmith T. Evaluation and treatment of swallowing disorders following endotracheal intubation and tracheostomy. Int Anesthesiol Clin. 2000;38(3):219-42.

• Goulart BNG, Chiari BM. Testes de rastreamento X testes de diagnóstico: atualidades no contexto da atuação fonoaudiológica. Pró-Fono. 2007;19(2):223-2.

• Guyton AC. Fisiologia humana e mecanismos das doenças. Rio de Janeiro: Guanabara Koogan; 1987.

• Hammond CA, Goldstein LB. Cough and aspiration of food and liquids due to oral-pharyngeal dysphagia – ACCP Evidence-Based Clinical Practice Guidelines. Chest. 2006;129(1):154-68.

• Hilliard AA, Murali NS, Keller AS. Dysphagia aortica. Ann Inter Med. 2005;142(3):230-1.

• Hinchey JA, Shepard T, Furie K, Smith D, Wang D, Tonn S. Formal dysphagia screening protocols prevent pneumonia. Stroke. 2005;36:1972-76.

• Hinds NP, Wiles CM. Assessment of swallowing and referral to speech and language therapists in acute stroke. Q J Med. 1998;91:829-35.

• Hirano M. Clinical examination of voice. New York: Springer-Verlag; 1981.

• Junqueira P. A importância da fase oral na dinâmica da deglutição. In: Costa M, Castro LP. Tópicos em deglutição e disfagia. Rio de Janeiro: Medsi; 2003. p.31-45.

• Junqueira P. Avaliação fonoaudiológica. In: Marchesan IQ. Fundamentos em fonoaudiologia – aspectos clínicos da motricidade oral. 2ª ed. Rio de Janeiro: Guanabara Koogan; 2005.

• Korbmacher H, Kahl-Nieke B. Optimizing Interdisciplinary Cooperation for patients with orofacial dysfunctions. J Orofacial Orthopedics. 2001;62:246-50.

• Kummer AW. Velopharyngeal dysfunction (VPD) and resonance disorders. In: Kummer AW. Cleft palate & craniofacial anomalies: effects on speech and resonance. San Diego: Singular; 2001. p.145-76.

• Leslie P, Carding PN, Wilson JA. Investigation and management of chronic dysphagia. BMJ. 2003;32(6):433-6.

• Levy A, Dominguez-Gasson, Brown E, Frederick C. Technology at end of life questioned. ASHA Leader, 2004.

• Lim SH, Lieu PK, Phua SY, Seshadri R, Venketasubramanian N, Lee SH, Choo PQ. Accuracy of bedside clinical methods compared with fiberoptic endoscopic examination of swallowing (FEES) in determining the risk of aspiration in acute stroke patients. Dysphagia. 2001;16:1-6.

• Logemann JA. Evaluation and treatment of swallowing disorders. Austin – Texas: Proed; 1983.

• Logemann JA. Criteria for studies of treatment for oral-pharyngeal dysphagia. Dysphagia. 1987;1:193-9.

• Logemann JA. Evaluation and treatment of swallowing disorders. 2nd ed. Texas: Proed; 1998.

• Logemann J, Sonies B. Grand rounds: dysphagia. The ASHA Leader 4-5, 2004.

• Logemann JA, Veis S, Colangelo L. A screening procedure for oropharyngeal dysphagia. Dysphagia. 1999;14(1):44-51.

• Luiz MOR. Rotinas em pacientes traqueostomizados: avaliação fonoaudiológica. In: Auler Jr JOC, Oliveira AS. Pós-operatório de cirurgia torácica e cardiovascular. Porto Alegre: Artmed; 2004.

• McKaig TN. Ausculta – cervical e torácica. In: Furquim AM. Disfagias orofaríngeas. São Paulo: Pro-fono; 2000. p.171-87.

• Marchesan IQ. O que se considera normal na deglutição. In: Jacobi JS, Levy DS, Silva LMC. Disfagia: avaliação e tratamento. Rio de Janeiro: Revinter; 2003.

• Marchesan IQ. Atuação fonoaudiológica nas funções orofaciais: desenvolvimeto, avaliação e tratamento. In: Andrade CRF, Marcondes E. Fonoaudiologia e pediatria. São Paulo: Sarvier; 2003. p.3-22.

• Marik PE, Kaplan D. Aspiration pneumonia and dysphagia in the elderly. Chest. 2003;124 (1):327-37.

• Medeiros AMC, Medeiros M. Motricidade orofacial. São Paulo: Editora Lovise; 2006.

• Motta AR, Perim JV, Perilo TVC, Casas EBL, Costa CG et al. Método objetivo para a medição de forças axiais da língua. Revista CEFAC. 2004;6(2):164-9.

• Nishiwaki K, Tsuji T, Liu M, Hase K, Tanaka N, Fujiwara T. Identification of a simple screening tool for dysphagia in patients with stroke using factor analysis of multiple dysphagia variables. J Rehabil Med. 2005;37:247-51.

• Ott DJ. Observer variation in evaluation of videofluoroscopis swallowing studies: a continuing problem. Dysphagia. 1998;13:148-50.

• Peng CL, Jost-Brinkmann PG, Yoshida N, Miethke RR, Lin CT. Differential diagnosis between infantile and mature swallowing with ultrasonography. Eur J Orthodontics. 2003;25 (5):451-6.

• Perry L, Love CP. Screening for dysphagia and aspiration in acute stroke: a systematic review. Dysphagia. 2001;16:7-1.

• Peterson-Falzone SJ, Hardin-Jones MA, Karnell MP. Communication disorders associated with cleft palate. In: Peterson-Falzone SJ, Hardin-Jones MA, Karnell MP. Cleft palate speech. Saint Louis: Mosby; 2001. p.162-98.

• Ramsey DJ, Smithard DG, Kalra L. Early assessment of dysphagia and aspiration in risk in acute stroke patients. Stroke. 2003;34:1252-7.

• Santoro PP, Tsuji DH, Lorenzi MC, Ricci F. A utilização da videoendoscopia da deglutição para a avaliação quantitativa da duração das fases oral e faríngea da deglutição na população geriátrica. Arq Otorrinolaringolol. 2003;7(3): 181-7.

• Selley WG, Hon FDS. A comment on "videofluoroscopic evaluation of aspiration with visual examination of the gag reflex and velar movement". Dysphagia. 1998;13:228-9.

• Silva RG. Disfagia orofaríngea pós-acidente vascular encefálico. In: Ferreira L, Befi-Lopes DM, Limongi SCO. Tratado de fonoaudiologia. São Paulo: Roca; 2004. p.354-69.

• Tohara H, Saitoh E, Mays KA, Kuhlemeier K, Palmer JB. Three tests for predicting aspiration without videofluorography. Dysphagia. 2003; 18:126-34.

• Vergis EN, Brennen C, Wagener M, Muder RR. Pneumonia in long-term care: a prospective case-control study of risk factors and impact on survival. Arch Intern Med. 2001;161 (19):23Wu M, Chang Y, Wang T, Lin L. Evaluating swallowing dysfunction using a 100-ml water swallowing test. Dysphagia. 2004;19: 43-7.

PROTOCOLO DE AVALIAÇÃO FONOAUDIOLÓGICA PRELIMINAR (PAP)

<table>
<tr><td colspan="2">Data: ____/____/____</td></tr>
<tr><td>Exame geral</td><td>Respiração</td></tr>
<tr><td>SV (linha de base): FC: ____ FR: ____ SpO_2: ____ PA: ____
Escala Rancho los Amigos: ____ Glasgow: ____
(S/N) Consciente (S/N) Orientado (S/N) Confuso
(S/N) Atento (S/N) Alerta (S/N) Coopera
(S/N) Iniciativa comunicativa
(S/N) Compreende ordens simples
Comunicação: ( ) oral ( ) articulação áfona ( ) escrita
( ) gestos ( ) ausente
(S/N) Desconforto físico ____________</td><td>Repouso: ( ) eupneico ( ) dispneico ( ) taquipneico ( ) bradipneico
Modo: ( ) oral ( ) nasal ( ) oronasal ( ) traqueal
Ventilação: ( ) espontânea ____ h/dia ( ) VM ____ h/dia ( ) VNI ____ h/dia
Dependência de O_2: ( ) a.a. ( ) CN ( ) másc. fac. ( ) masc. traq. ____ l/min
Sinais de fadiga respiratória: (S/N) ____________
Ausculta brônquica: ( ) broncospasmo ( ) sibilo ( ) ronco ( ) normal</td></tr>
<tr><td>Fala</td><td>Voz</td></tr>
<tr><td>Inteligibilidade de fala: ( ) adequada ( ) alterada ( ) ausente
Prosódia: ( ) normal ( ) alterada
Diadococinesia: ( ) normal ( ) alterada
Disfluências:
( ) Pausas maiores do que 2s ( ) Repetição de sílabas
( ) Falsos inícios de fala ( ) Esboços articulatórios repetitivos
( ) Trocas fonêmicas ( ) Trocas fonêmicas com distorção
( ) Outras distorções presentes em vogais e/ou consoantes</td><td>Loudness: ( ) adequado ( ) fraco ( ) forte
Pitch: ( ) adequado ( ) agudo ( ) grave
Escala GRBASI: ( ) grau geral ( ) rugosidade ( ) soprosidade
(0-1-2-3) ( ) astenia ( ) tensão ( ) instabilidade
Voz molhada: (S/N)
Hipernasalidade: (S/N)
CPFA: ( ) adequada ( ) alterada</td></tr>
</table>

Avaliação orofacial e cervical

1. Face

Aparência no repouso: ( ) simétrica ( ) assimétrica

Mobilidade: ( ) adequada

( ) paralisia
- ( ) 1/3 superior D/E
- ( ) 1/3 médio D/E
- ( ) 1/3 inferior D/E

( ) paresia
- ( ) 1/3 superior D/E
- ( ) 1/3 médio D/E
- ( ) 1/3 inferior D/E

2. Lábios

Aparência no repouso: ( ) oclusão ( ) entreabertos

( ) normal ( ) hipofuncionante ( ) hiperfuncionante

Força: ( ) adequada ( ) reduzida ( ) aumentada

Mobilidade: (S/I) adequada (S/I) incoordenação (S/I) tremor

(S/I) desvio D/E (S/I) não consegue (S/I) reduzida

Sensibilidade: (S/I) adequada (S/I) alterada

Lesão: ( ) S ( ) I ( ) não

3. Bochechas

Aparência no repouso: ( ) simétricas ( ) assimétricas

( ) normal ( ) hipofuncionante ( ) hiperfuncionante

Força: ( ) adequada ( ) reduzida ( ) aumentada

Mobilidade: ( ) adequada ( ) incoordenação ( ) tremor

( ) desvio D/E ( ) não consegue ( ) reduzida

Sensibilidade: (D/E) adequada (D/E) alterada

Lesão em mucosa jugal: ( ) D ( ) E ( ) não

4. Língua

Aparência no repouso:

( ) normal ( ) hipofuncionante ( ) hiperfuncionante

Força: ( ) adequada ( ) reduzida ( ) aumentada

Mobilidade: ( ) adequada ( ) reduzida ( ) incoordenação

( ) tremor ( ) desvio D/E ( ) não consegue ( ) fasciculações

Sensibilidade: ( ) adequada ( ) alterada

Lesão: ( ) S ( ) I ( ) não

5. Palato mole

Repouso: ( ) simétrico ( ) queda D/E

Elevação: ( ) normal ( ) alterada D/E ____________

Sensibilidade: ( ) adequada ( ) alterada

6. Mandíbula

Abertura: ( ) adequada ( ) reduzida ( ) trismo ( ) estalo ( ) desvio D/E

Distância interincisal: ________ mm

7. Dentição

Dentição: ( ) completa (S/I) incompleta (S/I) ausente

Estado de conservação: ( ) bom ( ) ruim ( ) ausente

Prótese dentária: ( ) S ( ) N ( ) total S/I ( ) parcial S/I

*Presente no momento da avaliação: ( ) S ( ) N

*Adaptação: ( ) adequada ( ) inadequada ( ) ausente

8. Região cervical

Aparência da musculatura no repouso: ( ) normal ( ) hipofuncionante
( ) hiperfuncionante ( ) desvio D/E ( ) queda D/E

Mobilidade: ( ) adequada ( ) incoordenação ( ) instabilidade/tremor
( ) reduzida ( ) não consegue

Observações: ( ) colar cervical ( ) fixação cirúrgica ( ) outros
____

9. Laringe

Elevação durante a *deglutição de saliva*:
( ) adequada ( ) reduzida ( ) ensaio ( ) ausente

10. Reflexos

Gag: ( ) normal D/E ( ) diminuído D/E
( ) anteriorizado D/E ( ) ausente D/E

Tosse: reflexa: ( ) forte ( ) seca ( ) eficaz
( ) fraca ( ) produtiva ( ) ineficaz ( ) não observada

sob comando: ( ) forte ( ) seca ( ) eficaz
( ) fraca ( ) produtiva ( ) ineficaz ( ) ausente

Deglutição: ( ) presente ( ) ausente ( ) atrasada

Patológicos: ( ) ausentes ( ) presentes ____________________

11. Saliva

( ) adequada ( ) xerostomia ( ) sialorreia
( ) escape extraoral ( ) acúmulo ____________________

6

Protocolo de Avaliação Fonoaudiológica do Risco para Disfagia (PARD)

Aline Rodrigues Padovani
Danielle Pedroni de Moraes
Laura Davison Mangilli
Claudia Regina Furquim de Andrade

OBJETIVO

O objetivo deste capítulo será apresentar o Protocolo de Avaliação do Risco Para Disfagia (PARD) visando auxiliar o fonoaudiólogo a identificar e interpretar as alterações na dinâmica da deglutição, caracterizar os sinais clínicos sugestivos de penetração laríngea ou aspiração laringotraqueal, definir pontualmente a gravidade da disfagia e estabelecer condutas a partir dos resultados da avaliação.

FUNDAMENTAÇÃO TEÓRICA

A atuação fonoaudiológica em hospitais é relativamente recente, principalmente no que diz respeito ao acompanhamento de pacientes internados, mostrando-se uma prática em expansão em vários serviços no Brasil, com aumento significativo de pesquisas nessa área.

O fonoaudiólogo ingressa na equipe atuando de forma multi e interdisciplinar, para prevenir e reduzir complicações, a partir do gerenciamento da deglutição e da comunicação, de maneira segura e eficaz. Estabelecer o diagnóstico e o prognóstico da disfagia é fundamental para guiar o gerenciamento do distúrbio e a redução da morbidade e mortalidade a ele associado, assim como propiciar uma melhora na qualidade de vida dos pacientes.

Segundo a literatura relacionada, a disfagia é um distúrbio da deglutição decorrente de causas neurológicas e/ou estruturais. Pode ser decorrente de traumatismo de cabeça e pescoço, de acidente cerebrovascular, de doença neuromuscular degenerativa, de câncer de cabeça e pescoço, de demências e encefalopatias. A disfagia mais frequentemente reflete problemas envolvendo cavidade oral, faringe, esôfago ou junção gastroesofágica. A disfagia ou dificuldade na deglutição pode resultar na entrada de alimento na via aérea levando a tosse, sufocação/asfixia, problemas pulmonares e aspiração. Também gera déficits nutricionais, desidratação com resultado em perda de peso, pneumonia e morte. Diante desse cenário, um gerenciamento adequado da disfagia é essencial, iniciando-se por diagnóstico fonoaudiológico pontual e capaz de nortear as condutas posteriores.

A avaliação clínica da deglutição é segura, não invasiva, tem baixo custo, é rápida, reproduzível e consome poucos recursos. Porém, ao contrário dos testes de rastreio, a literatura pouco tem evidenciado sobre a eficácia da avaliação fonoaudiológica completa da deglutição.

A elaboração de protocolos que norteiem a atuação fonoaudiológica vem de encontro a essas questões, visando padronizar as ações fonoaudiológicas e garantir a qualidade dos serviços oferecidos, aplicando assim o conceito de atuação baseada em evidências. A fundamentação metodológica de avaliação permite que os dados sejam coletados de maneira preestabelecida, possibilitando análise e definição de condutas.

Dentro desse contexto, é observada a necessidade de avaliações fonoaudiológicas pró-ativas, planejadas e controladas, estabelecendo-se métodos objetivos, princípios de avaliação consensuais e de aplicação por profissionais com *expertise* na área.

MÉTODO

O Protocolo Fonoaudiológico de Avaliação do Risco para Disfagia (PARD) foi elaborado com base na literatura. Com base nos protocolos já existentes, foram identificados os pontos comuns a todos, os não comuns foram excluídos e itens julgados relevantes foram incluídos. Dessa forma, elaborou-se o PARD, que é constituído por três partes: teste de deglutição da água, teste de deglutição de alimentos pastosos, classificação do grau de disfagia e condutas. O protocolo foi submetido à avaliação de juízes (três fonoaudiólogos com experiência na área) e obteve um grau de concordância acima de 75%.

TESTE DE DEGLUTIÇÃO DA ÁGUA

A primeira parte do protocolo, teste de deglutição da água, é composta por 11 itens. Deve ser marcada a presença ou ausência da atividade diante da quantidade de líquido oferecida. Os itens analisados são:

Escape oral anterior – é a ocorrência de escorrimento do alimento ou líquido pelos lábios após a captação do bolo, geralmente por insuficiência do vedamento labial. Considera-se *ausência* quando não há escorrimento de líquido pelas comissuras labiais após a oferta e *presença* quando ocorre o escorrimento do líquido pelas comissuras labiais.

Tempo de trânsito oral – definido como o tempo entre a captação completa do bolo até o início da elevação do complexo hiolaríngeo determinada pelo disparo do reflexo de deglutição. Considera-se *adequado*, para o tempo máximo de 4 segundos e *lento*, quando o tempo de trânsito oral ultrapassa 4 segundos.

Refluxo nasal – escorrimento do líquido para a cavidade nasal durante a deglutição, decorrente de insuficiência no fechamento velofaríngeo. Deve ser considerada *ausência* quando não há escape de líquido pelo nariz após a oferta e *presença* quando ocorre escape de líquido pelo nariz após a oferta.

Número de deglutições – quantidade de deglutições realizadas para o completo clareamento da via digestiva após a introdução do bolo na cavidade oral. A deglutição múltipla indica que, em vez de deglutir o bolo em uma única massa coesa, o paciente deglute apenas uma parte deste, requerendo duas ou mais deglutições para que ocorra o completo clareamento das vias de deglutição. Deglutições múltiplas espontâneas ocorrem com frequência em indivíduos com resíduo na cavidade oral e recessos faríngeos, podendo sinalizar dificuldade de propulsão oral, alteração do reflexo da deglutição e paresia da parede da faringe. Deve-se observar a presença de deglutição por meio do monitoramento da elevação laríngea e ausculta cervical, e o número de vezes que ela ocorre, considerando-se *adequada* a presença de uma única deglutição para todas as ofertas; *múltiplas*, na presença de mais de uma deglutição em até 1 minuto após a oferta; e *ausente* quando não há efetivação da deglutição, sendo necessária a interrupção do teste.

Elevação laríngea – termo utilizado para determinar a capacidade de excursão laríngea anterior e superior durante a deglutição, cuja dificuldade indica aumento do risco de aspiração. A elevação laríngea adequada facilita o fechamento vertical do vestíbulo laríngeo, auxiliando na proteção de vias aéreas e na abertura da transição faringoesofágica, podendo ser monitorada com o posicionamento dos dedos indicador e médio sobre o osso hioide e a cartilagem tireoide. Os monitoramentos visual e digital dessa região também podem contribuir com interpretações sobre o desempenho oral associado ao disparo do reflexo da deglutição, inferindo o vigor da deglutição, bem como a trajetória do bolo. Considera-se *adequada* a elevação laríngea que atinja, em média, dois dedos do examinador; *reduzida*, a elevação laríngea que atinja menos de dois dedos do examinador; e *ausente*, na ausência de deglutição, sendo necessária a interrupção do teste.

Ausculta cervical – refere-se à escuta dos sons associados à deglutição por meio da utilização do estetoscópio posicionado na região cervical. Deve ser realizada antes, durante e após a deglutição, fornecendo pistas adicionais à avaliação clínica a respeito da presença ou ausência de resíduos na faringe ou na laringe. O estetoscópio deve ser posicionado na parte lateral da junção da laringe, e a traqueia, anterior à carótida. Na deglutição não disfágica, em geral, há três sons marcantes quando o bolo passa para a faringe: dois cliques audíveis acompanhados de um sopro expiratório. A ausculta dos sons da respiração (inspiração e expiração) antes da deglutição oferece um padrão consistente de comparação após a deglutição, podendo-se verificar o surgimento de ruídos. Caso o paciente apresente sensibilidade na região faríngea, também pode referir sensação de alimento parado nessa região. Outra medida avaliável é o período de apneia da deglutição, caracterizado pela interrupção do fluxo respiratório durante a deglutição. Dessa maneira, caracteriza-se *ausculta cervical adequada* quando há ausência de ruídos na sequência de expiração ou inspiração, apneia, *clunck* de deglutição e expiração ou inspiração; *ausculta cervical alterada antes e após a deglutição*, na presença de ruídos na respiração antes da deglutição e manutenção desses ruídos de mesma frequência após a deglutição; e *ausculta cervical alterada após a deglutição*, quando ocorre presença de ruídos, não observados anteriormente, após a ausculta do *clunck* de deglutição.

Saturação de oxigênio (SpO_2) – caracteriza-se como a porcentagem de oxigênio arterial na corrente sanguínea, por meio da medição da oximetria de pulso. O uso do oxímetro de pulso para detectar a aspiração baseia-se na hipótese de que a aspiração do alimento causaria um reflexo de broncospasmo, diminuindo a perfusão ventilatória e provocando a queda na saturação de oxigênio. Considera-se *adequada* para a manutenção ou redução de até 4% da linha de base do paciente e *queda* de saturação para a maior que 4% da linha de base após a oferta.

Qualidade vocal – termo empregado para designar o conjunto de características que identificam uma voz e visa identificar a presença ou ausência de voz molhada após oferta de alimento ou líquido, através da comparação pré e pós-deglutição. A voz molhada é um termo que descreve o som borbulhante produzido na fonação de um "*e*" prolongado, indicativo de estase de secreções, líquidos ou alimentos no vestíbulo laríngeo, podendo detectar a penetração silente nas pregas vocais. Na presença de voz molhada, observa-se a percepção do indivíduo por meio da resposta de tosse ou pigarro espontâneos, indicando sensibilidade laríngea adequada. O pigarro é produzido por aproximação das pregas vocais e pode ser percebido como um "*ahem*". Pacientes que não percebem sua qualidade vocal molhada apresentam sinais de diminuição da sensibilidade laríngea e podem ter mais probabilidade de aspiração. Portanto, considera-se *adequada* a ausência de rouquidão, soprosidade e voz molhada; *rouquidão e/ou afonia* na presença dessas; e *voz molhada* na presença de um som borbulhante na voz após a oferta da consistência. É necessário dar relevância à voz molhada com clareamento laríngeo espontâneo ou qualidade vocal roucossoprosa em associação com outras alterações observadas durante a avaliação, pois essas características estão frequentemente associadas ao aumento do risco de aspiração.

Tosse – é a resposta reflexa do tronco cerebral que protege a via aérea contra a entrada de corpos estranhos, podendo também ser produzida voluntariamente. A tosse reflexa durante ou após a deglutição é um clássico sinal de aspiração por disfagia orofaríngea, sendo indicador da existência de sensibilidade na região laríngea e da habilidade de expectoração, embora sua presença não seja sinônimo de clareamento da via aérea. A tosse voluntária refere-se àquela produzida sob comando e não está relacionada à aspiração. Avalia-se para determinar a habilidade do paciente de expelir material da via aérea durante a oferta de líquido ou pastoso, caso necessário. Na presença de tosse, são consideradas três características principais: o desencadeamento (reflexo ou voluntário), a força (forte ou fraca) e o momento em que ocorre (antes, durante ou depois). Assim, considera-se *ausência* quando não ocorre tosse reflexa ou voluntária durante a avaliação; *tosse reflexa* na presença de tosse sem solicitação; *tosse voluntária* na presença de tosse sob solicitação, geralmente necessária após observação de ausculta cervical alterada ou voz molhada sem clareamento espontâneo; *tosse forte ou eficaz* na presença de tosse capaz de mobilizar estase de secreção e clarear a via aérea; *tosse fraca ou ineficaz* na presença de tosse incapaz de mobilizar estase de secreção em via aérea; *tosse antes da deglutição* na presença de tosse após a captação do bolo e antes do disparo do reflexo de deglutição; *tosse durante a deglutição* na presença de tosse imediatamente após a ocorrência do reflexo de deglutição; e *tosse após a deglutição* na presença de tosse em até 1 minuto após o disparo do reflexo de deglutição.

Engasgo – é a obstrução do fluxo aéreo, parcial ou completo, decorrente da entrada de um corpo estranho nas vias aéreas inferiores, podendo levar à cianose e à asfixia. Considera-se *ausência* quando não ocorre engasgo; *presença* com rápida recuperação na ocorrência de tosses durante a deglutição, sem episódio de cianose e com rápida recuperação da frequência respiratória de base; e *presença com difícil recuperação* na ocorrência de tosses durante a deglutição, podendo ocorrer cianose, com difícil recuperação da frequência respiratória de base.

Outros sinais

- Cianose – é definida como a coloração azulada da pele causada por pressões excessivas de hemoglobina desoxigenada nos plexos capilares e venosos. A presença de cianose constitui um dos sinais clínicos mais comuns dos diferentes graus de insuficiência respiratória. Considera-se *cianose* na presença desse sinal.
- Broncospasmo – dificuldade respiratória causada por uma constrição repentina dos músculos das paredes brônquicas. Alguns autores hipotetizam que a aspiração do alimento pode causar reflexos de broncospasmo, ocasionando, portanto, estreitamento de vias aéreas inferiores e aumento da produção do muco, que leva a insuficiência respiratória, tosse e hipóxia, percebido através de sibilos na respiração. Considera-se *broncoespasmo* na presença deste sinal, observado através da escuta de sibilos inspiratórios e/ou expiratórios após a oferta.

Alteração dos sinais vitais

- Frequência cardíaca (FC) – é a medida da quantidade de batimentos cardíacos por minuto. Permite verificar se ocorrem mudanças bruscas na frequência dos batimentos cardíacos durante a função de deglutição. Considera-se *alteração na frequência cardíaca* na ocorrência de queda ou aumento excessivo da frequência cardíaca, tendo como base a faixa de normalidade de 60 a 100 batimentos por minuto (bpm).
- Frequência respiratória (FR) – é a medida da quantidade de ciclos respiratórios (inspiração e expiração) por minuto. A incoordenação entre a deglutição e a respiração aumenta o risco de aspiração em pacientes taquipneicos ou dispneicos, pois estes podem não ser capazes de tolerar períodos maiores ou mesmo curtos de apneia durante a deglutição. Considera-se *alteração na frequência respiratória* na ocorrência de queda ou aumento excessivo da frequência respiratória, tendo como base a faixa de normalidade de 12 a 20 respirações por minuto (rpm).

TESTE DE DEGLUTIÇÃO DE ALIMENTO PASTOSO

A segunda parte do protocolo, teste de deglutição de alimento pastoso, é composta por 12 itens. Os 11 itens analisados no teste da água são reavaliados, tornando-se necessário avaliar também a ocorrência de resíduo de alimento na cavidade oral. Nessa parte do PARD também são ajustadas as quantidades de ml oferecidos, pela variação da consistência do alimento.

Resíduo em cavidade oral após deglutição – acúmulo de alimento em vestíbulo anterior, lateral, assoalho bucal e/ou superfície lingual após a deglutição. Adota-se a inspeção da cavidade oral, considerando normais resíduos de até aproximadamente 25% do bolo ofertado. Considera-se *ausência* quando não se observa presença de resíduos do alimento na cavidade oral após a deglutição e *presença* quando se observa presença de resíduos do alimento na cavidade oral após a deglutição.

Tempo de trânsito oral – para o teste de deglutição com alimento pastoso considera-se *adequado*, para o tempo máximo de 17,5 segundos e *lento*, quando o tempo de trânsito oral ultrapassa 17,5 segundos.

CLASSIFICAÇÃO DO GRAU DE DISFAGIA E CONDUTAS

A terceira parte do protocolo, classificação do grau de disfagia e condutas, é composta por 5 níveis de classificação da disfagia e 3 tipos de condutas baseados no protocolo do Serviço de Fala e Deglutição da Universidade de Iowa e na escala de gravidade da disfagia de Gramigna. A classificação é proposta conforme a gravidade do distúrbio de deglutição e direciona o fonoaudiólogo na tomada de condutas. Assim, deve-se seguir o raciocínio clínico proposto nas especificações dos itens do protocolo, de acordo com os sinais apresentados pelo paciente. Para a classificação da disfagia, é necessário que o paciente apresente pelo menos um sinal que o diferencie do nível anterior.

Nível I: Deglutição normal – normal para ambas as consistências e em todos os itens avaliados. A alimentação por via oral é recomendada.

Nível II: Deglutição funcional – de acordo com a ASHA, deglutição funcional é aquela que pode estar anormal ou alterada, mas não resulta em aspiração ou redução da eficiência da deglutição, sendo possível manter adequada nutrição e hidratação por via oral. Assim, são esperadas compensações espontâneas de dificuldades leves em pelo menos uma consistência, com ausência de sinais de risco de aspiração. A alimentação por via oral é recomendada, mas pode ser necessário despender tempo adicional para esta tarefa.

Nível III: Disfagia orofaríngea leve – distúrbio de deglutição presente com necessidade de orientações específicas dadas pelo fonoaudiólogo durante a deglutição. Necessidade de pequenas modificações na dieta; tosse e/ou pigarro espontâneos e eficazes; leves alterações orais com compensações adequadas.

Nível IV: Disfagia orofaríngea leve a moderada – existência de risco de aspiração, porém reduzido com o uso de manobras e técnicas terapêuticas. Necessidade de supervisão esporádica para a realização de precauções terapêuticas, sinais de aspiração e restrição de uma consistência, tosse reflexa fraca e voluntária forte. O tempo para a alimentação é significativamente aumentado e a suplementação nutricional é indicada.

Nível V: Disfagia orofaríngea moderada – quando há risco de aspiração significativo. Alimentação por via oral suplementada por via alternativa, sinais de aspiração para duas consistências. O paciente pode alimentar-se de algumas consistências utilizando técnicas específicas para minimizar o potencial de aspiração e/ou facilitar a deglutição, com necessidade de supervisão. Tosse reflexa fraca ou ausente.

Nível VI: Disfagia orofaríngea moderada a grave – tolerância de apenas uma consistência com máxima assistência para utilização de estratégias, sinais de aspiração com necessidade de múltiplas solicitações de clareamento, aspiração de duas ou mais consistências, ausência de tosse reflexa, tosse voluntária fraca e ineficaz. Se o estado pulmonar do paciente estiver comprometido, é necessário suspender a alimentação por via oral.

Nível VII: Disfagia orofaríngea grave – impossibilidade de alimentação por via oral. Engasgo com dificuldade de recuperação, presença de cianose ou broncospasmos; aspiração silente para duas ou mais consistências, tosse voluntária ineficaz, inabilidade de iniciar a deglutição.

As condutas devem ser dadas de acordo com a classificação da disfagia e incluem a indicação de (a) via alternativa de alimentação, como as sondas enterais e gástricas; (b) terapia fonoaudiológica, podendo ser direta (com alimento) e/ou indireta (sem alimento); e (c) alimentação por via oral assistida pelo fonoaudiólogo, de acordo com a seleção das consistências. As propostas de conduta baseadas na classificação da disfagia estão citadas a seguir.

- para os níveis I e II, a conduta será (c);
- para os níveis III, IV e V, a conduta será (a) + (b) + (c); e
- para os níveis VI e VII, a conduta será (a) + (b).

Como resultado da literatura consultada, propõe-se o Protocolo de Avaliação do Risco para Disfagia (PARD) (Anexo 1).

APLICAÇÃO DO PROTOCOLO

Antes de iniciar a aplicação do protocolo de risco, é necessário que o fonoaudiólogo esteja atento às condições clínicas do paciente. É imprescindível que ele esteja alerta, acordado e capaz de receber líquidos e alimentos pela boca. De acordo com pesquisadores, pacientes extremamente letárgicos ou que apresentam níveis inconsistentes de alerta são de alto risco para aspiração. Estudos discorrem sobre a importância de se compreender também o quadro clínico motor geral, de linguagem e de fala do indivíduo, já que essas manifestações podem interferir no programa de reabilitação, na definição das técnicas terapêuticas a serem selecionadas, bem como na independência alimentar do indivíduo. Além disso, possuem importante correlação com os diferentes graus de comprometimento da disfagia orofaríngea e podem contribuir para definir o prognóstico e facilitar a interpretação dos achados da avaliação.

Dessa forma, a aplicação do PAP (Questionário para Triagem da Disfagia) torna-se um instrumento eficiente para determinar essas condições clínicas. A aplicação do PAP, apresentada no capítulo anterior, previamente ao PARD, seguindo-se a metodologia proposta, garantirá ao fonoaudiólogo todas as informações julgadas necessárias para a oferta de alimentos com segurança.

MATERIAIS UTILIZADOS

Para a aplicação do protocolo de risco da disfagia, são necessários: estetoscópio, equipamento de oximetria de pulso, equipamentos de monitoração de sinais vitais, 15ml de água potável, 54ml de alimento pastoso fino, seringas de 5 e 10ml e uma colher de sobremesa.

TESTE DA ÁGUA

O teste da água tem sido descrito com frequência na literatura. Um dos pontos positivos do teste é o fato de que a aspiração de pequena quantidade de água é provavelmente segura, sendo relatada ausência de pneumonia em teste com animais.

O protocolo tem início com o teste da água, realizado pela oferta gradativa de 1 a 5ml de água na seringa. Solicita-se que o paciente sugue a água da seringa enquanto o avaliador empurra o êmbolo suavemente. Então, o paciente é orientado a deglutir. Dessa maneira, o indivíduo prepara a cavidade oral para o recebimento do líquido, prevenindo-se contra escape prematuro para a faringe.

TESTE DA DEGLUTIÇÃO COM ALIMENTO PASTOSO

O teste de deglutição do alimento pastoso inicia-se com o fracionamento do alimento por meio da seringa de 10ml, gradativamente, em 3, 5 e 10ml. O alimento fracionado é colocado na colher de sobremesa e o paciente é orientado a capturá-lo da colher e degluti-lo. O procedimento é repetido três vezes para cada graduação, observando-se a uniformidade do desempenho.

Segundo estudo anterior, os volumes de 5 e 10ml são mais funcionais para a identificação dos sinais sugestivos de penetração laríngea e aspiração, bem como para facilitar a interpretação e definição de conduta.

Outro estudo relata que as consistências líquida e pastosa são processadas e deglutidas de maneira diferente. Dessa forma, sugere que uma avaliação padronizada deve incorporar testes de deglutição com ambas as consistências. Esse mesmo autor encontrou 72% de sensibilidade e 62% de especificidade para o teste com alimento pastoso, sendo que, em associação com o teste da água, a sensibilidade aumentou para 90%.

A contribuição aqui apresentada busca uma forma de contemplar de maneira mais completa possível a avaliação fonoaudiológica para risco de disfagia na beira do leito, norteando a atuação fonoaudiológica e consolidando sua atuação baseada em evidências.

BIBLIOGRAFIA CONSULTADA

• American Speech-Language-Hearing Association. Roles of speech and language pathologists in swallowing and feeding disorders: technical report (2001). ASHA 2002 Desk Reference, 3, 181-199. [periódico eletrônico]. Available from URL: http://www.asha.org/NR/rdonlyres/B8DE1480-C7B4-4383-A1F6-5829E9CB-0CF5/0/v3TRRolesSLPSwallowingFeeding.pdf

• American Speech-Language-Hearing Association. Model Medical Review Guidelines for Dysphagia Services 2004 [periódico eletrônico]. Available from URL: http://www.asha.org/NR/rdonlyres/5771B0F7-D7C0-4D47-832A-86FC6 FEC2AE0/0/DynCorpDysphHCE C.pdf

• Apel K, Self T. Evidence-based practice: the marriage of research and clinical services. The Asha Leader online 2003 [periódico eletrônico]. Available from URL: http://www.asha.org/about/publications/leader-online/archives/2003/q3/030909.htm

• Andrade CRF. A fonoaudiologia baseada em evidências. Rev Einsten. 2004;2(1):59-60.

• Barros APB, Martins NMS, Carrara-de Angelis E, Fúria CLB, Lotfi CJ. Atuação fonoaudiológica em unidade de terapia intensiva. In: Fonoaudiologia em cancerologia. São Paulo: Fundação Oncocentro de São Paulo – Comitê de Fonoaudiologia em Cancerologia; 2000.

• Baterman C, Leslie P, Drinnan MJ. Adult dysphagia assessment in the UK and Ireland: are SLTs assessing the same factors? Dysphagia. 2007;22:174-86.

• Behlau M. Voz: O livro do especialista. Vol 1. Rio de Janeiro: Revinter; 2001. p.91.

• Carnaby-Mann G, Lenius K. The bebside examination in dysphagia. Phys Med Rehabil Clin North Am. 2008;19:747-68.

• Collins MJ, Bakheit MD. Does pulse oximetry detect aspiration in dysphagic stroke patients. Stroke. 1997;28:1773-5.

- Consolidate Speech & Swallowing Service – University of Iowa. Oropharyngeal Motility (OPM) Study Data Entry Form [periódico eletrônico] 1999. Available from URL: http://128.255.52.245/oto/Beta/database/contents/Part1/Part1D/P1D1.htm
- DePippo KL, Hulas MA, Reading MJ. Validation of the 3-oz water swallow test for aspiration following stroke. Arch Neurol. 1992;49: 1259-61.
- Ertekin C, Aydogdu I, Yuceyar N. Piecemeal deglutition and dysphagia limit in normal subjects and in patients with swallowing disorders. J Neurol Neurosurg Psychiatry. 1996;61(5): 491-6.
- Furia CLB. Disfagias mecânicas. In: Ferreira L, Befi-Lopes DM, Limongi SCO. Tratado de fonoaudiologia. São Paulo: Roca; 2004. p.386-404.
- Gramigna GD. How to perform video-fluoroscopic swallowing studies. GI Motility 2006 [periódico eletrônico]. Available from URL: http://www.nature.com/gimo/contents/pt1/full/gimo95.html#t6
- Goldsmith T. Evaluation and treatment of swallowing disorders following endotracheal intubation and tracheostomy. Int Anesthesiol Clin. 2000;38(3):219-42.
- Guyton AC. Fisiologia humana e mecanismos das doenças. Rio de Janeiro: Guanabara Koogan; 1987.
- Hammond CAS, Goldstein LB. Cough and aspiration of food and liquids due to oral-pharyngeal dysphagia – ACCP Evidence-Based Clinical Practice Guidelines. Chest. 2006;129(1): 154S-68S.
- Hinchey JA, Shepard T, Furie K, Smith D, Wang D, Tonn S. Formal dysphagia screening protocols prevent pneumonia. Stroke. 2005;36: 1972-6.
- Leslie P, Carding PN, Wilson JA. Investigation and management of chronic dysphagia. BMJ. 2003;32(6):433-6.
- Logemann JA. Evaluation and treatment of swallowing disorders. 2nd ed. Texas: Proed; 1998.
- Logemann JA, Veis S, Colangelo L. A screening procedure for oropharyngeal dysphagia. Dysphagia. 1999;14(1):44-51.
- Lim SH, Lieu PK, Phua SY, Seshadri R, Venketasubramanian N, Lee SH, Choo PQ. Accuracy of bedside clinical methods compared with fiberoptic endoscopic examination of swallowing (FEES) in determining the risk of aspiration in acute stroke patients. Dysphagia. 2001;16: 1-6.
- Luiz MOR. Rotinas em pacientes traqueostomizados: avaliação fonoaudiológica. In: Auler Jr JOC, Oliveira AS. Pós-operatório de cirurgia torácica e cardiovascular. Porto Alegre: Artmed; 2004.
- Marchesan IQ. O que se considera normal na deglutição. In: Jacobi JS, Levy DS, Silva LMC. Disfagia: avaliação e tratamento. Rio de Janeiro: Revinter; 2003.
- McKaig TN. Ausculta – cervical e torácica. In: Furquim AM. Disfagias orofaríngeas. São Paulo: Pro-fono; 2000. p.171-87.
- Nishiwaki K, Tsuji T, Liu M, Hase K, Tanaka N, Fujiwara T. Identification of a simple screening tool for dysphagia in patients with stroke using factor analylis of multiple dysphagia variables. J Rehabil Med. 2005;37:247-51.
- Padovani AR, Moraes DP, Mangilli LD, Andrade CRF. Protocolo fonoaudiológico de avaliação do risco para disfagia. Rev Soc Bras Fonoaudiologia. 2007;12:199-205.
- Ramsey DJ, Smithard DG, Karla L. Early assessments of dysphagia and aspiration risk in acute stroke patients. Stroke. 2003;34(5): 1252-7.
- Santoro PP, Tsuji DH, Lorenzi MC, Ricci F. A utilização da videoendoscopia da deglutição para a avaliação quantitativa da duração das fases oral e faríngea da deglutição na população geriátrica. Arq Otorrinolaringolol. 2003;7(3): 181-87.
- Silva RG. Disfagia orofaríngea pós-acidente vascular encefálico. In: Ferreira L, Befi-Lopes DM, Limongi SCO. Tratado de fonoaudiologia. São Paulo: Roca; 2004. p.354-69.
- Tohara H, Saitoh E, Mays KA, Kuhlemeier K, Palmer JB. Three tests for predicting aspiration without videofluorography. Dysphagia. 2003; 18:126-34.
- Vergis EN, Brennen C, Wagener M, Muder RR. Pneumonia in long-term care: a prospective case-control study of risk factors and impact on survival. Arch Intern Med. 2001;161 (19):2378-81.
- Wu M, Chang Y, Wang T, Lin L. Evaluating swallowing dysfunction using a 100-ml water swallowing test. Dysphagia. 2004;19:43-7.

ANEXO 1 – **Protocolo de Avaliação do Risco para Disfagia (PARD).**

Teste de Deglutição de Água				
Sinais vitais prévios à oferta: FC: _____ bpm (60 a 100bpm) FR: _____ rpm (12 a 20rpm) SPO_2: _____ % (> 95%)				
Escape oral anterior	ausência 1, 2, 3, 4, 5ml		presença 1, 2, 3, 4, 5ml	
Tempo de trânsito oral	adequado 1, 2, 3, 4, 5ml		lento 1, 2, 3, 4, 5ml	
Refluxo nasal	ausência 1, 2, 3, 4, 5ml		presença 1, 2, 3, 4, 5ml	
Número de deglutições	única 1, 2, 3, 4, 5ml		múltiplas 1, 2, 3, 4, 5ml	ausente 1, 2, 3, 4, 5 ml
Elevação laríngea	adequada 1, 2, 3, 4, 5ml		reduzida 1, 2, 3, 4, 5ml	ausente 1, 2, 3, 4, 5ml
Ausculta cervical	adequada 1, 2, 3, 4, 5ml		alterada antes e após 1, 2, 3, 4, 5ml	alterada após a deglutição 1, 2, 3, 4, 5ml
Saturação de oxigênio	linha de base _____ % 1, 2, 3, 4, 5 ml		queda _____ p/ _____ % 1, 2, 3, 4, 5ml	
Qualidade vocal	adequada 1, 2, 3, 4, 5ml	disfonia/afonia 1, 2, 3, 4, 5ml	voz molhada clareamento espontâneo 1, 2, 3, 4, 5ml	voz molhada com clareamento voluntário 1, 2, 3, 4, 5ml
Tosse	ausência 1, 2, 3, 4, 5ml	presença: voluntária 1, 2, 3, 4, 5ml reflexa 1, 2, 3, 4, 5ml	presença: forte 1, 2, 3, 4, 5ml fraca 1, 2, 3, 4, 5ml	presença: antes 1, 2, 3, 4, 5ml durante 1, 2, 3, 4, 5ml após 1, 2, 3, 4, 5ml
Engasgo	ausência 1, 2, 3, 4, 5ml		presença: rápida recuperação 1, 2, 3, 4, 5ml	presença: recuperação com dificuldade 1, 2, 3, 4, 5ml
Outros sinais	cianose 1, 2, 3, 4, 5ml		broncospasmo 1, 2, 3, 4, 5ml	alteração dos sinais vitais FC 1, 2, 3, 4, 5ml FR 1, 2, 3, 4, 5ml

Teste Deglutição de Alimento Pastoso (3, 5 e 10ml)			
Escape oral anterior	3, 5, 10 ausência 3, 5, 10 presença	**Refluxo nasal**	3, 5, 10 ausência 3, 5, 10 presença
Tempo de trânsito oral	3, 5, 10 adequado 3, 5, 10 lento	**Resíduo na cavidade oral**	3, 5, 10 ausência 3, 5, 10 presença
Deglutição	3, 5, 10 única 3, 5, 10 múltiplas 3, 5, 10 ausente	**Engasgo**	3, 5, 10 ausência Presença: 3, 5, 10 rápida recuperação 3, 5, 10 recuperação com dificuldade
Tosse	3, 5, 10 ausência Presença: 3, 5, 10 voluntária 3, 5, 10 reflexa 3, 5, 10 fraca 3, 5, 10 forte 3, 5, 10 antes 3, 5, 10 durante 3, 5, 10 após	**Qualidade vocal**	3, 5, 10 adequada 3, 5, 10 disfonia/afonia 3, 5, 10 voz molhada com clareamento espontâneo 3, 5, 10 voz molhada com clareamento voluntário
Elevação laríngea	3, 5, 10 adequada 3, 5, 10 diminuída 3, 5, 10 ausente	**Ausculta cervical**	3, 5, 10 adequada 3, 5, 10 alterada antes e após a deglutição 3, 5, 10 alterada após a deglutição
Saturação de oxigênio	3, 5, 10 linha de base ____ % 3, 5, 10 queda ____ p/ ____ %	**Outros sinais**	3, 5, 10 cianose 3, 5, 10 broncospasmo Alteração dos sinais vitais: 3, 5, 10 FC 3, 5, 10 FR

Nível	**Classificação**
I	( ) Deglutição **NORMAL**
II	( ) Deglutição **FUNCIONAL**
III	( ) Disfagia orofaríngea **LEVE**
IV	( ) Disfagia orofaríngea **LEVE A MODERADA**
V	( ) Disfagia orofaríngea **MODERADA**
VI	( ) Disfagia orofaríngea **MODERADA A GRAVE**
VII	( ) Disfagia orofaríngea **GRAVE**
Conduta:	( ) Via alternativa de alimentação ( ) Terapia fonoaudiológica ( ) Alimentação via oral assistida pelo fonoaudiólogo
FONOAUDIÓLOGO:	**CRFA**:

7

Protocolo Fonoaudiológico de Introdução e Transição da Alimentação por Via Oral (PITA)

Aline Rodrigues Padovani
Gisele Chagas de Medeiros
Claudia Regina Furquim de Andrade

OBJETIVO

O objetivo deste capítulo é apresentar o Protocolo Fonoaudiológico de Introdução e Transição da Alimentação por Via Oral (PITA). Este protocolo visa auxiliar o fonoaudiólogo no gerenciamento clínico da disfagia, durante a fase de introdução e transição da dieta por via oral, no ambiente hospitalar.

FUNDAMENTAÇÃO TEÓRICA

A avaliação clínica da deglutição é segura, não invasiva, tem baixo custo, é rápida, reproduzível e consome poucos recursos. A sensibilidade e a especificidade dos testes que a compõem são extremamente variáveis, incluindo métodos que não detectam aspiradores silentes. Porém, ao contrário dos testes de rastreio, a literatura pouco tem evidenciado sobre a eficácia da avaliação fonoaudiológica completa da deglutição.

De qualquer modo, ainda que os inúmeros métodos da avaliação clínica se encontrem atualmente em processo de aperfeiçoamento, como a ausculta cervical, a utilização da oximetria de pulso e outros métodos observacionais, esses permanecem sendo amplamente utilizados, muitas vezes como primeira escolha (e em algumas ocasiões como a única) e são necessários para o completo entendimento da fisiopatologia do distúrbio e planejamento terapêutico do paciente disfágico. A falta de consideração acerca das diferenças entre os testes de rastreio e as medidas de avaliação clínica limita os reais resultados destes estudos sob o ponto de vista do gerenciamento clínico.

Atualmente, os exames de videofluoroscopia (VDF) e videoendoscopia da deglutição (VED) são os principais métodos objetivos de avaliação da disfagia e aspiração, sendo considerados altamente eficazes. Todavia, é de conhecimento que a utilização desses na prática diária e principalmente à beira do leito algumas vezes não é indicada ou possível.

Além dos critérios de contraindicação, outras dificuldades, especialmente na unidade de terapia intensiva, estão relacionadas à locomoção do paciente internado, incluindo precauções de isolamento por doenças infectocontagiosas, necessidade de monitoração contínua, instabilidade clínica, dificuldade de posicionamento, entre outros. Ressalta-se ainda o fato de que muitos serviços não têm disponibilidade de realização dos exames instrumentais diariamente, fator que pode interferir nos processos de introdução do alimento por via oral, retirada de via alternativa de alimentação e alta hospitalar. O nível de supervisão, atenção e controle à postura e à própria deglutição do paciente durante os exames instrumentais frequentemente são indisponíveis na unidade de internação, significando que alguns pacientes considerados seguros nestes exames podem apresentar risco no cenário clínico.

Apesar das discussões acerca da acurácia dos testes de rastreio, a literatura aponta que, estatisticamente, um avaliador bem treinado é aparentemente capaz de realizar um julgamento adequado sobre a presença de aspiração. Estudos demonstraram, durante sua investigação, que existe probabilidade até 10 vezes maior de a aspiração estar presente quando o clínico estima a presença dessa durante a avaliação completa da deglutição. Assim, embora não exista utilidade na aplicação dos itens avaliados isoladamente, é possível que a implantação adequada da avaliação clínica completa providencie informações suficientes para o clínico fazer um julgamento acerca da presença de aspiração.

Devido a divergências na área de estudo da deglutição, faltam dados compreensíveis de como os resultados dos diferentes tipos de avaliação afetam o gerenciamento e o prognóstico do paciente. Sabe-se que, isoladamente, alta sensibilidade e especificidade de um teste de deglutição não são suficientes para garantir bom prognóstico. Para a prática clínica, a maneira pela qual os resultados afetam o julgamento clínico ou quais resultados serão utilizados para fazer o planejamento terapêutico são mais pertinentes.

Alguns estudos ilustram o modo pelo qual a avaliação clínica da deglutição pode influenciar o gerenciamento e prognóstico dos pacientes com risco para disfagia. Como pesquisas apontam falha da avaliação clínica em predizer o risco de aspiração em uma pequena porcentagem de pacientes com aspiração leve detectada na VDF (<10% do bolo), porém nenhum desses apresentou história de infecção pulmonar associada.

Outro estudo, que propôs seis fatores de risco para predizer aspiração à beira do leito em pacientes que sofreram acidente vascular encefálico, concluiu que apenas o grupo de pacientes que apresentou mais do que dois fatores de risco no teste foram encaminhados ao exame de VDF (68%), sendo que o restante (32%) evoluiu para dieta regular durante a internação com base nos resultados da avaliação clínica. Os autores ressaltaram que nenhum dos pacientes avaliados desenvolveu complicações médicas relacionadas com a disfagia até a alta hospitalar.

Também nesse contexto, um estudo retrospectivo sobre a atuação fonoaudiológica no gerenciamento da deglutição durante um ano em um hospital de grande porte italiano mostrou que apenas 42% dos pacientes acompanhados realizaram exame instrumental da deglutição, ressaltando que, do total de pacientes avaliados, nenhum apresentou pneumonia aspirativa após o acompanhamento fonoaudiológico.

Na literatura também há descrição de que, após a realização de um primeiro exame instrumental, utilizam-se apenas os resultados do "teste de deglutição de água" para basear suas recomendações a respeito da evolução da dieta por via oral.

Após a avaliação da deglutição, o processo decisório mais importante para quem trabalha com disfagia orofaríngea é a recomendação do momento em que o paciente pode receber a nutrição por via oral, usualmente feita por um fonoaudiólogo, baseado nos resultados de todas as avaliações do paciente. Atualmente não existem procedimentos padrões que auxiliem nesta tomada de decisão. Alguns estudos demonstraram que os fonoaudiólogos costumam apresentar grande divergência na escolha dos itens que compõem a avaliação fonoaudiológica clínica da deglutição e na decisão de recomendação da alimentação por via oral.

MÉTODO

Inserindo-se neste panorama, foi elaborado o PITA. Um protocolo desenvolvido para o gerenciamento clínico da disfagia, durante a fase de introdução e transição da dieta por via oral, no ambiente hospitalar. A proposta de aplicação do PITA está detalhada nos anexos 1 e 2.

A elaboração do PITA foi baseada essencialmente nos princípios de fundamentação metodológica do manejo clínico da disfagia, possibilitando que a coleta de informações seja feita de maneira preestabelecida, promovendo consistência e uniformidade nos relatos de indicação da possibilidade de introdução de alimentos e transição dos níveis de dieta por via oral em pacientes com risco para disfagia.

O PITA incorpora medidas comumente observadas na prática clínica dos fonoaudiólogos que atuam na área da disfagia e não pode ser considerado instrumento diagnóstico, pois em sua essência não permite prever a natureza da disfagia, já que incorpora apenas uma série de manifestações do distúrbio.

A utilização do PITA está prevista como parte da avaliação fonoaudiológica clínica completa da deglutição na beira do leito em pacientes adultos ou idosos, internados em ambiente hospitalar, clinicamente estáveis, que apresentem risco para disfagia e estejam em processo de reintrodução da dieta por via oral com diferentes consistências de alimentos. O uso desse protocolo atualmente não está previsto para pacientes com sonolência contínua, rebaixamento do nível de consciência e portadores de deformidades craniofaciais. Pacientes com disfagia esofágica e disfagia orofaríngea moderada-grave a grave tampouco são candidatos à aplicação do protocolo, reforçando a necessidade do diagnóstico preciso prévio à aplicação deste.

Assim, o PITA deve ser visto como um instrumento complementar ao raciocínio clínico, cuja utilização irá impactar no prognóstico do paciente a partir do momento que se indicam a reintrodução alimentar e a transição dos níveis de dieta por via oral e após a análise dos resultados dos diversos testes de deglutição, entre eles: *screenings*, exames instrumentais, testes clínicos e revisão da história médica. Nos casos em que a realização do exame instrumental não é possível, o PITA pode ser considerado uma ferramenta essencial no desenvolvimento da avaliação clínica metodologicamente centrada em resultados mensuráveis.

Adicionalmente, aceitando o fato de que a avaliação à beira do leito é frequentemente insuficiente para se adotar uma decisão de recomendação de alimentação por via oral, a ficha de avaliação do PITA (Anexo 2) incorpora a possibilidade de solicitação de exame objetivo nos casos em que o fonoaudiólogo julgar necessário. De fato, quando a avaliação clínica de deglutição é confiavelmente capaz de predizer a necessidade de uma avaliação instrumental da disfagia, tempo e dinheiro podem ser economizados, sem comprometer o tratamento do paciente.

De qualquer modo, ainda que o paciente tenha sido submetido a uma avaliação instrumental, é interessante que os dados provenientes da aplicação do PITA sejam considerados no processo de decisão da alimentação por via oral, visto que outros aspectos também devem ser ponderados na garantia de uma ingestão oral adequada, pois a aspiração é apenas um componente da disfagia, não sendo obrigatoriamente um sintoma desta. A modificação da dieta e a transição para consistências mais sólidas, por exemplo, requerem que o paciente tenha dentição adequada ou próteses dentárias bem ajustadas, para garantir uma fase preparatória oral adequada. Esse tipo de avaliação não requer testes caros ou complexos, sendo possível gerenciar por meio do PITA. Outros aspectos considerados nesse protocolo incorporam esses valores, como, por exemplo, a investigação da presença de odinofagia e a análise do conforto geral e respiratório durante a alimentação, fatores que podem contraindicar a ingestão de determinados alimentos, mesmo na ausência de aspiração durante o exame instrumental.

Outra vantagem do PITA é permitir a avaliação diária da alimentação em situação mais próxima da realidade, com a observação do processo de deglutição durante uma refeição completa, com os mais diversos tipos de alimentos.

Vale ressaltar que o resultado da aplicação do PITA, em sua apresentação atual, é um dos componentes da avaliação que irá contribuir na tomada de decisão sobre a recomendação da introdução da dieta por via oral, principalmente nos pacientes internados em terapia intensiva.

O PITA incorpora medidas comumente observadas na prática clínica dos fonoaudiólogos que atuam com disfagia e sua utilização baseia-se no princípio da fundamentação metodológica da avaliação clínica completa da deglutição.

Desse modo, permite a transparência na coleta de informações, de maneira preestabelecida, favorecendo a consistência e uniformidade nos relatos de indicação da possibilidade de introdução de alimentos e transição dos níveis de dieta por via oral em pacientes com risco para disfagia. Apesar de ser um instrumento de baixo custo e fácil utilização, há ressalvas quanto à sua subjetividade e adverte-se a necessidade de treinamento prévio do examinador para a aplicação correta do instrumento.

BIBLIOGRAFIA CONSULTADA

- American Speech-Language-Hearing Association (ASHA). Clinical indicators for instrumental assessment of dysphagia [guidelines]. ASHA Desk Reference. 2000;III(a-i).
- Bateman C, Leslie P, Drinnan MJ. Adult dysphagia assessment in the UK and Ireland: are SLTs assessing the same factors? Dysphagia. 2007;22:174-86.
- Baumgartner CA, Bewyer E, Bruner D. Management of communication and swallowing in intensive care: the role of the speech pathologist. AACN Adv Crit Care. 2008;19(4):433-43.
- Bours GJJW, Speyer R, Lemmens J, Limburg M, de Wit R. Bedside screening tests vs. videofluoroscopy or fiberoptic endoscopic evaluation of swallowing to detect dysphagia in patients with neurological disorders: systematic review. J Adv Nurs. 2009;65(3):477-93.
- Carnaby-Mann G, Lenius K. The bedside examination in dysphagia. Phys Med Rehabil Clin North Am. 2008;19:747-68.
- Clavé P, Arreola V, Romea M, Medina L, Palomera E, Serra-Prat M. Accuracy of the volume-viscosity swallow test for clinical screening of oropharyngeal dysphagia and aspiration. Clin Nutr. 2008;27:806-15.
- Daniels SK, Ballo LA, Mahoney M, Foundas AL. Clinical predictors of dysphagia and aspiration risk: outcome measures in acute stroke patients. Arch Phys Med Rehabil. 2000;81:1030-3.
- Edelman DA, Sheehy-Deardorff DA, White MT. Bedside assessment of swallowing is predictive of an abnormal barium swallow examination. J Burn Care Res. 2008;29(1):89-96.
- Baumgartner CA, Bewyer E, Bruner D. Management of communication and swallowing in intensive care: the role of the speech pathologist. AACN Adv Crit Care. 2008;19(4):433-43.
- Lim SH, Lieu PK, Phua SY, Seshadri R, Venketasubramanian N, Lee SH, Choo PW. Accuracy of bedside clinical methods compared with fiberoptic endoscopic examination of swallowing (FEES) in determining the risk of aspiration in acute stroke patients. Dysphagia. 2001;16(1):1-6.
- Logemann JA, Rademaker A, Pauloski BR, Antinoja J, Bacon M, Bernstein M et al. What information do clinicians use in recommending oral versus nonoral feeding in oropharyngealdysphagic patients. Dysphagia. 2008; 23(4):378-84.
- Logemann JA, Veis S, Colangelo L. A screening procedure for oropharyngeal dysphagia. Dysphagia. 1999;14:44-51.
- Langmore SE. Endoscopic evaluation of oral and pharyngeal phases of swallowing. GI Motility online, 2006 [periodic online]. Available from: http://www.nature.com/gimo/contents/pt1/full/gimo28.html#B35
- Mari F, Matei M, Ceravolo MG, Pisani A, Montesi A, Provinciali L. Predictive value of

clinical indices in detecting aspiration in patients with neurological disorders. J Neurol Neurosurg Psychiatry. 1997;63:456-60.

• Martin-Harris B, Brodsky MB, Michel Y, Castell DO, Schleicher M, Sandidge J, Maxwell R, Blair J. MBS measurement tool for swallow impairment-MBSImp: establishing a standart. Dysphagia. 2008;23:392-405.

• Martino R, Pron G, Diamant N. Screening for oropharyngeal dysphagia in stroke: insufficient evidence for guidelines. Dysphagia. 2000;15:19-30.

• Mathers-Schmidt B, Kurlinski M. Dysphagia evaluation practices: inconsistencies in clinical assessment and instrumental examination decision-making. Dysphagia. 2003;18:114-25.

• McCullough GH, Rosenbek JC, Wertz RT, McCoy S, Mann G, McCullough K. Utility of clinical swallowing examination measures for detecting aspiration post-stroke. J Speech Lang Hear Res. 2005;48:1280-93.

• McCullough GH, Wertz RT, Rosenbek JC. Sensitivity and specificity of clinical/bedside examination signs for detecting aspiration in adults subsequent to stroke. J Commun Disord. 2001;34:55-72.

• Padovani AR, Andrade CRF. Protocolo fonoaudiológico de introdução e transição da alimentação por via oral para pacientes com risco para disfagia (PITA). [Dissertação]. São Paulo: Faculdade de Medicina, Universidade de São Paulo; 2010.

• Pettigrew CM, O'Toole C. Dysphagia evaluation practices of speech and language therapists in Ireland: clinical assessment and instrumental examination decision-making. Dysphagia. 2007; 22:235-44.

• Ramsey DJ, Smithard DG, Kalra L. Early assessments of dysphagia and aspiration risk in acute stroke patients. Stroke. 2003;34(5):1252-7.

• Schindler A, Vincon E, Grosso E, Miletto AM, Rosa RD, Schindler O. Rehabilitative management of oropharyngeal dysphagia in acute care settings: data from a large italian teaching hospital. Dysphagia. 2008;23:230-6.

• Suiter DM, Leder SB. Clinical utility of the 3-ounce water swallow test. Dysphagia. 2008; 23:244-50.

• Swigert N. Hot topics in dysphagia.The Asha Leader. 2009;14(7):10-3.

ANEXO 1 – **Protocolo Fonoaudiológico de Introdução e Transição da Alimentação (PITA) por via oral para pacientes com risco para disfagia orofaríngea.**

Nome: **Idade:** **Data:** _____ / _____ / _____

Via de alimentação: ( ) SNE/SNG ( ) SOE/SOG ( ) parenteral ( ) gastro/jejuno ( ) via oral

Modo de oferta: ( ) meia colher ( ) colher rasa ( ) colher cheia ( ) pedaços secos
( ) canudo ( ) goles livres ( ) goles controlados ( ) pedaços umedecidos

Dependência: ( ) assistida ( ) supervisionada ( ) pelo fono ( ) pelo cuidador ou equipe
( ) independente

Sinais clínicos a serem observados	**Níveis de dieta via oral**				**Líquido**		
	1	**2**	**3**	**4**	**F**	**PF**	**PG**
1. Redução do nível de alerta, não colaborativo e/ou desatento							
2. Impossibilidade de seguir comandos e ordens							
3. Alteração do controle postural							
4. Alteração na preensão e retenção do alimento							
5. Alteração na fase preparatória-oral							
6. Tempo de trânsito oral lentificado							
7. Resíduos na cavidade oral							
8. Perda de alimento pelo nariz							
9. Odinofagia							
10. Alteração da elevação e anteriorização hiolaríngea							
11. Deglutições múltiplas							
12. Voz molhada							
13. Tosse antes, durante ou após deglutição							
14. Tosse fraca e ineficaz							
15. Pigarro							
16. Engasgo							
17. Alteração da ausculta cervical após a deglutição							
18. Necessidade de limpeza laríngea sob comando							
19. Queda na saturação de oxigênio							
20. Desconforto respiratório							
21. Sinais de desconforto geral ou instabilidade clínica							
Soma dos sinais clínicos presentes (+)							

Orientação para preenchimento: PRESENÇA: (+); AUSÊNCIA: (–); NÃO TESTADO: (NT)

RESULTADOS

1. Terapia fonoaudiológica
( ) Dieta VO suspensa: ( ) Nível 1 ( ) Nível 2 ( ) Nível 3 ( ) Nível 4 ( ) Líquido VO suspenso: ( ) LF ( ) LPF ( ) LPG
2. Possibilidade de oferta de dieta via oral
( ) Dieta VO ( ) Assistida ou ( ) Supervisionada: ( ) Nível 1 ( ) Nível 2 ( ) apenas pelo fonoaudiólogo ( ) equipe de enfermagem ( ) Nível 3 ( ) Nível 4 ( ) cuidador ou familiar ( ) Dieta VO independente ( ) LF ( ) LPF ( ) LPG ( ) Técnica terapêutica necessária: ______
3. Solicitação de exame instrumental da deglutição
( ) Videofluoroscopia ( ) Videoendoscopia ( ) Outros ______
Observações:

ANEXO 2– **Guia Instrucional.**

I – Itens gerais da avaliação

Vias de alimentação

Sonda nasoenteral/sonda nasogástrica (SNE/SNG) – ambas têm acesso por via nasal. O pertuito da sonda gástrica alcança o estômago e a sonda enteral situa-se na região pós-pilórica.

Sonda oroenteral/sonda orogástrica (SOE/SOG) – ambas têm acesso por via oral. O pertuito da sonda gástrica alcança o estômago e a sonda enteral situa-se na região pós-pilórica.

Parenteral – via alternativa de alimentação com administração intravenosa.

Gastrostomia/jejunostomia (gastro/jejuno) – sondagem realizada por acesso cirúrgico ou endoscópico, localizada na região gástrica (gastrostomia) ou enteral (jejunostomia).

Via oral – ingestão de alimentos realizada pela via natural de alimentação.

Dependência

Alimentação apenas assistida pelo fonoaudiólogo – a oferta de alimentos é realizada apenas pelo fonoaudiólogo, quando há necessidade de orientação frequente de técnicas terapêuticas.

Alimentação assistida pelo cuidador ou equipe de enfermagem – a oferta de alimentos é realizada pelo cuidador ou equipe de enfermagem, devido a alguma incapacidade do paciente em alimentar-se sozinho (por exemplo, no caso de paresia ou paralisia de membros superiores, redução do nível cognitivo etc.). A alimentação assistida pelo cuidador ou equipe de enfermagem pode estar ou não associada à supervisão de técnicas terapêuticas. Nesse caso, ambos devem ser previamente treinados.

Alimentação supervisionada – o próprio paciente controla a ingestão de alimentos, com necessidade de supervisão de técnicas terapêuticas realizadas pelo fonoaudiólogo ou cuidador e/ou equipe de enfermagem, previamente treinados.

Alimentação independente – o próprio paciente controla a refeição, sem necessidade de supervisão. Pode ser ou não necessária a realização de técnicas terapêuticas, que devem ter sido aprendidas ou automatizadas.

Modo de oferta

Meia colher da de sopa – equivalente a 3ml.

Colher da de sopa rasa – equivalente a 5ml.

Colher da de sopa cheia – equivalente a 10ml.

Goles controlados – o fonoaudiólogo controla a deglutição de líquidos tanto com a oferta assistida quanto com a orientação ao paciente em relação à quantidade e à velocidade.

Canudo – a oferta de líquidos é realizada com canudo. Nesse caso, também se pode especificar como serão os goles.

Goles livres – o próprio paciente controla a deglutição de líquidos, quanto à quantidade e velocidade.

Pedaços secos – especificam a oferta de alimentos que não utilizam utensílio para a preensão, como pães e biscoitos, que são oferecidos sem modificação em sua consistência inicial.

Pedaços umedecidos – especificam a oferta de alimentos que não utilizam utensílio para a preensão, como pães e biscoitos, que são oferecidos com modificação em sua consistência inicial, como, por exemplo, o pão molhado no leite.

II – Dietas testadas

Níveis de dieta por via oral

Nível 1 – alimentos pastosos homogêneos (sem pedaços), muito coesivos, que requerem pouca habilidade de mastigação. Entre eles: purês de frutas, geleias, purês de legumes, cremes ou sopas cremosas peneiradas etc.

Nível 2 – alimentos pastosos heterogêneos (pastoso com pedaços), coesivos, misturados, que requerem pouca habilidade de mastigação. Entre eles: sopas cremosas com pequenos pedaços de legumes bem cozidos ou macarrão, carnes moídas ou desfiadas misturadas a purês, frutas amassadas, vitamina de frutas sem peneiramento etc. Esse nível exclui pães, bolachas e outros alimentos sólidos que não estejam misturados a cremes ou purês.

Nível 3 – alimentos semissólidos, macios, que requerem maior habilidade de mastigação, como frutas picadas, massas, carnes desfiadas, legumes bem cozidos, arroz papa, pão de forma, pão de leite etc. Exclui grãos soltos, pães duros, verduras e outros alimentos de difícil mastigação ou que tendem a dispersar-se na cavidade oral.

Nível 4 – dieta regular, inclui todos os alimentos, inclusive de qualquer textura sólida. Entre eles: vegetais crus, carnes, saladas, pães, grãos etc.

Líquidos

Líquido fino (F) – líquidos de consistência similar à água em seu estado natural. Estão incluídos sucos, chás, leite, café etc.

Líquido pastoso fino (PF) – líquidos pouco engrossados. Estão incluídos nesta categoria os iogurtes líquidos, alguns sucos de frutas (por exemplo, suco de manga) e qualquer outro líquido pouco engrossado (com espessante ou outros tipos de amido).

Líquido pastoso grosso (PG) – líquidos engrossados, com consistência similar ao nível 1 de dieta por via oral. Estão incluídos nessa categoria os iogurtes em polpa sem pedaços, vitaminas de frutas grossas peneiradas (por exemplo, vitamina de mamão com banana) e outros líquidos engrossados (com espessante ou outros tipos de amido).

Nota: Caso algum alimento específico seja contraindicado, ressaltar no campo "observações" (exemplos: leite, grãos, pipoca etc.).

III – Sinais clínicos a serem observados

Redução do nível de alerta, não colaborativo e/ou desatento – observação de um ou mais dos seguintes achados: necessidade de estimulação (tátil ou verbal) para manter-se alerta, paciente adormece durante a avaliação, fechamento ocular ou flutuação de sonolência, paciente permanece constante ou parcialmente agitado, recusa-se a completar as tarefas ou aceitar o alimento oferecido, necessita de pistas para fazer ou completar tarefas, não mantém contato de olho com o examinador e/ou fala incessantemente sem focalizar a atenção para a alimentação.

Impossibilidade de seguir comandos e ordens – pontua-se quando o paciente não é capaz de entender e seguir comandos e ordens, tem dificuldade em seguir orientações, requer múltiplas repetições das orientações e/ou pistas visuais ou táteis e/ou entende menos que 90% das orientações dadas. Essas habilidades são indispensáveis caso seja necessária a realização de técnicas terapêuticas. A eficácia das técnicas terapêuticas utilizadas poderá ser descrita no campo *"observações"*.

Alteração do controle postural – impossibilidade de manter centralizados o tronco e/ou a cabeça (por exemplo, devido a paresias, paralisias, fraturas, hemianopsia ou heminegligência), presença de colar cervical e/ou incapacidade ou necessidade de assistência para mover-se e/ou sentar. As especificidades relacionadas devem ser anotadas no campo "*observações*".

Alteração na preensão e retenção do alimento – inabilidade de sorver líquido de um copo, capturar o alimento de um garfo ou colher e retirar um pedaço de alimento por meio de mordida; inabilidade de manter o alimento ou líquido na cavidade oral sem que esse escorra por entre as comissuras labiais, estando diretamente relacionado ao vedamento labial durante a deglutição.

Alteração da fase preparatória-oral – incapacidade do paciente em formar, conter e/ou preparar o bolo alimentar para propulsão. Edentulismo, redução do tônus muscular oral, parestesia oral e xerostomia podem ou não estar associados à dificuldade na formação de um bolo alimentar coeso, sendo necessário atentar-se à ocorrência dessas alterações. Pontua-se esse sinal na observação de dispersão do alimento na cavidade oral durante a mastigação, dificuldade em formar um bolo alimentar coeso, dificuldade em iniciar o movimento de propulsão do bolo associados ou não à presença de resíduos alimentares nos sulcos anteriores e laterais de cavidade oral e/ou à lentificação ou redução do tempo de trânsito oral.

Tempo de trânsito oral lentificado – lentificação do tempo entre a captação completa do bolo até o início da elevação do complexo hiolaríngeo, determinada pelo disparo do reflexo de deglutição. O tempo de trânsito oral lentificado está geralmente associado à fase preparatória-oral e/ou oral inadequada e ao atraso no disparo do reflexo de deglutição. Considera-se lentificado quando o tempo de trânsito oral ultrapassa 4 segundos para líquidos e 20 segundos para outras consistências de alimentos. Deve-se observar o tempo entre a captação do bolo alimentar e o início da atividade hiolaríngea, a qual deverá ser detectada por meio da técnica dos quatro dedos e/ou ausculta cervical.

Resíduos na cavidade oral – acúmulo de alimento em vestíbulo anterior, lateral, assoalho bucal e/ou superfície lingual após a deglutição. A presença de resíduos na cavidade oral é frequentemente decorrente de uma fase preparatória-oral e/ou oral ineficientes e/ou da redução da sensibilidade intraoral. Deve-se observar a cavidade oral, considerando normais resíduos de até aproximadamente 25% do bolo oferecido.

Perda de alimento pelo nariz – escorrimento do líquido ou alimento para a cavidade nasal durante a deglutição. Deve-se observar se há escape de fluidos ou alimentos pelas narinas durante e após a oferta da consistência.

Odinofagia – dor durante a deglutição. Deve-se observar se o indivíduo refere ou aparenta dor durante a deglutição, seja em cavidade oral, faringe, laringe ou esôfago.

Voz molhada: som borbulhante percebido na qualidade vocal durante a fonação após a deglutição de qualquer material. Deve-se solicitar a produção de um "a" prolongado antes e após a deglutição, para julgamento perceptual da qualidade vocal. Na presença de voz molhada, avalia-se também a percepção do indivíduo por meio da resposta de tosse ou pigarro espontâneos.

Alteração da elevação e anteriorização hiolaríngea – presença de alterações como deslocamento lateral da laringe, ausência ou mínima elevação, deslocamento anterior acentuado com mínima elevação, elevações incompletas e repetidas e/ou elevações incompletas seguidas de movimento de abaixamento, além da posição de repouso. Deve-se observar a excursão hiolaríngea por meio da técnica dos quatro dedos. A média esperada para a elevação laríngea é de 2,14cm.

Deglutições múltiplas – presença de mais de uma deglutição para o mesmo bolo alimentar. Deve-se observar a existência de deglutições sequenciais realizadas em até 20 segundos após a primeira deglutição, por meio da técnica dos quatro dedos e/ou da ausculta cervical. Consideram-se adequadas: uma deglutição para líquidos, duas deglutições para alimentos pastosos e até quatro deglutições para alimentos sólidos.

Tosse antes, durante ou após a deglutição – a tosse involuntária pode ser uma resposta reflexa a qualquer agente irritante na região laríngea, como os líquidos e os alimentos oferecidos. Deve-se observar a presença de tosse involuntária ou espontânea, antes, durante ou após a deglutição. No campo "observações", anotar a frequência da tosse em relação ao número de ofertas.

Tosse fraca e ineficaz – aquela incapaz de mobilizar estase, penetração ou aspiração de materiais que estejam na região laringofaríngea (como alimentos, líquidos e secreções). Deve-se observar, na presença de tosse, a habilidade do paciente em expelir materiais da via aérea. Respostas fracas, verbalizadas ou ausência de resposta à solicitação de tosse voluntária devem ser anotadas. Após a tosse, a ausculta cervical livre de ruídos, a tosse seca e a qualidade vocal sem característica molhada podem ser sinais indicativos de que a tosse foi eficaz. A força da tosse voluntária pode ser avaliada objetivamente, antes da alimentação, por meio da medida de pressão expiratória máxima, e deve apresentar-se superior a $40cmH_2O$.

Pigarro espontâneo – pode ser percebido como um "*ahem*", antes durante ou após a deglutição. No campo "observações", anotar a frequência da realização do pigarro em relação ao número de ofertas.

Engasgo – bloqueio da passagem aérea decorrente da entrada de materiais indesejados na via aérea inferior, como líquidos e alimentos. Em casos leves, está associado à tosse antes, durante ou após a deglutição e à alteração da frequência respiratória. Em casos mais graves, podem-se observar cianose e asfixia. Deve-se anotar a frequência de engasgos em relação ao número de ofertas no campo "observações".

Alteração da ausculta cervical – a ausculta cervical deve ser realizada antes, durante e após a deglutição, oferecendo um padrão consistente de comparação antes e após a oferta de alimentos, essencialmente, em relação aos sons da respiração e à qualidade da ausculta cervical.

Necessidade de limpeza laríngea sob comando – este item é pontuado na ausência de resposta reflexa de engasgo, tosse ou pigarro em pacientes que apresentaram sinais indicativos da presença de resíduos na região faringolaríngea após a deglutição (ausculta cervical alterada e/ou voz molhada). Deve-se observar a necessidade de solicitar manobras de limpeza laríngea para a eliminação desses achados, sinal indicativo de redução da sensibilidade na região.

Queda na saturação de oxigênio – ocorrência de queda de saturação de oxigênio após a oferta de alimentos e/ou líquidos. Deve-se observar a linha de base de saturação de oxigênio do paciente antes da oferta, sendo pontuada apenas se houver redução maior que 4% desta.

Desconforto respiratório – pontuar se durante ou após a oferta de alimentos o paciente apresenta aumento ou redução significativa da frequência respiratória basal (normalidade: 12 a 20 respirações por minuto), presença de sinais de desconforto respiratório (dispneia, batimento de asa do nariz, tiragem de fúrcula e/ou uso de musculatura acessória) e/ou surgimento de roncos ou sibilos na ausculta brônquica (incluindo broncospasmos).

Sinais de desconforto geral ou instabilidade clínica – pontuar na observação de modificação de quaisquer outros sinais relacionados ao estado clínico, durante e após a oferta de alimentos. Podem-se incluir neste item sinais como sudorese, alteração na coloração facial e/ou alteração da frequência cardíaca.

***Nota**: Para a marcação na ficha de avaliação, o avaliador deverá anotar os símbolos "(+)" na presença e "(–)" na ausência dos achados clínicos descritos. Caso o fonoaudiólogo realize alguma intervenção terapêutica que elimine algum dos achados durante a aplicação do protocolo, esta deverá ser descrita na ficha de avaliação (como, por exemplo, a adaptação de uma postura de cabeça eliminando os engasgos durante a deglutição de líquidos), e o símbolo "(+/–)" sinalizará a eliminação do sinal. Com a eliminação do achado, este não deverá ser somado ao resultado final e a descrição da técnica será feita no campo "observações".*

8

Programa Fonoaudiológico de Reabilitação da Deglutição em Ambulatório

Danielle Pedroni de Moraes
Irina Claudia Fernandes Alves

OBJETIVO

A reabilitação fonoaudiológica dos distúrbios da deglutição pode ocorrer em diferentes momentos do tratamento clínico do paciente, a fim de permitir alimentação por via oral de maneira segura. O objetivo deste capítulo será apresentar o Programa Fonoaudiológico de Reabilitação da Deglutição em unidade ambulatorial (PFRD-A). Na fase de tratamento ambulatorial, serão abordados técnicas, procedimentos, documentos e orientações possíveis dentro de um programa terapêutico.

FUNDAMENTAÇÃO TEÓRICA

Sabe-se que não há clínica eficaz sem personalização e contextualização dos projetos ou programas terapêuticos. Na literatura muitas técnicas são discutidas e clinicamente utilizadas no processo de reabilitação da função, mas pouco ou nenhuma literatura apresenta a descrição das etapas de um processo terapêutico.

Um programa terapêutico implica prática baseada em evidências, requerendo a aplicação e as reavaliações periódicas – controle dos resultados. A prática baseada em evidência é centrada no paciente e a tarefa do profissional da saúde é interpretar as melhores evidências de pesquisas sistemáticas em relação ao indivíduo, incluindo ainda preferências, ambiente, cultura e valores relacionados ao bem-estar. Acima de tudo, a prática baseada em evidência tem por objetivo promover o melhor atendimento clínico ao paciente. Corresponde a um processo contínuo, uma integração dinâmica entre o conhecimento da evolução clínica e as evidências externas, na prática diária.

No momento de atenção ambulatorial à saúde, o paciente encontra-se fora da fase crítica de cuidados à saúde, não requerendo a ordinária assistência multiprofissional e monitoramento clínico de aparelhos.

MÉTODO

A fim de promover um tratamento hospitalar pautado no conceito da *prática fonoaudiológica baseada em evidência* que permitisse maior objetividade, controle de resultados, compartilhamento da responsabilidade do tratamento com o paciente, foi desenvolvido um PFRD-A fechado e com metas pré-definidas (Anexo 1). Este programa terapêutico permite a diferenciação de procedimentos conforme a gravidade do distúrbio da deglutição, com delimitação de número de sessões fonoaudiológicas e direcionamento quanto às técnicas a serem utilizadas em cada nível de gravidade da disfagia. O PRFD-A é subdividido conforme a gravidade do caso (PFRD-A I, II, III e IV).

O programa terapêutico proposto visa à reabilitação da deglutição orofaríngea, bem como de alteração esofágica. O PFRD-A não é indicado para pacientes com doenças neurológicas e de cirurgia de ressecção de tumores de cabeça e pescoço, já que esses possuem perfil diferenciado quanto à avaliação e ao tratamento fonoaudiológico. Uma vez inserido no PFRD, todos os pacientes recebem direcionamento comum de avaliação e seguem os PFRD específicos.

O PFRD-A compõe a abordagem tradicional de reabilitação, com a utilização de técnicas e procedimentos apresentados na literatura, para a reorganização neuromuscular e a neuroplasticidade: exercícios para motricidade orofacial, exercícios vocais, estimulação sensorial e utilização de manobras compensatórias. A partir da avaliação, duas abordagens convencionais são utilizadas: a terapia indireta e a terapia direta.

O programa prevê ainda o maior envolvimento e participação do familiar/cuidador e do paciente, como corresponsáveis do processo. A seguir, serão apresentadas todas as etapas dos programas, desde a avaliação até o processo de alta.

AVALIAÇÃO

Há dois tipos de pacientes que podem chegar ao ambulatório para a reabilitação da deglutição: os que já estavam em acompanhamento fonoaudiológico durante o período da internação – encaminhados internamente pela equipe da fonoaudiologia (caso 1) – e aqueles encaminhados por ambulatórios médicos gerais ou por outros profissionais da saúde, com suspeita de disfagia (caso 2).

No *caso 1,* toda a documentação quanto ao processo de reabilitação em internação, referida nos capítulos anteriores, deve ser recuperada para que seja dada a continuidade no tratamento. Com base nessas informações e na condição clínica após a alta hospitalar, nova avaliação do momento da alimentação deve ser realizada, ou seja, deve-se aplicar o Protocolo de Introdução e Transição

Alimentar (PITA) nas consistências que estão sendo ingeridas no momento. Caso o paciente esteja com via alternativa de alimentação e sem a liberação da alimentação por via oral, nova avaliação do risco para a disfagia deve ser provida (Protocolo Fonoaudiológico de Avaliação do Risco de Disfagia – PARD).

No *caso 2*, casos novos, o fonoaudiólogo será responsável por iniciar com a aplicação do protocolo de triagem de disfagia e anamnese fonoaudiológica.

O Protocolo de Triagem de Disfagia (Anexo 2) compreende 15 questões, tendo em cada uma delas três opções de respostas que categorizam os sintomas em leves (pouco frequentes), moderados (muito frequentes) e ausência de sintomas.

A Anamnese Fonoaudiológica (Anexo 3) é composta por duas partes. A primeira é referente aos dados de identificação do paciente, queixas e história clínica. A segunda parte contém questões específicas quanto à alimentação e aos sintomas sugestivos de alterações na deglutição. A anamnese fonoaudiológica permite maior entendimento das queixas e dificuldades na alimentação, do diagnóstico de base e possível relação com o quadro disfágico e história clínica.

A Avaliação do Padrão de Deglutição é dividida em pacientes sem traqueostomia (Anexo 4) e com traqueostomia (Anexo 5).

Para a avaliação inicial, são utilizados protocolos validados na literatura. Na Avaliação da Motricidade Orofacial e Circuito Reflexos, é utilizado o teste de triagem para disfagia, proposto por Nishiwaki (Anexo 6). Esse teste compreende a avaliação de simetria e força de lábios e língua, observação da simetria e elevação do palato mole e pesquisa do reflexo de *gag* e teste de articulação.

A seguir, a avaliação vocal é realizada de acordo com a escala GRBASI, que avalia subjetivamente a qualidade vocal em rugosa, soprosa, astênica, tensa e instável. A gravidade é obtida pela medida em escala numérica, em que 0 corresponde à ausência de alteração, e 3, ao grau de comprometimento máximo para cada item. Ao final, obtém-se uma pontuação final geral caracterizando a gravidade da disfonia.

É importante lembrar que para realizar a avaliação vocal dos pacientes traqueostomizados o *cuff* deve ser desinsuflado – nos casos de uso de cânula plástica – e a traqueostomia deve ser ocluída, permitindo o retorno do fluxo de ar para as vias aéreas superiores. Quanto à avaliação da deglutição, nesses casos, realiza-se o teste do corante azul anteriormente à avaliação com o uso de diferentes consistências, a fim de verificar a possível aspiração de saliva. Na presença de secreção traqueal corada, o paciente é direcionado ao Programa Terapêutico 3.

Nos pacientes que apresentam via alternativa de alimentação exclusiva, será aplicado o Protocolo Fonoaudiológico de Avaliação do Risco da Disfagia (PARD). O protocolo propõe a oferta de duas consistências, líquido fino e pastoso homogêneo, em volumes fracionados. Inicialmente, é realizada a oferta de líquido de maneira crescente, de 1 a 5ml, em seringa. Para o pastoso homogêneo, são realizadas três ofertas de cada volume, sendo 3, 5 e 10ml, em colher. A partir do desempenho observado, são realizadas a definição do diagnóstico da disfagia e a conduta fonoaudiológica.

Para os pacientes que apresentam diagnóstico de deglutição normal, a disfagia leve a moderada, é aplicado em sequência o PITA. Ele compreende quatro níveis de oferta de alimentos e três de líquido. A partir dos achados no protocolo, será observado se há presença desse distúrbio e sua gravidade. Com base no processo de avaliação, o paciente será direcionado ao programa terapêutico específico: PFRD-A I, II, III ou IV (Quadro 8.1).

Os pacientes que já se alimentam por via oral deverão ser avaliados com o protocolo PITA no nível da dieta atual do paciente, tanto para alimentos quanto para líquidos.

Os casos em que a dinâmica da deglutição não está esclarecida ou ainda em que há suspeita de aspiração silente devem ser encaminhados para exame obje-

Quadro 8.1 – **Comparação entre vantagens e desvantagens das avaliações objetivas.**

Avaliação objetiva da deglutição	Videoendoscopia da deglutição	Videodeglutoesofagograma
Vantagens	Avaliação anatômica das estruturas de fossas nasais, rinofaringe, esfíncter velofaríngeo, orofaringe, hipofaringe e laringe	Análise dinâmica, precisa e imediata de todas as fases da deglutição, incluindo a esofágica
	Teste de sensibilidade e mobilidades faríngea e laríngea	Procedimento não invasivo
	Possibilidade de realização no leito, em domicílio ou ambulatório	Uso de programa computadorizado para mensuração dos dados
	Sem exposição à radiação e uso de contraste	Avaliar a eficácia de manobras posturais e compensatórias
	Avaliar a eficácia de manobras posturais e compensatórias	
Desvantagens	Procedimento invasivo	Não adequado para avaliação de anormalidades estruturais
	Observação apenas da fase faríngea da deglutição	Não avaliar deglutições de saliva
	Não avalia a transição faringoesofágica	Avaliação limitada da função sensorial
	Presença da fase de obliteração (*whiteout*) – não há possibilidade de avaliação do momento da deglutição devido à apneia da respiração (avaliação antes e após a deglutição)	Uso de contraste – não indicado a pacientes com sabida aspiração franca de saliva/alimento, comprometimento respiratório grave, reflexo de tosse comprometido, ausência de reflexo faríngeo, nível de consciência rebaixado e instabilidade clínica
	Maior dificuldade de afirmar com precisão se ocorreu a aspiração em alguns casos	Expõe à radiação

tivo da deglutição. Complementando a avaliação clínica, o exame objetivo permite a observação e a análise funcional da deglutição, a eficiência no uso de manobras e posturas para a deglutição segura e favorece, então, a definição de condutas adequadas ao tratamento terapêutico. As avaliações objetivas mais utilizadas são a videoendoscopia da deglutição ou videofluroscopia (ou videodeglutoesofagograma). O quadro 8.1 compreende o objetivo e vantagens de cada exame.

A partir da completa avaliação, segue-se aos programas terapêuticos. Foram desenvolvidos três programas fonoaudiológicos para a reabilitação da disfagia orofaríngea, divididos de acordo com sua gravidade, e um programa terapêutico para disfagia esofágica (Quadro 8.2).

Quadro 8.2 – **Descrição dos programas terapêuticos fonoaudiológicos ambulatoriais para a reabilitação da disfagia.**

Programa terapêutico I	Deglutição normal e funcional
Programa terapêutico II	Disfagia orofarígea leve e disfagia orofaríngea leve a moderada
Programa terapêutico III	Disfagia orofaríngea moderada à grave
Programa terapêutico IV	Disfagia esofágica

Durante o PFRD-A, outro instrumento deverá ser utilizado como apoio ao processo terapêutico – o folheto explicativo denominado "Orientações ao Paciente Disfágico" (Anexo 7). O paciente será orientado e esclarecido pelo fonoaudiólogo quanto às questões relacionadas à deglutição e riscos que as alterações nessa função trazem à saúde, com apoio no folheto. A adoção desse instrumento tem por base que a maior compreensão do quadro de disfagia, dos riscos e importância do tratamento promoverá maior adesão ao tratamento. Este é mais um recurso que o fonoaudiólogo deve dispor, a fim de tornar o tratamento corresponsável.

No ingresso do paciente ao PFRD-A, inicia-se o preenchimento da Ficha de Acompanhamento (Anexo 8), a fim de permitir a visualização dos dados mais importantes quanto ao quadro clínico de base, dos fatores envolvidos e que podem influenciar o quadro de disfagia (por exemplo, dados quanto ao uso da traqueostomia, quanto à intubação orotraqueal etc.), a evolução clínica e o número de sessões e procedimentos fonoaudiológicos utilizados. Esta deve ser preenchida em todos os atendimentos e torna-se, ainda, um documento de informação para alimentação do banco de dados do programa. Todo o processo de reabilitação deve ficar documentado por meio dos protocolos citados e fichas de acompanhamento, complementando, assim, as informações que devem ser preenchidas no prontuário médico.

TÉCNICAS E PROCEDIMENTOS FONOAUDIOLÓGICOS

Conforme já citado, duas abordagens são convencionalmente utilizadas: a terapia indireta e terapia direta.

Para os pacientes que apresentam risco iminente de comprometimento pulmonar devido à aspiração de alimentos, inicialmente se utilizam as técnicas da *terapia indireta*, que compreendem a execução de exercícios que promovam a adequação de força e mobilidade muscular das estruturas orofaciais, visando à reorganização muscular e à estimulação sensorial para a promoção da deglutição de saliva e reorganização neural.

Os exercícios para adequação das estruturas orofaciais devem apresentar número de séries e repetições suficientes para que a função muscular seja restabelecida. São escassos os estudos sobre disfagia que investigam a fisiologia dos exercícios, porém a literatura descreve, quanto à adequação de força e à resistência muscular geral, que 8 a 12 repetições por série provocam a reabilitação dessas estruturas.

A *terapia direta* compreende o uso de alimentos durante o treino de deglutição, justapondo-se à utilização de técnicas compensatórias (manobras e posturas facilitadoras da deglutição) e das orientações específicas durante a alimentação. A estimulação da deglutição pode ser propiciada pelo uso dos estímulos gustativos, táteis e térmicos. O objetivo dessas estimulações, que podem acontecer combinadas ou separadamente, é a redução do tempo de trânsito orofaríngeo e, consequentemente, do risco de penetração e aspiração de alimentos.

Diversas são as manobras descritas na literatura para a reabilitação do paciente disfágico. Elas devem ser adaptadas de acordo com as alterações encontradas na avaliação, para a redução/eliminação de aspiração de alimentos. Elas não restituem a função da deglutição, e sim minimizam pontualmente os riscos no momento da alimentação.

As manobras compensatórias mais utilizadas na reabilitação da deglutição, segundo a literatura, são cabeça fletida, supersupraglótica e deglutição com esforço (Quadro 8.3).

Quadro 8.3 – Descrição das manobras compensatórias mais utilizadas na reabilitação da deglutição.

Manobras compensatórias	
Cabeça fletida	Promove melhor contato da base da língua com a parede faríngea, posicionando a epiglote em contato com a parede posterior da faringe, aumentando assim a proteção das vias aéreas
Manobra supersupraglótica	Proporciona melhor fechamento de vias aéreas durante a deglutição e limpeza de resíduos na região faríngea e laríngea após a deglutição
Deglutição com esforço	Aumenta a força da porção posterior da língua, para reduzir a estase de alimentos na valécula

Quando o paciente inicia o processo de introdução de alimentação por via oral, ou mesmo quando está no processo de transição da consistência das dietas, o fonoaudiólogo deve atentar para o fornecimento das orientações vinculadas ao momento da alimentação, que seguem: necessidade de mudanças de postura, tipos de utensílios, quantidade/volume da oferta, velocidade de oferta e necessidade de utilização de manobras compensatórias ou posturas facilitadoras.

No momento da transição da alimentação por via oral deve ser usado o protocolo PITA a cada sessão.

O PFRD-A IV está voltado aos casos de disfagia esofágica. Em geral, nos casos de disfagia esofágica com o comprometimento da abertura do esfíncter esofágico superior (EES), há resistência à passagem dos alimentos advindos da faringe. Essa alteração pode resultar na aspiração tardia de resíduos alimentares, principalmente de recessos faríngeos. Em 2002 foi desenvolvida por Shakeret al. uma sequência de exercícios cervicais para pacientes com essas alterações. Foi observado importante aumento no diâmetro anteroposterior do EES e anteriorização da laringe, resultando em eliminação de aspiração e diminuição de resíduos.

Os quadros 8.4 a 8.7 descrevem os quatro PFRD, abrangendo todos os procedimentos e técnicas citados neste capítulo.

Após cada sessão fonoaudiológica, o paciente recebe o "Formulário de Acompanhamento Domiciliar" (Anexo 9) para documentar a realização dos exercícios e orientações a serem executados em domicílio, as orientações quanto ao treino de deglutição, de alimentação, as queixas e as dificuldades apresentadas fora do momento de terapia hospitalar. Este deve ser entregue a toda sessão e ser discutido e utilizado na sessão seguinte e, assim, permite um monitoramento mais adequado da alimentação, extrapolando o ambiente terapêutico.

O paciente deve ser orientado quanto à importância do preenchimento fidedigno desse instrumento para o sucesso do programa, reforçando-se ainda que o PFRD-A compreende um número fechado de sessões e pressupõe a realização domiciliar dos exercícios e orientação, como parte da eficiência do programa.

Quadro 8.4 – Programa terapêutico para deglutição normal e funcional.

Programa terapêutico I	
Diagnósticos	Deglutição normal e funcional
Objetivo	Orientar o paciente e o cuidador a respeito dos sinais de risco para disfagia, possibilitando a monitoração durante o processo de alimentação
Número de sessões	1
Abordagem terapêutica	• Levantar queixas na alimentação • Revisar a "Folha de Controle Domiciliar" • Reavaliar deglutição, se necessário • Orientações – mudança de utensílio, controle de volume, modo de oferta, se necessário

Quadro 8.5 – **Programa terapêutico para disfagia orofaríngea leve e disfagia orofaríngea leve a moderada.**

Programa terapêutico II	
Diagnósticos	Disfagia orofaríngea leve e disfagia orofaríngea leve a moderada
Objetivo	Otimizar e adequar os aspectos alterados da deglutição, favorecendo a alimentação por via oral exclusiva, por meio de orientações, procedimentos e estratégias compensatórias
Número de sessões	2
Abordagem terapêutica	• Levantar queixas na alimentação • Revisar a "Folha de Controle Domiciliar" • Realizar exercícios para órgãos fonoarticulatórios de acordo com os aspectos alterados na reavaliação por sessão e prova terapêutica • Terapia direta com a consistência de maior dificuldade: adaptação de manobras posturais e facilitadoras • Reavaliar a consistência de maior dificuldade, possibilitando a via oral exclusiva, com eventual utilização de estratégias compensatórias • Orientações – mudança de utensílio, controle de volume, modo de oferta, exercícios para órgãos fonoarticulatórios em casa, treino com alimento em casa, se necessário • Orientação ao cuidador quanto à execução dos exercícios e manobras de deglutição para a realização em casa

Quadro 8.6 – **Programa terapêutico para disfagia orofaríngea moderada, disfagia orofaríngea moderada a grave e disfagia orofaríngea grave.**

Programa terapêutico III	
Diagnósticos	Disfagia orofaríngea moderada, disfagia orofaríngea moderada a grave e disfagia orofaríngea grave
Objetivo	Eliminar os riscos de aspiração laringotraqueal permitindo uma alimentação por via oral segura, por meio de exercícios e estratégias compensatórias
Número de sessões	4
Abordagem terapêutica	• Levantar queixas na alimentação • Revisar a "Folha de Controle Domiciliar" • Realizar exercícios para órgãos fonoarticulatórios de acordo com os aspectos alterados na reavaliação por sessão e prova terapêutica • Terapia direta com a consistência de maior dificuldade: adaptação de manobras posturais e facilitadoras • Avaliar desempenho da deglutição com cada consistência, para que seja possível o início do treino com alimento de forma segura • Reavaliar a consistência de maior dificuldade possibilitando a via oral exclusiva, com eventual utilização de estratégias compensatórias • Orientações – mudança de utensílio, controle de volume, modo de oferta, exercícios para órgãos fonoarticulatórios em casa, treino com alimento em casa, se necessário • Orientação ao cuidador quanto à execução dos exercícios e manobras de deglutição para a realização em casa

Quadro 8.7 – **Programa terapêutico para disfagia esofágica.**

Programa terapêutico IV	
Diagnóstico	Disfagia esofágica
Objetivo	Eliminar o risco de aspiração tardia de alimentos, reduzindo a estase faríngea e as dificuldades durante a alimentação
Número de sessões	6
Abordagem terapêutica	• Levantar queixas na alimentação • Revisar a "Folha de Controle Domiciliar" • Iniciar protocolo de Shaker • Os pacientes são orientados a permanecer deitados na cama ou no chão e realizar três levantamentos de cabeça sustentada durante 1 minuto na posição supina, intercalado por um período de descanso de 1 minuto • Em seguida devem ser realizadas 30 repetições consecutivas de levantamentos de cabeça na mesma posição supina. Para ambos os levantamentos de cabeça constante e repetitivo, os participantes foram instruídos a levantar a cabeça o suficiente para serem capazes de observar os dedos dos pés sem levantar os ombros do chão ou da cama • Caso sejam apresentadas dificuldades, o paciente deve chegar o mais próximo do tempo de sustentação e de repetições possível • As sequências devem ser repetidas 3 vezes ao dia, no período de 6 semanas • Reavaliar a consistência de maior dificuldade, com eventual utilização de estratégias compensatórias • Orientações – mudança de utensílio, controle de volume, modo de oferta, treino com alimento em casa, se necessário • Orientação ao cuidador quanto à execução dos exercícios e manobras de deglutição para a realização em casa

Cada paciente deve estar ciente que o mesmo programa será repetido apenas uma vez, tendo-se como meta a alta fonoaudiológica ou o redirecionamento para um programa de menor gravidade.

BIBLIOGRAFIA CONSULTADA

• Alves ICF, Andrade CRF. Uso de manobras na reabilitação fonoaudiológica de pacientes disfágicos. HCFMUSP. Monografia; 2010, 1998.

• Campos GWS. O anti-taylor: sobre a invenção de um método para co-governar instituições de saúde produzindo liberdade e compromisso. Card Saúde Pública. 1998;14(4):863-70.

• Chaves RD, Andrade CRF. Indicadores de disfagia na doença pulmonar obstrutiva crônica. Mestrado. São Paulo: FMUSP; 2010.

• Fernandes FDM, Mendes, BCA, Pinto Navas ALP. Tratado de fonoaudiologia. 2ª ed. São Paulo: Roca; 2009.

• Hirano M. Clinical examination of voice. New York: Springer Verlag; 1981. p.81-4.

• Logemann JA, Pauloski BR, Rademaker AW, Colangelo LA. Supersupraglottic swallow in irradiated head and neck cancer patients. Head Neck. 2000;19:535-40.

• Logemann JA. Manual for the videofluorographic study of swallowing. 2nd ed. Austin (TX): Pro-Ed; 1993.

- Martin BJ, Logemann, Shaker R, Dodds WJ. Normal laryngeal valving patterns during three breath-hold maneuvers: a pilot investigation. Dysphagia. 1993;8:11-20.
- Netter F. Atlas de anatomia humana. 4th ed. Elsevier; 2008.
- Nishiwaki K, Tsujib T, Liua M, Hasea K, Tanakaa N, Fujiwaraa T. Identification of a simple screening tool for dysphagia in patients with stroke using factor analysis of multiple dysphagia variables. J Rehabil Med. 2005;37:247-51.
- Omae Y, Logemann JA, Kaiser P, Hanson DG, Kahrilas PJ. Effects of two breath-holding maneuvers on oropharyngeal swallow. Ann Otol Rhinol Laryngol. 1996;105:123-31.
- Padovani AR, Andrade CRF. Protocolo fonoaudiológico de introdução e transição da alimentação por via oral para pacientes com risco para disfagia (PITA). Mestrado FMUSP; 2010.
- Padovani AR, Moraes DP, Mangili LD, Andrade CRF. Protocolo Fonoaudiológico de Avaliação do Risco para Disfagia (PARD). Rev Soc Bras Fonoaudiol. 2007;12(3):199-205.
- Pollock M, Gaesser G, Butcher J, Despres J, Dishman R, Franklin B et al. ACSM position stand: the recommended quantity and quality of exercise for developing and maintaining cardiorespiratory and muscular fitness, and flexibility in healthy adults. Med Sci Sports Exerc. 30(6):975-99.
- Shaker R, Easterling C, Kern M, Nitschke T, Massey B, Daniels S et al. Rehabilitation of swallowing by exercise in tube-fed patients with pharyngeal dysphagia secondary to abnormal use opening. Gastroenterology. 2002;122:1314-21.
- Swanson PB, Carrau RL, Murry T. Avaliação da deglutição com fibroendoscópio – FEES. In Tratado da deglutição e disfagia no adulto e na criança. 1ª ed. São Paulo: Revinter; 2009. p. 76-81.

ANEXO 1 – **Fluxograma de encaminhamento para o ambulatório de disfagia.**

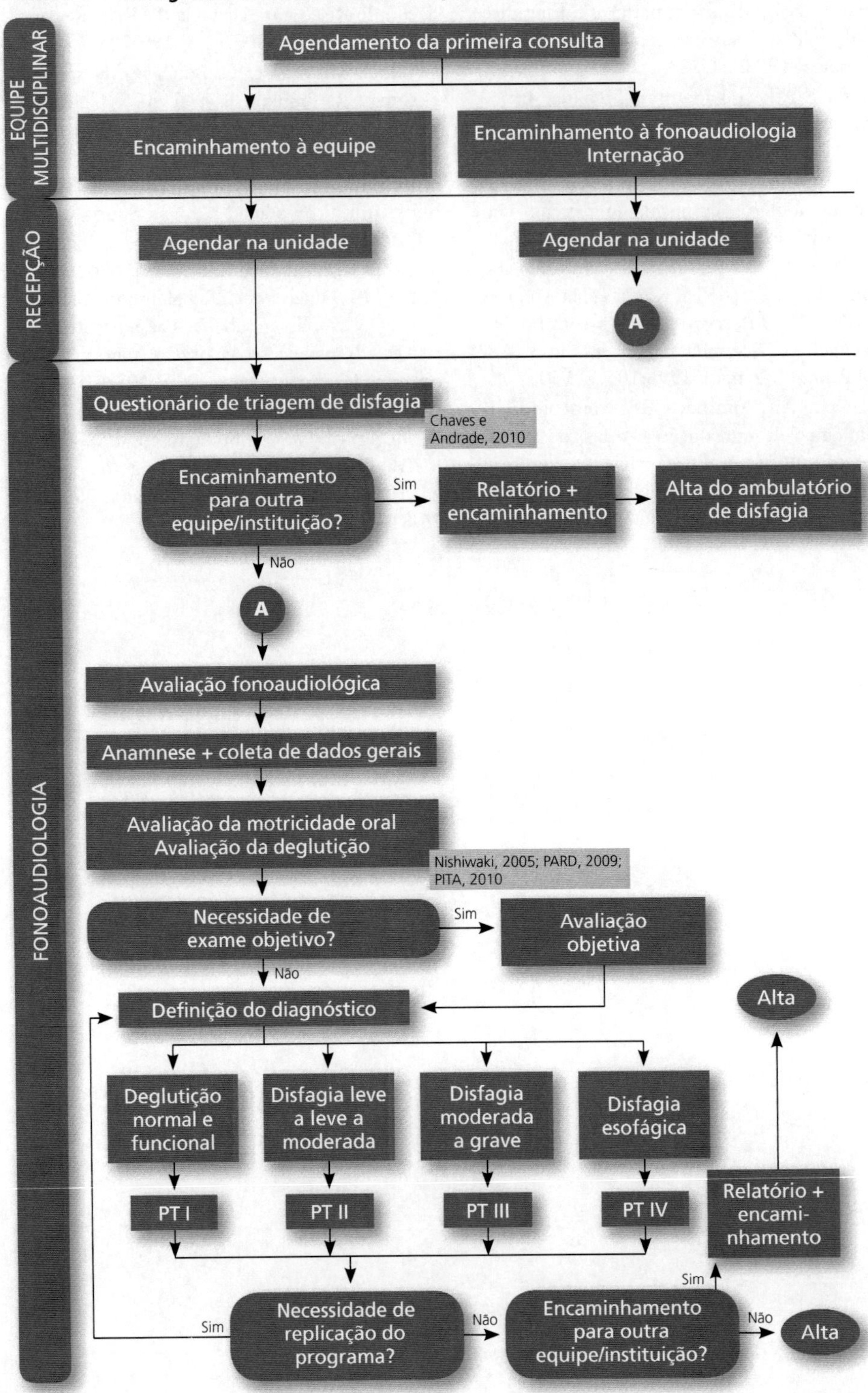

ANEXO 2 – **Questionário de Triagem da Disfagia.**

Nome: ______________________________ Data: ____/____/____

Questionário de triagem de disfagia

Traduzido e adaptado por Chaves e Andrade, 2010

1. Você já foi diagnosticado como tendo pneumonia?	Mais de 1 vez	Uma vez	Não
2. Você sente que está ficando magro?	Muito	Um pouco	Não
3. Você tem alguma dificuldade quando engole?	Muitas vezes	Às vezes	Não
4. Você engasga durante a refeição?	Muitas vezes	Às vezes	Não
5. Você engasga enquanto engole líquidos?	Muitas vezes	Às vezes	Não
6. Você tem dificuldade para tossir o catarro durante ou após a refeição?	Muitas vezes	Às vezes	Não
7. Você tem a sensação de que o alimento parou na sua garganta?	Muitas vezes	Às vezes	Não
8. Você leva mais tempo para comer uma refeição hoje em dia do que levava antes?	Sim	Algumas vezes	Não
9. Você sente que está ficando difícil para comer alimentos sólidos?	Muitas vezes	Às vezes	Não
10. Você derruba alimento da sua boca?	Muitas vezes	Às vezes	Não
11. Você tem a sensação de que a comida está ficando parada na sua boca?	Muitas vezes	Às vezes	Não
12. Você tem a sensação de que o alimento ou o líquido está subindo de volta para a sua garganta?	Muitas vezes	Às vezes	Não
13. Você tem a sensação de que o alimento está parado na parte de baixo da sua garganta?	Muitas vezes	Às vezes	Não
14. Você tem dificuldade para dormir porque tosse durante a noite?	Muitas vezes	Às vezes	Não
15. Você sente que está rouco?	Muitas vezes	Às vezes	Não

ANEXO 3 – Anamnese fonoaudiológica.

Data: ____/____/____

I – Identificação

Nome: ____________________ RGHC: __________
Data de nascimento: ____/____/____ Idade: ________ Escolaridade: ________
Cidade/Estado: ________________ Profissão: ____________
Telefone para contato: ____________________
Cuidador: ________________ Telefone: ____________

II – História Clínica

Queixa e duração:
____
____
____

Alimentação: ( ) VO exclusiva
Consistências: ( ) Líquida ( ) Pastosa ( ) Pastosa heterogênea
( ) Semissólida ( ) Sólida
( ) VO mista ( ) SNE ( ) GTT ( ) Jejuno
Dentição: ( ) Completa ( ) Ausente
( ) Incompleta ( ) Prótese dentária
Apresentou perda de peso nas últimas semanas: ( ) Sim ( ) Não Peso atual: ________
Já teve pneumonia: ( ) Sim ( ) Não Quantas, quando? ____________
Uso de medicamentos: ____________________
Hábitos: ( ) Tabagismo ( ) Etilismo ( ) Outras drogas
Tratamentos com outros profissionais:
( ) Neurologia ( ) ORL ( ) Pneumologia ( ) Gastroenterologia ( ) Cardiologia
( ) Psicologia ( ) Nutricionista ( ) Fisioterapia
Outros: ________________________

III – Deglutição

História de doença neurológica: ( ) Sim ( ) Não ou IOT prolongada (> 48h): ( ) Sim ( ) Não
TQT: ( ) Sim ( ) Não Tipo: ____________ *Cuff*: ( ) Sim ( ) Não
Motivo: ____________ Retirada em: ____/____/____
Dificuldade para engolir a saliva: ( ) Sim ( ) Não
Saliva: ( ) Adequada ( ) Xerostomia ( ) Sialorreia
Tosse ou engasga quando está comendo: ( ) Sim ( ) Não
Consistências: ________________________
Apresenta algum problema na voz? ( ) Sim ( ) Não Dificuldade para mastigar: ( ) Sim ( ) Não
Sente dor para comer: ( ) Sim ( ) Não
A comida fica parada na garganta: ( ) Sim ( ) Não
Alteração de paladar: ( ) Sim ( ) Não
Tem refluxo: ( ) Sim ( ) Não Refluxo nasal: ( ) Sim ( ) Não
Cansaço para se alimentar: ( ) Sim ( ) Não Vômitos, náuseas: ( ) Sim ( ) Não

IV– Queixas Gerais

Apresenta alteração vocal: ( ) Sim ( ) Não
Dificuldade para ouvir: ( ) Sim ( ) Não Desde quando? ________ ( ) D ( ) E ( ) ambas
Dificuldade na fala: ( ) Sim ( ) Não Como: ________________
Dificuldade de compreensão: ( ) Sim ( ) Não Como: ________________
Dificuldades motoras: ( ) Sim ( ) Não

ANEXO 4 – **Fluxograma da Avaliação Fonoaudiológica da Deglutição do Paciente sem Traqueostomia.**

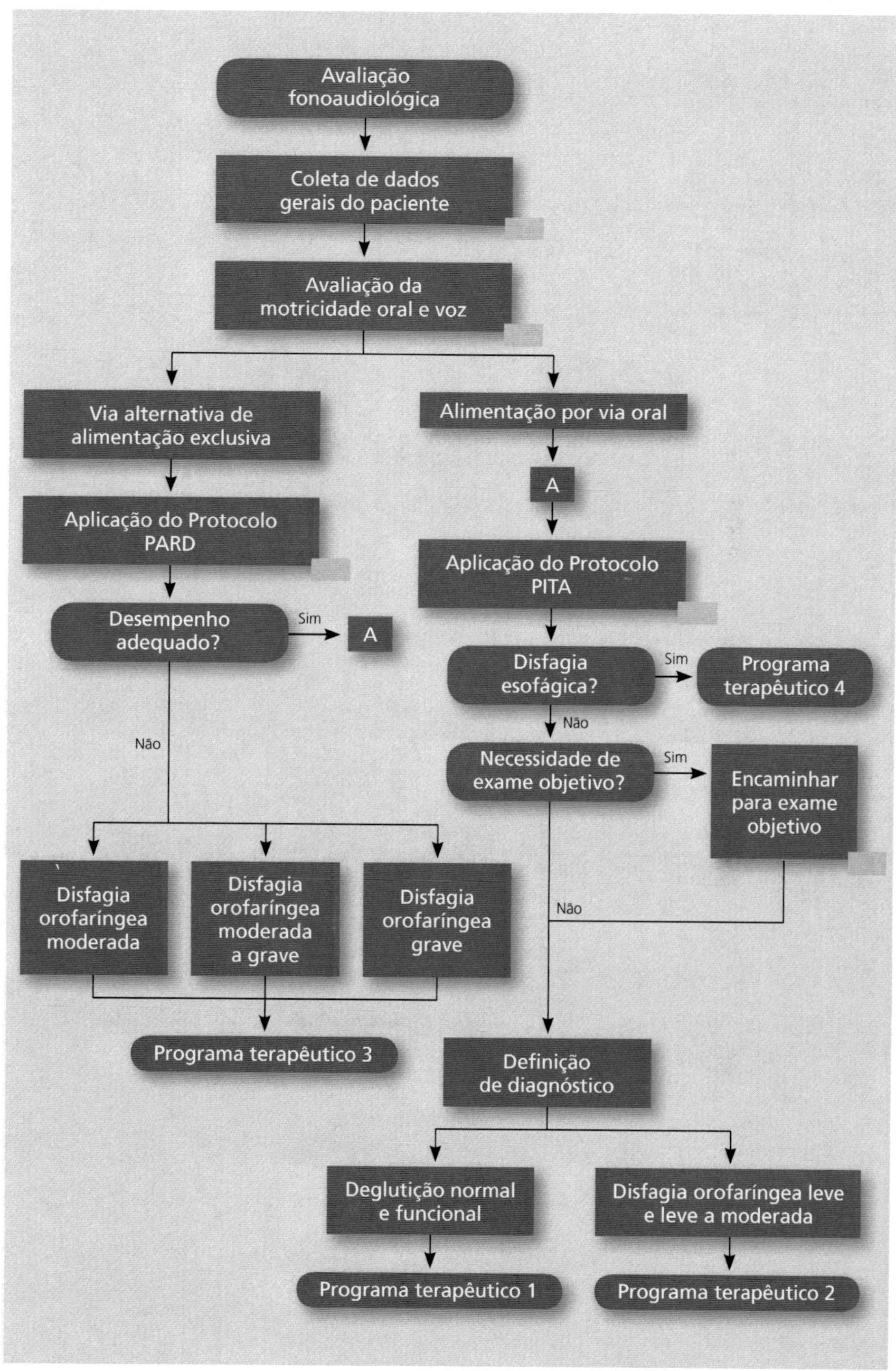

ANEXO 5 – **Fluxograma da Avaliação Fonoaudiológica da Deglutição do Paciente com Traqueostomia.**

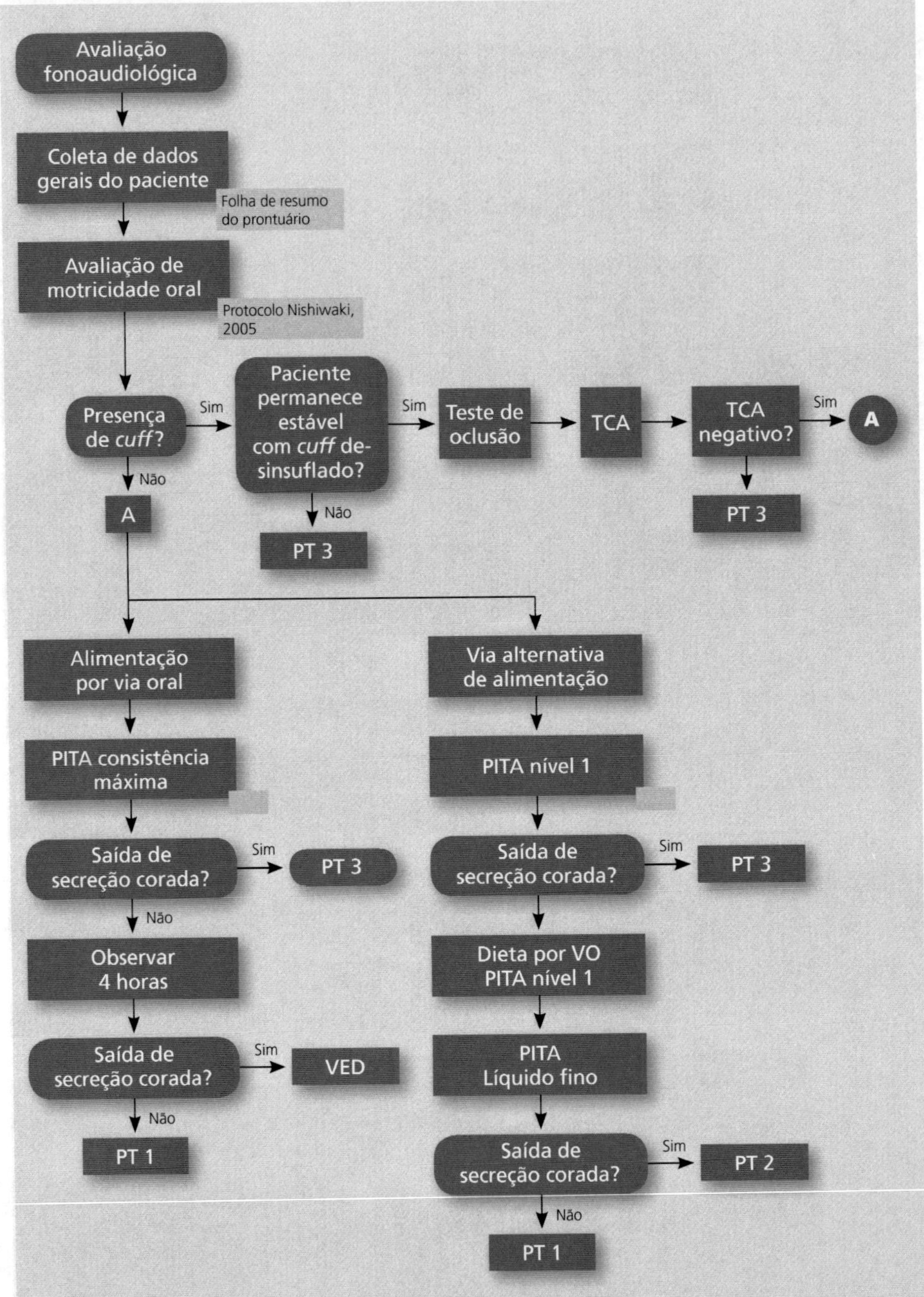

PT 1 = Programa terapêutico para diagnóstico de deglutição normal e funcional; PT 2 = Programa terapêutico para diagnóstico de disfagia de grau leve e leve a moderada; PT 3 = Programa terapêutico para diagnóstico de disfagia moderada, moderada a grave e grave.

ANEXO 6 – Avaliação da Motricidade Orofacial e Circuito Reflexos.

Avaliação da Motricidade Orofacial

Identification of a simple screening tool for dysphagia in patients with stroke using factor analysis of multiple dysphagia variables. Nishiwaki K et al., 2005. Adaptado para o português.

II – Itens do Teste

a) Exame Oromotor

1. Fechamento dos lábios

Simetria no repouso: normal ( ) alterada ( ) Obs: ______

Simetria durante a retração: normal ( ) alterada ( ) Obs: ______

Simetria durante a protrusão: normal ( ) alterada ( ) Obs: ______

Simetria durante a fala: normal ( ) alterada ( ) Obs: ______

Tensão ao fechamento: normal ( ) alterada ( ) Obs: ______

2. Movimento da língua

Fasciculação: presente ( ) ausente ( )

Simetria no repouso: normal ( ) alterada ( ) Obs: ______

Simetria durante protrusão: normal ( ) alterada ( ) Obs: ______

Simetria durante lateralização: normal ( ) alterada ( ) Obs: ______

Simetria durante a elevação: normal ( ) alterada ( ) Obs: ______

Tensão à protrusão: normal ( ) alterada ( ) Obs: ______

Tensão à lateralidade: normal ( ) alterada ( ) Obs: ______

Tensão à elevação: normal ( ) alterada ( ) Obs: ______

3. Elevação do palato

Simetria no repouso: normal ( ) alterada ( ) Obs: ______

Simetria durante a elevação: normal ( ) alterada ( ) Obs: ______

4. Reflexo de *gag*

normal ( ) alterado ( ) diminuído ( ) ausente ( )

5. Qualidade vocal

Espontânea: ( ) rouquidão ( ) soprosidade ( ) tensão ( ) rouquidão não específica

Dirigida: ( ) rouquidão ( ) soprosidade ( ) tensão ( ) rouquidão não específica

6. Função motora da fala:

Espontânea

Precisão articulatória: normal ( ) alterada ( ) Obs: ______

Agilidade: normal ( ) alterada ( ) Obs: ______

Fluência: normal ( ) alterada ( ) Obs: ______

Ressonância: normal ( ) alterada ( ) Obs: ______

Dirigida (pa-ta-ka)

Precisão articulatória: normal ( ) alterada ( ) Obs: ______

Agilidade: normal ( ) alterada ( ) Obs: ______

Fluência: normal ( ) alterada ( ) Obs: ______

Ressonância: normal ( ) alterada ( ) Obs: ______

ANEXO 7 – **Orientações ao Paciente Disfágico.**

O que é disfagia?

É caracterizada por dificuldade para engolir. A disfagia pode aparecer apenas com alguns alimentos, como líquidos ou alimentos sólidos, ou estar presente com todos eles. Os principais sintomas são: tosses e engasgos durante a alimentação, tempo muito grande para comer uma refeição, sensação de alimento parado na garganta e dor para engolir.

Quais são as principais causas?

Doenças neurológicas (acidentes vasculares cerebrais, traumatismos, tumores cerebrais, demências, doenças degenerativas), tumores de cabeça e pescoço, intubação prolongada, radioterapia, traqueostomia, doenças do esôfago, entre outros.

Quais são as consequências?

Esta dificuldade pode ocasionar a aspiração de alimentos, ou seja, estes podem seguir um caminho errado e acabar nas vias respiratórias. A disfagia pode levar a desidratação, desnutrição e pneumonias.

Quem devo procurar?

O auxílio ao paciente disfágico envolve diversos profissionais da saúde. O profissional responsável pela reabilitação dos distúrbios de deglutição é o fonoaudiólogo.

Como é o tratamento fonoaudiológico?

O objetivo do tratamento fonoaudiológico é adequar a deglutição de modo que sejam eliminados os riscos de aspiração, permitindo uma alimentação por boca de forma segura. O tratamento ocorre por meio de exercícios para os músculos envolvidos na deglutição e uso de manobras compensatórias durante a alimentação.

Importância da participação familiar

A disfagia causa grande impacto na qualidade de vida do paciente e de sua família. É fundamental o envolvimento dos familiares ou cuidadores neste processo de reabilitação, pois favorece que as orientações e técnicas propostas sejam realizadas com mais eficiência, permitindo retornar à alimentação de forma segura o mais rápido possível.

ANEXO 8 – Ficha de Acompanhamento.

Ambulatório de Disfagia

Diagnóstico:		Identificação	Logo
Motivo do encaminhamento:			
Clínica de origem:	Data:		
Classificação da deglutição:	Data da avaliação:		

Data	Avaliação da motricidade oral	Avaliação da deglutição PARD	Avaliação da deglutição PITA	Terapia direta	Estimulação sensorial	Manobras posturais	Manobras facilitadoras	Manobra de limpeza laríngea	Manipulação orofacial cervical	Terapia vocal	Terapia MO	Exercícios MO/ Voz para casa	Treino com o alimento em casa	Reavaliação da deglutição	Orientação do paciente	Participação ativa de cuidador	Encaminhamento para outras equipes	ASHA NOMS	Observação

Via alternativa de alimentação: ______ Data da colocação da VAA: ___/___/___ Retirada de VAA: ___/___/___ Data da introdução de VO: ___/___/___	IOT ( ) Total dias: ___/___/___ TOT ( ) Tipo: ___/___/___ Decanulação: ___/___/___	Exames objetivos VDF: ___/___/___ VED: ___/___/___	Encaminhamentos Psicologia: ___/___/___ Nutrição: ___/___/___ PGV: ___/___/___ Outros: ___/___/___ __________	Resultado final Alta ( ) ___/___/___ Abandono ( ) ___/___/___ Encaminhamento para outra equipe: ___/___/___ Òbito ( ) ___/___/___

ANEXO 9 – Formulário de Acompanhamento Domiciliar.

Treino com alimentos

( ) Líquidos
( ) Líquidos grossos – sucos grossos, vitaminas
( ) Pastosos sem pedaços – purês, sopas sem pedaços
( ) Pastosos com pedaços – purês, sopas com pedaços
( ) Semissólidos – carne moída, pão tipo bisnaga
( ) Sólidos – salada, grãos, carnes

Estratégia

1. ____________________
2. ____________________
3. ____________________
4. ____________________

Quantidade: ____________________ Treino: ______ vezes ao dia

De que consistências posso me alimentar

____
____

Como devo me alimentar

1. ____________________
2. ____________________
3. ____________________
4. ____________________

Dificuldades durante a alimentação

( ) Tosse
( ) Engasgo
( ) Demorou muito para comer uma refeição
( ) Necessário retirar alimento da boca

Exercícios

1. ____________________
2. ____________________
3. ____________________
4. ____________________

Realizar ______ vezes ao dia

9

Programa Fonoaudiológico de Reabilitação da Deglutição em Enfermaria

Danielle Pedroni de Moraes
Luisa Carmen Spezzano

OBJETIVO

A presença do fonoaudiólogo nos hospitais torna-se cada vez mais essencial para o processo de avaliação e gerenciamento da disfagia durante o período em que o paciente permanece internado. Para tanto, o profissional deve estar qualificado, compreender seu papel, o ambiente em que está inserido e, principalmente, a condição clínica e o prognóstico do caso.

Este capítulo tem por objetivo apresentar uma proposta de um Programa Fonoaudiológico de Reabilitação da Deglutição na Enfermaria (PFRD-E).

FUNDAMENTAÇÃO TEÓRICA

O acompanhamento fonoaudiológico deve ser iniciado já na unidade de terapia intensiva (UTI) e ter sua continuidade na enfermaria, ou mesmo iniciar-se na enfermaria/unidade de internação geral.

A enfermaria refere-se à unidade hospitalar de atenção à saúde ao paciente internado, com a menor necessidade de monitoramento contínuo, diferentemente do paciente crítico internado na UTI.

Vários podem ser os motivos para que o paciente permaneça internado, por exemplo: aguardando e/ou recuperando-se de procedimentos cirúrgicos, recuperando-se clinicamente após a saída da UTI ou aguardando a recuperação clínica devido ao acometimento de alguma doença.

O fonoaudiólogo, como integrante da equipe multiprofissional atuante nas unidades de internação gerais, tem como objetivo principal a reintrodução da alimentação e hidratação por via oral de forma segura, minimizando os riscos de penetração e/ou aspiração laringotraqueal e visando à manutenção do suporte nutricional adequado.

Na enfermaria, a maior estabilidade clínica do paciente favorece ao fonoaudiólogo não somente a evolução das dietas, como também a maior possibilidade de avaliação e reabilitação das questões relacionadas à comunicação.

Comumente, encontram-se na enfermaria casos clínicos de tratamento de curta e longa permanência. A partir do diagnóstico e dependente do tempo de permanência, as condutas do PFRD-E são estabelecidas até o momento da alta hospitalar ou alta fonoaudiológica, mesmo que o paciente se mantenha internado.

MÉTODO

Para o PFRD-E, um fator importante a ser considerado é a etiologia do comprometimento do paciente, ou seja, o motivo pelo qual ele foi ou ainda se mantém hospitalizado e o percurso clínico hospitalar. O diagnóstico médico é o norteador do diagnóstico fonoaudiológico das disfagias, caracterizando-as em mecânicas e neurogênicas.

Na disfagia neurogênica, destacam-se os acidentes vasculares encefálicos, traumatismos cranianos, doença de Alzheimer, doença de Parkinson e doenças neuromusculares.

Na disfagia mecânica, destacam-se os diferentes cânceres de cabeça e pescoço. Especialmente nesses casos, durante o período de internação pré-operatória, já podem ser iniciados o acompanhamento fonoaudiológico relacionado à avaliação e à orientação a respeito dos possíveis impactos da cirurgia na deglutição e na comunicação, assim como esclarecimentos quanto ao prognóstico e ao processo terapêutico.

É preciso compreender quais os procedimentos realizados no período da internação, além do possível prognóstico clínico. Para os casos com acompanhamento fonoaudiológico prévio em UTI, na enfermaria é dada a continuidade do processo de reabilitação. Para os casos em que o acompanhamento se inicia na enfermaria, há necessidade da avaliação completa do caso, conforme citado no PFRD-UTI.

Uma ficha de evolução fonoaudiológica deve ser adotada a fim de favorecer o gerenciamento, facilitar a compreensão do percurso do processo de reabilitação e, ainda, documentar de forma simplificada e objetiva a evolução clínica.

Essa ficha de acompanhamento (Anexo 1) deve conter, minimamente, informações relacionadas à presença dos fatores que podem influenciar a função da deglutição, os procedimentos fonoaudiológicos adotados para cada paciente e a evolução clínica correspondente. Cabe lembrar que essa ficha de acompanhamento diário deve ser iniciada assim que o paciente é inserido no Programa de Reabilitação da Deglutição, na UTI ou enfermaria.

Os itens presentes correspondem a: identificação do paciente, local do primeiro atendimento/avaliação, doença de base, motivo da internação e da solicitação de avaliação fonoaudiológica, classificação da deglutição, data e local de cada atendimento, procedimentos realizados em cada atendimento (protocolos aplicados, terapia direta, terapia indireta, teste do corante azul, teste do corante azul modificado, uso de manobras, uso de válvula de fala, manipulação do *cuff* e necessidade de aspiração traqueal, higiene oral), orientações ao paciente, equipe multiprofissional e/ou cuidador, classificação funcional diária e indicação para exames objetivos complementares. Inclui-se, ainda, a anotação das datas de procedimentos específicos relacionados ao uso da cânula de traqueostomia, a via alternativa de alimentação, a intubação e extubação orotraqueal, broncoaspiração e encaminhamentos.

Com vistas a estabelecer os indicadores e delinear as metas terapêuticas para alcançar o prognóstico fonoaudiológico do paciente, destaca-se a importância da marcação dos itens relacionados à quantificação dos tempos: tempo do uso da via alternativa de alimentação, tempo de retorno da alimentação por via oral (com e sem a presença do fonoaudiólogo), tempo para decanulação da traquestomia, entre outros.

INÍCIO DO GERENCIAMENTO FONOAUDIOLÓGICO NA ENFERMARIA

O início do PFRD-E é marcado pela aplicação do Protocolo de Avaliação Preliminar (PAP), Protocolo de Avaliação do Risco da Disfagia (PARD), seguida pelo Protocolo de Introdução e Transição de Alimentação por via oral (PITA).

Após a avaliação, segue o processo terapêutico para transição alimentar ou para reabilitação da função, com o uso de técnicas diretas e/ou indiretas, visando posterior reintrodução de alimentação.

Se no PFRD-UTI o paciente já estava no processo de transição alimentar, no PFRD-E é dada a continuidade aplicando-se o PITA, conforme a possibilidade de evolução de dieta.

Por outro lado, se o paciente estava no gerenciamento da disfagia, sem possibilidade de alimentação por via oral, deve-se manter o seguimento pelo uso de técnicas terapêuticas diretas e/ou indiretas, para iniciar, no momento adequado, o processo de reintrodução da alimentação por via oral de forma segura e, ainda, retirar a via alternativa de alimentação.

TÉCNICAS E PROCEDIMENTOS PARA O PFRD-E

Uma série de procedimentos e técnicas está disponível para realizar o PFRD-E, dividindo-se em terapias direta e indireta. Enquanto a terapia direta é baseada no uso de alimento, mesmo que em volumes mínimos, para proporcionar o treino de deglutição, a terapia indireta tem seu foco na organização muscular pelo uso de exercícios para o treino motor oral.

As manobras e as posturas de proteção de via aérea são bastante utilizadas, favorecem o retorno da alimentação e, muitas vezes, a retirada da via alternativa de alimentação, ainda na internação.

Cada manobra deve ser especificamente empregada, conforme o objetivo e a condição clínica do paciente. O quadro 9.1 evidencia a tipologia da manobra, objetivo e descrição do procedimento.

A avaliação objetiva da deglutição é mais um recurso para complementar a avaliação clínica, principalmente para os casos com suspeita de aspiração silente, que se refere à aspiração laringotraqueal do bolo sem a ocorrência de sinais clínicos, primeiramente representados pela presença de tosse, ou àqueles em que a dinâmica da deglutição ainda não estiver esclarecida.

Destacam-se os exames de videoendoscopia da deglutição e videofluoroscopia. O primeiro, realizado em conjunto com o médico otorrinolaringologista, permite avaliar a fase faríngea da deglutição, sensibilidade e mobilidade da re-

Quadro 9.1 – **Manobras e posturas terapêuticas.**

MANOBRAS POSTURAIS		
Manobra	**Objetivo**	**Descrição do procedimento**
Cabeça fletida	Proteção da via aérea inferior	Manter a cabeça inclinada para baixo durante a deglutição
Cabeça estendida	Auxiliar a propulsão do bolo	Manter a cabeça inclinada para trás durante a deglutição
Cabeça virada para o lado comprometido	Isolar o comprometimento lateral da parede posterior de faringe ou prega vocal Favorece a passagem do bolo e/ou fechamento glótico	Manter a cabeça virada para o lado que a parede posterior da faringe ou prega vocal esteja comprometida durante a deglutição
MANOBRAS VOLUNTÁRIAS DE DEGLUTIÇÃO		
Manobra	**Objetivo**	**Descrição do procedimento**
Deglutição com esforço	Aumentar a força muscular das estruturas envolvidas	Imprimir força no momento de ejeção oral do bolo durante a deglutição
Deglutição múltipla	Retirar o bolo alimentar retido na cavidade oral e recessos faríngeos	Deglutir várias vezes consecutivas o mesmo volume do bolo
Deglutição supraglótica	Maximizar o fechamento das pregas vocais	Inspirar, segurar a inspiração, deglutir e tossir após a deglutição
Deglutição super-supraglótica	Maximizar o fechamento das pregas vocais e ariepiglóticas	Inspirar forçadamente, segurar a inspiração, deglutir e tossir após a deglutição
Manobra de Mendelson	Maximizar a elevação laríngea e a abertura do esfíncter cricofaríngeo	Manter voluntariamente a elevação da laringe durante a deglutição

gião faringolaríngea. Já o segundo, realizado em conjunto com o médico radiologista, permite a avaliação dinâmica de todas as fases da deglutição, inclusive a esofágica. Tais exames auxiliam no diagnóstico e conduta fonoaudiológica.

No gerenciamento da disfagia, a modificação da consistência das dietas é um dos primeiros e principais recursos utilizados para favorecer o retorno à deglutição por via oral de forma segura, podendo ser graduada conforme a habilidade de deglutição do paciente, por meio do Protocolo Fonoaudiológico de Introdução e Transição da Alimentação (PITA).

Um enfoque de muita importância e de grande possibilidade de realização durante o PFRD-E, apesar de ainda pouco explorado pela literatura, é a orientação aos cuidadores e familiares. Essa orientação visa fornecer informações e esclarecimentos pertinentes sobre a disfagia e os riscos que podem estar presentes na alimentação e hidratação por via oral, e os procedimentos que favorecem a alimentação segura ao paciente disfágico.

O cuidador é autorizado pelo hospital a permanecer junto ao paciente no tempo de sua internação na enfermaria. É bastante comum verificar a presença do cuidador, principalmente nas enfermarias pediátricas e geriátricas, uma vez que as duas populações possuem por lei a autorização de um cuidador em tempo integral. Em casos de comprometimento cognitivo grave, o cuidador também se faz presente, assumindo a responsabilidade sobre o paciente.

Tais esclarecimentos objetivam a adesão do cuidador, propiciando a participação direta como auxiliadores do processo terapêutico. Um exemplo bastante comum dessa adesão está relacionado ao uso adequado do espessante, principalmente para oferta de líquidos, nos casos necessários.

O uso do espessante modifica visualmente os líquidos e, dependendo da quantidade colocada, há possibilidade de fornecimento de mais de uma consistência, como pudim, mel e néctar, o que pode confundir o cuidador e fazê-lo acreditar que não se está ofertando líquidos ao paciente.

A presença do cuidador/familiar permite ainda que o fonoaudiólogo tenha mais conhecimento das questões cognitivas, de comunicação, comportamento, psicológicas, culturais e sociais e de qualidade de vida do paciente, a fim de favorecer as decisões e orientações a respeito do gerenciamento da deglutição.

Fazem parte desse enfoque orientações sobre a postura e posicionamento para alimentação, consistências alimentares, quantidade de alimento por oferta e total, necessidade de realização de manobras, ritmo de oferta e higiene oral adequada.

Não podemos deixar de citar a atuação fonoaudiológica no PFRD-E relacionada ao processo de decanulação do paciente traqueostomizado. Como esse processo já foi abordado no PFRD-UTI, este capítulo não tem a intenção de descrevê-lo novamente, mas somente pontuar que tanto o processo de troca (redução de calibre) da cânula como, principalmente, a retirada da cânula de traqueostomia são realizados na enfermaria, na maioria dos casos.

Um ponto importante a ser lembrado é a atuação do fonoaudiólogo no monitoramento da evolução natural da doença, uma vez que o objetivo terapêutico será diferente em cada fase, principalmente ao se tratar de doenças degenerativas, tanto no quadro cognitivo, por exemplo, na doença de Alzheimer, quanto no quadro motor, como na esclerose lateral amiotrófica.

Esse conceito deve ser considerado em âmbito hospitalar, pois em alguns casos é a própria evolução da doença que levará à internação do paciente e, assim, o fonoaudiólogo deverá propor orientações e estratégias compensatórias para o momento específico em que o paciente se encontra.

O trabalho multiprofissional é relevante no restabelecimento clínico geral do caso. Segue um breve relato das principais interações multiprofissionais nas unidades de internação:

- A relação da Fonoaudiologia com a Nutrição é estabelecida, principalmente para a adequação da oferta nutricional diante das consistências de alimentação e hidratação sem risco de penetração e/ou aspiração laringotraqueal, determinada na avaliação fonoaudiológica.
- A integração com a Fisioterapia tem por base a estreita relação entre deglutição e respiração. O caráter interdependente dessas funções traz luz para discussão, principalmente entre essas duas equipes, sobre questões quanto a: padrão respiratório, capacidade pulmonar, desmame da traqueostomia e/ou suporte ventilatório, manipulação do *cuff*, adaptação da válvula de fala, favorecimento da limpeza/higiene brônquica.
- Na ausência dos cuidadores, a equipe de Enfermagem que assume os cuidados ao paciente e, no caso, os cuidados com a alimentação. Assim, torna-se fundamental que o fonoaudiólogo oriente esses profissionais quanto ao modo e ritmo de oferta alimentar, tipos de dietas, posicionamento do paciente, uso de manobras ou, ainda, esclarecimentos em relação à higiene oral.

Na enfermaria é possível realizar, de forma mais aprofundada, a avaliação da linguagem e comunicação, por meio de testes e protocolos validados para a aplicabilidade na população brasileira, para a obtenção de informações sobre o prognóstico e reabilitação da comunicação, fornecendo orientações para a melhor comunicação dos familiares e equipe profissional com o paciente.

Um teste utilizado para avaliação da linguagem é o BEST II *(Bedside Evaluation Screening Test,* 2ª versão), que visa identificar e quantificar déficits de linguagem, estabelecendo objetivos do tratamento, mensurar e documentar o progresso em adultos afásicos. Esse teste é dividido em tarefas de avaliação das habilidades de linguagem, expressão e compreensão oral e habilidade de leitura e faz uso de pistas fonêmicas e semânticas; não há provas de tarefas de escrita. O BEST II possui uma versão traduzida e adaptada para a população brasileira, sensível para o diagnóstico da afasia.

Para os casos pertinentes, o enfoque na adequação e reabilitação da linguagem e comunicação vem favorecer o processo de reabilitação da deglutição.

Incluem-se também, orientações quanto aos aspectos que favorecem a comunicação com o paciente, tais como fala bem articulada e lentificada, fornecimento de pistas semânticas e fonêmicas (conforme a necessidade do caso), habilidades pragmáticas (como respeito à troca de turno, iniciativa de conversação e manutenção do tópico conversacional) e, quando necessário, uso de comunicação suplementar e/ou alternativa com estímulos gráficos e visuais.

Vale ressaltar os pontos que favorecem o PFRD-E como a maior estabilidade clínica, a presença do cuidador e o prognóstico clínico mais definido, controlado e direcionado. A compreensão do cenário da internação, o uso de protocolos padronizados de avaliação e a prática baseada em evidências são os norteadores do programa de reabilitação da deglutição em enfermaria.

BIBLIOGRAFIA CONSULTADA

- American Speech-Language-Hearing Association. Roles of speechlanguage pathologists in swallowing and feeding disorders: technical report. ASHA Desk Reference. 2002;3:181-99.
- Colodny N. Validation of the Caregiver Mealtime and Dysphagia Questionnaire (CMDQ). Dysphagia. 2008;23(1):47-58.
- Doria S, Abreu MAB, Buch R, Assumpção R, Nico MAC, Ekcley CA et al. Estudo comparativo da deglutição com nasofibrolaringoscopia e videodeglutograma em pacientes com acidente vascular cerebral. Rev Bras Otorrinolaringol. 2003;69(5):636-42.
- Edmiaston J, Connor LT, Loehr L, Nassief A. Validation of a dysphagia screening tool in acute stroke patients. Am J Crit Care. 2010;19(4): 357-64.
- Erne C. Monitoring natural progression of dysphagic symptoms in stroke. Dissertação [Master of Speech and Language Therapy] – University of Canterbury; 2008 [Dissertação disponível na internet].
- Furia CLB. Disfagias mecânicas. In: Ferreira LP, Befi-Lopes DM, Limongi SCO (orgs). Tratado de fonoaudiologia. São Paulo: Editora Roca; 2004. p.386-404.
- Furkim AM, Silva RG. Programas de reabilitação em disfagia orofaríngea neurogênica. São Paulo: Frôntis Editorial; 1999.
- Logemann JA. Evaluation and treatment of swallowing disorders. 2nd ed. Texas: Pro-Ed; 1998.
- Logemann JA, Veis S, Colangelo L. A screening procedure for oropharyngeal dysphagia. Dysphagia. 1999;14(1):44-51.
- Marchi FHAG. Aplicabilidade do BEST II para avaliação da comunicação de afásicos em ambiente hospitalar. Dissertação [Mestrado em Ciências]. São Paulo: Faculdade de Medicina da Universidade de São Paulo; 2010 [Dissertação disponível na internet].
- Moraes AMS, Coelho WJP, Castro G, Nemr K. Incidência de disfagia em unidade de terapia intensiva de adultos. Rev CEFAC. 2006;8(2): 171-7.
- Padovani AR. Protocolo fonoaudiológico de introdução e transição da alimentação (PITA). Dissertação [Mestrado em Ciências]. São Paulo: Faculdade de Medicina da Universidade de São Paulo; 2010 [Dissertação disponível na internet].
- Rugiu MG. Role of videofluoroscopy in evaluation of neurologic dysphagia. Acta Otorhinolaryngol Ital. 2007;27(6):306-16.
- Santoro PP, Tsuji DH, Lorenzi MC, Ricci F. A utilização da videoendoscopia da deglutição para a avaliação quantitativa da duração das fases oral e faríngea da deglutição na população geriátrica. Arq Int Otorrinolaringol. 2003;7(3): 181-7.
- Silva L, Fernades AF, Nunes RAP, Santos MK. Exame laringológico de um grupo de crianças com disfagia. ACTA ORL/Técnicas em Otorrinolaringologia. 2007;25(3):232-7.
- Silva RG. Disfagia orofaríngea pós-acidente vascular encefálico. In: Ferreira LP, Befi-Lopes DM, Limongi SCO (orgs). Tratado de fonoaudiologia. São Paulo: Roca; 2004. p.354-69.

ANEXO 1 – **Ficha de Acompanhamento.**

Local da avaliação inicial:	Data da internação: ____/____/____	Etiqueta	Logo
Doença de base:			
Motivo da internação:			
Motivo do encaminhamento:			
Classificação da deglutição:	Fono responsável:		

ATUAÇÃO	DATA	UNIDADE	Aval deglutição – saliva	Teste de rastreio da disfagia	Aval deglutição de alimentos	Aval deglutição de líquidos	TCA	TCAM	Terapia direta	Estimulação sensorial	Manipulação orofacial cervical	Terapia miofuncional	Manobras posturais	Manobras facilitadoras	Manobras de limpeza de via aérea	Terapia vocal	Válvula de fala	Desinfla e/ou infla *cuff*	Procedimentos de aspiração	Orientação ao paciente e/ou cuidador	Higiene oral	Outros procedimentos (especificar em obs.)	Discussão da equipe	FOIS	ASHA NOMS	VDF	VED	OBSERVAÇÕES
Aval		UE																										
AV		UE																										
AV		UE																										
AV		UE																										
AV		UE																										
AV		UE																										
AV		UE																										
AV		UE																										
AV		UE																										
AV		UE																										
AV		UE																										

A = avalição; V = vista; U = UTI; E = enfermaria; VDF = videofluoroscopia da deglutição; VED = videoendoscopia da deglutição.

Tipo de via alternativa da alimentação ________ Data da colocação da via alternativa da alimentação ____/____/____ Retirada da via alternativa da alimentação ____/____/____

Data da introdução da direta por VO ____/____/____ Pneumonia após fono (S/N) IOT? (S/N) 1ª IOT ____/____/____ Última extubação ____/____/____ Tempo total IOT ____ dias

Tipo TQT aval: ____________________ *Cuff*: (S/N) Data colocação TQT ____/____/____ Metálica ____/____/____ Retirada TQT ____/____/____

Motivo de alta c/TQT: ____________________ Motivo de alta com VA: ____________________

Resultado final: ____/____/____ ( ) alta fono ( ) alta hosp. ( ) tranf. hospital ( ) óbito ( ) encaminhamento para outra equipe: ( ) fono hosp. ( ) CP ( ) ORL

Encaminhamento ambulatorial: ( ) Disfagia ORL ( ) Neurogeriatria ( ) CP ( ) Funções da face ( ) Voz ( ) Outros Obs:

10

Programa Fonoaudiológico de Reabilitação da Deglutição em Unidade de Terapia Intensiva

Danielle Pedroni de Moraes
Gisele Chagas de Medeiros

OBJETIVO

A unidade de terapia intensiva (UTI) é um local de potencial crescimento e atuação fonoaudiológica. O objetivo deste capítulo é apresentar o Programa Fonoaudiológico de Reabilitação da Deglutição em Unidades de Terapia Intensiva (PFRD-UTI).

FUNDAMENTAÇÃO TEÓRICA

É comum encontrar pacientes internados em UTI que apresentem dificuldades de deglutição e comunicação, como resultados das doenças ou de tratamentos/procedimentos recebidos. Essas dificuldades podem ser de curta ou longa duração e requerem tempo e intervenção adequada para reabilitação e melhora das funções.

É bem estabelecido que o fonoaudiólogo é o profissional com conhecimento para lidar com os distúrbios da comunicação e deglutição, incluindo diagnóstico diferencial, intervenção e gerenciamento desses distúrbios. O gerenciamento inadequado impõe maior risco para aspiração, infecção respiratória, choque, desnutrição, perda de peso, internação hospitalar e/ou prolongamento do tempo de internação.

É preciso definir os significados de UTI e paciente grave, a fim de propiciar melhor compreensão do ambiente e momento clínico que serão abordados.

A UTI corresponde à área crítica destinada à internação de pacientes graves que requerem atenção profissional especializada e contínua, materiais específicos e tecnologias necessárias ao diagnóstico, monitorização e terapia. A unidade de terapia intensiva – adulto (UTI-A) é destinada à assistência de pacientes com idade igual ou superior a 18 anos, podendo admitir pacientes de 15 a 17 anos, se definido nas normas da instituição.

O paciente grave refere-se àquele com comprometimento de um ou mais dos principais sistemas fisiológicos, com perda de sua autorregulação, necessitando de assistência contínua.

A atuação fonoaudiológica em UTI, como integrante da equipe multiprofissional, recentemente foi suportada pela RDC 07/2010. Em 24 de fevereiro de 2010, a Diretoria Colegiada da Agência Nacional de Vigilância Sanitária publicou a Resolução da Diretoria Colegiada (RDC) número 7 que aprovou os requisitos mínimos para o funcionamento de UTI. A resolução, entre outros tópicos, refere-se à garantia, por meios próprios ou terceirizados, de uma série de serviços à beira do leito e dentre eles a assistência fonoaudiológica – item descrito no artigo 18.

A resolução cita no artigo 23 que as assistências farmacêutica, psicológica, fonoaudiológica, social, odontológica, nutricional, de terapia nutricional enteral e parenteral e de terapia ocupacional devem estar integradas às demais atividades assistenciais prestadas ao paciente, sendo discutidas em conjunto pela equipe multiprofissional.

A importância do fonoaudiólogo dentro da equipe multiprofissional das UTIs está focada, principalmente, no gerenciamento da deglutição do paciente grave, contribuindo para a prevenção de pneumonias aspirativas, com a indicação segura de alimentação por via oral, com o processo de desmame da traqueostomia, reduzindo, assim, o tempo de permanência nessas unidades e favorecendo a redução das taxas de reinternações.

As questões relacionadas à comunicação, como, por exemplo, a indicação da válvula de fala, também é de caráter fonoaudiológico e favorece o processo de restabelecimento das funções de deglutição e fala.

Nas UTIs, a presença da disfagia orofaríngea deve ser cuidadosamente investigada nos principais grupos de risco para aspiração. Dentre esses grupos de risco é bastante comum o encaminhamento para reabilitação fonoaudiológica de pacientes submetidos à intubação orotraqueal prolongada e/ou sob uso de traqueostomia.

INTUBAÇÃO OROTRAQUEAL

A intubação orotraqueal (IOT) é um procedimento frequentemente utilizado nas UTIs em pacientes graves que necessitam de auxílio para a manutenção da respiração, e essa intervenção pode causar complicações significativas na dinâmica da deglutição. A IOT prolongada é um fator que pode contribuir significativamente para o aumento do risco de aspiração após a extubação. De maneira geral, considera-se tempo prolongado de IOT períodos superiores a 24 ou 48 horas, variando entre alguns estudos.

A disfagia após IOT prolongada pode estar relacionada a fatores como: redução do nível de alerta por efeitos residuais de sedação, presença da sonda de alimentação, alterações da sensibilidade faringolaríngea, atrofia muscular provocada por desuso, supressão dos reflexos protetores de *gag* e tosse, assim como pela alteração do reflexo de deglutição. A avaliação fonoaudiológica nesses casos deve ocorrer após 24 horas de extubação.

PACIENTES TRAQUEOSTOMIZADOS

São comuns as alterações da deglutição e fonação no paciente traqueostomizado. A traqueostomia é um procedimento cirúrgico no qual um tubo é colocado abaixo da cartilagem cricoide (entre 3º e 4º anéis traqueais) para criar uma passagem de ar secundária para as vias aéreas. Esse procedimento é realizado com grande frequência nos hospitais gerais para o tratamento de insuficiências respiratórias por inúmeras causas, como IOT prolongada, presença de grande quantidade de secreção pulmonar, obstrução de vias aéreas superiores e alterações de deglutição (franca aspiração).

Na literatura há controvérsias sobre a relação entre a traqueostomia e a disfagia. Há estudos que referem que a traqueostomia afeta o mecanismo fisiológico da deglutição, como redução da elevação e anteriorização laríngea, alteração da sensibilidade laríngea e do fechamento glótico, atrofia dos músculos laríngeos, compressão esofágica pelo *cuff* e diminuição da pressão subglótica e do fluxo glótico. A prática fonoaudiológica para o gerenciamento desse grupo de risco para disfagia deve seguir um protocolo específico, com envolvimento da equipe multiprofissional e, mais especificamente, com grande participação da equipe de fisioterapia. A interdisciplinaridade adequada entre médico, enfermeiro, fisioterapeuta e fonoaudiólogo permite diminuir o tempo de uso de traqueostomia, acelerando o desmame e tornando-o mais seguro com menor risco de insucesso e complicações.

Bastante comum na UTI é a indicação fonoaudiológica, juntamente com a equipe multiprofissional, do uso das válvulas de fala (VF) para pacientes traqueostomizados em ventilação mecânica ou em respiração espontânea. A VF tem uma série de vantagens e algumas contraindicações e, à indicação adequada, traz benefícios diretos tanto para a deglutição como para a fala.

Devido ao momento de maiores cuidados e monitoramento da saúde do paciente internado na UTI e às potenciais e graves consequências da disfagia, é importante salientar o quanto o diagnóstico adequado da deglutição e o tratamento precoce são essenciais durante o tempo de permanência na UTI. O gerenciamento precoce pelo fonoaudiólogo contribui para a redução do risco de aspiração e eventual agravo da saúde e favorecimento para a alta da UTI.

MÉTODO

Um Programa Fonoaudiológico de Reabilitação da Deglutição adequado deve ser implantado nas UTIs, com pilares na prática baseada em evidência e controle de resultados. Esses aspectos padronizam as ações, favorecem a organização e promovem a melhora dos serviços oferecidos junto ao paciente crítico. Assim, observa-se a necessidade de avaliações fonoaudiológicas pró-ativas, planejadas e controladas, estabelecendo-se métodos objetivos, princípios de avaliação consensuais e de aplicação por profissionais com *expertise* na área. O Quadro 10.1 apresenta a síntese do PFRD-UTI considerando os dois tipos de pacientes atendidos: PFRD-UTI I – pacientes que não fazem uso de traqueostomia; e PFRD-UTI II – pacientes traqueostomizados.

Quadro 10.1 – **Programas Fonoaudiológicos de Reabilitação da Deglutição em UTI: I e II.**

PFRD-UTI I **Pacientes sem uso de traqueostomia**	Avaliação • PAP • PARD • PITA Gerenciamento • Reintrodução da alimentação por via oral (PITA) ou • Terapia direta ou indireta
PFRD-UTI II **Pacientes traqueostomizados**	Avaliação • PAP • TCA • TCAM (PARD) Gerenciamento • Reintrodução da alimentação por via oral (PITA) ou • Terapia intensiva direta ou indireta • Uso da válvula de fala

A avaliação fonoaudiológica nos pacientes internados em UTIs é realizada após solicitação médica para investigação do déficit de deglutição. Esse encaminhamento é realizado após a estabilização do quadro clínico, como estabilizaçõeso hemodinâmica, respiratória, nutricional, gástrica, cardíaca e neurológica. É importante considerar a normalização dos sinais vitais ou a estabilização da linha de base desses sinais dentro da doença apresentada para a realização dos procedimentos fonoaudiológicos.

PFRD-UTI I

Uma vez indicado ao acompanhamento fonoaudiológico, o paciente é inserido no PFRD-UTI, dando início ao processo de avaliação (Anexo 1). A primeira etapa desse processo se dá pela aplicação do Protocolo de Avaliação Preliminar (PAP). O PAP averigua aspectos gerais de respiração, fala, voz e estruturas/órgãos orofaciais e cervicais e inclui ainda aspectos relevantes para a possibilidade da avaliação da deglutição, como o estado de alerta e a pontuação na escala de coma de Glasgow.

A segunda etapa é a aplicação do Protocolo de Avaliação do Risco da Disfagia (PARD). Esse procedimento visa identificar indivíduos que requerem uma avaliação abrangente da deglutição ou iniciar terapia fonoaudiológica de forma indireta ou direta.

Diante da oferta de duas consistências, graduação de volume e verificação dos sinais risco para disfagia, o PARD favorece a identificação e a interpretação das alterações da dinâmica da deglutição, caracterização dos sinais clínicos sugestivos de penetração laríngea ou aspiração laringotraqueal e definição pontual da gravidade da disfagia.

Ao final, o PARD propicia, por meio da classificação da disfagia, a definição das condutas: direcionamento para terapia ou avaliação completa da deglutição, com a utilização de alimentos de diversas consistências e volumes obtidos com a oferta de refeições. O quadro 10.2 apresenta as condutas possíveis, conforme classificação:

Quadro 10.2 – **Classificação da deglutição e condutas.**

Deglutição normal ou funcional	• Alimentação por via oral assistida pelo fonoaudiólogo
Disfagia orofaríngea leve, leve a moderada e moderada	• Terapia direta (com alimento) e/ou indireta (sem alimento) • Alimentação por via oral assistida pelo fonoaudiólogo, de acordo com a seleção das consistências
Disfagia orofaríngea moderada a grave e grave	• Terapia direta e/ou indireta • Alimentação exclusiva pela via alternativa de alimentação

Na terceira etapa do PRD-UTI I é utilizado o Protocolo de Introdução e Transição Alimentar, exceto em pacientes com disfagia orofaríngea moderada a grave e grave. Além de melhor verificação da dinâmica da deglutição e confirmação da presença de sinais clínicos, a oferta de uma refeição completa tem por objetivo a observação da presença de alguns sinais de desconforto geral ou instabilidade clínica. Esses sinais podem estar relacionados direta ou indiretamente à fadiga durante a alimentação. Também analisa a presença de sinais clínicos sugestivos de penetração laríngea e/ou aspiração durante e após a oferta de volumes não controlados.

Para os pacientes indicados à terapia fonoaudiológica, deve-se definir um planejamento terapêutico para a reabilitação do distúrbio de deglutição, levando-se em consideração as bases neurológicas, anatômicas e fisiológicas. As escolhas das estratégias terapêuticas, além de serem definidas pelas manifestações da disfagia, estão baseadas também nos aspectos que se relacionam com a doença de base e característica evolução clínica, motivação do paciente, habilidades cognitivas, controle postural e quadro clínico geral.

Durante a terapia da deglutição os sinais vitais devem ser monitorados e cuidadosamente analisados, pois o paciente crítico pode não conseguir manter os sinais vitais iniciais durante a execução de procedimentos e técnicas fonoaudiológicas que exigem esforço físico.

Diferentes manobras e posturas de proteção de vias aéreas podem ser direcionadas aos pacientes internados em UTI, levando-se em consideração não somente o objetivo da técnica *vs.* as alterações da deglutição, mas especialmente o perfil clínico do paciente de UTI, o tempo de execução e o nível de esforço. A postura de cabeça fletida é comumente indicada e de fácil execução, por outro lado, a manobra como a supersupraglótica requer maior esforço cardiorrespiratório e, dessa forma, maior estabilidade clínica do paciente.

PFRD-UTI II

O PFRD-UTI II refere-se aos pacientes traqueostomizados em ventilação espontânea.

Nos pacientes traqueostomizados, a assistência fonoaudiológica segue as mesmas etapas das avaliações descritas acima, porém, após o PAP, é incorporado o teste do corante azul (TCA) e o teste do corante azul modificado (TCAM).

O TCA é um teste clínico que utiliza um marcador azul na língua para a coloração da saliva, para detectar a aspiração salivar em pacientes traqueostomizados, por meio da observação da coloração da secreção na aspiração endotraqueal. Assim, a saída de secreção com sinais do corante azul pela traqueostomia é indicativa de que o paciente está aspirando saliva.

Nesse momento, um dos objetivos é definir a possibilidade de manter o *cuff* desinsuflado, sob critérios de indicação para a decanulação. Após a discussão com equipe de fisioterapia e médica sobre a necessidade de sedação, insuficiência respiratória aguda ou crônica, obstrução de via aérea, cirurgias prévias de cabeça e pescoço, paralisia de pregas vocais, estenose glótica, subglótica e/ou traqueal, necessidade de ventilação mecânica, doença de base e condição clínica, é definida a indicação de desinsuflar o *cuff* para a realização do TCA.

No teste de desinsuflação do *cuff* é observado se o paciente mantém os sinais vitais estáveis, se apresenta sinais de desconforto respiratório e se é possível realizar a oclusão da cânula de traqueostomia, inicialmente com a oclusão digital evoluindo para o uso da válvula de fala ou obliterador de traqueostomia. Com a oclusão é observada a capacidade da respiração por via aérea superior, assim como se o fluxo expiratório é suficiente para produzir tosse e voz.

Após o TCA, é realizado o TCAM com a colocação do corante alimentício azul nos alimentos: os resultados positivos ao TCAM são conduzidos à terapia fonoaudiológica direta e/ou indireta; para os casos com resultado negativo e sem outros sinais clínicos do risco para disfagia, segue o PRFD-UTI I – aplicação do PITA.

Diante dos achados dos testes descritos, discute-se, juntamente com a equipe multiprofissional, a possibilidade de uso da válvula de fala e/ou início do processo de decanulação da traqueostomia.

No PFRD I e II o fonoaudiólogo pode contar ainda com o apoio de exames objetivos como complementares à avaliação clínica. Para avaliar a função da deglutição, são comumente utilizadas a videofluoroscopia, a videoendoscopia, a manometria, a eletromiografia etc., devendo ser pautadas as vantagens e desvantagens de cada instrumento. Entretanto, a aplicação clínica desses testes é comprometida pela necessidade de transporte dos pacientes ao departamento responsável e pela necessidade de equipamentos e profissionais especializados, o que não é viável em muitos centros hospitalares. Considerando as vantagens e a viabilidade, a videoendoscopia da deglutição à beira do leito é o exame comumente utilizado em UTI.

Os pacientes que receberem alta da UTI, mas não receberam alta fonoaudiológica, devendo permanecer sob gerenciamento da deglutição, recebem seguimento no Programa Fonoaudiológico de Reabilitação da Deglutição em Enfermaria (PFRD-E).

BIBLIOGRAFIA CONSULTADA

- Ajemian MS et al. Routine fiberoptic endoscopic evaluation of swallowing following prolonged intubation: implications for management. Arch Surg. 2001;136(4):434-7.
- American Speech-Language-Hearing Association. Knowledge and skills needed by speech-language pathologists providing services to individuals with swallowing and/or feeding disorders [Knowledge and Skill]: 2002; p.1-9.
- Andrade CRF. Pesquisa em gagueira: considerações fonoaudiológicas. Sociedade Brasileira de Fonoaudiologia 2005. [Apresentado no XIII Congresso Brasileiro de Fonoaudiologia. Setembro 2005; Santos, Brasil].
- Agência Nacional de Vigilância Sanitária (ANVISA). Resolução – RDC nº 7. Diário Oficial da União: 25 de fevereiro de 2010. 4p.
- Barquist E, Brown M, Cohn S, Lundy D, Jackowski J. Postextubation fiberoptic endoscopic evaluation of swallowing after prolonged endotracheal intubation: a randomized, prospective trial. Crit Care Med. 2001;29(9):1710-3.
- Bours GJJW, Speyer R, Lemmers J, Limburg M, de Wit R. Bedside screening tests vs. videofluoroscopy or fiberoptic endoscopic evaluation of swallowing to detect dysphagia in patients with neurological disorders: systematic review. J Adv Nurs. 2009;65(3):477-93.
- Corbin-Lewis K, Liss JM, Sciortino KL. Anatomia clínica e fisiologia do mecanismo da deglutição. 1ª ed. Cengage Learning Brasil; 2009.
- De Larminat V, Montravers P, Dureuil B, Desmonts JM. Alteration in swallowing reflex after extubation in intensive care unit patients. Crit Care Med. 1995;23(3):486-90.
- Donzelli J, Brady S, Wesling M, Theisen M. Effectsf the removal of the tracheotomy tube on swallowing during the fiberoptic endoscopic exam of the swallow. Dysphagia. 2005;20: 283-9.
- El Solh A, Okada M, Bhat A, Pietrantoni C. Swallowing disorders post orotracheal intubation in the elderly. Intensive Care Med. 2003; 29(9):1451-5.
- Frank U, Mäder M, Sticher H. Dysphagic patients with tracheotomies: a multidisciplinary approach to treatment and decannulation management. Dysphagia. 2007;22:20-9.
- Furkim AM, Santini CS. Disfagias orofaríngeas. 2ª ed. Barueri, SP: Pró-fono; 2004.
- Goldsmith T. Evaluation and treatment of swallowing disorders following endotracheal intubation and tracheostomy. Int Anesthesiol Clin. 2000;38(3):219-42.
- Hafner G, Neuhuber A, Hirtenfelder S, Schmedler B, Eckel HE. Fiberoptic endoscopic evaluation of swallowing in intensive care unit patients. Eur Arch Otorhinolaryngol. 2008;265: 441-6.

• Leder SB, Cohn SM, Moller BA. Fiberoptic endoscopic documentation of the high incidence of aspiration following extubation in critically ill trauma patients. Dysphagia. 1998; 13(4):208-12.

• Leder SB, Ross DA. Investigation of the relationship between tracheotomy and aspiration in the acute care setting. Laryngoscope. 2000; 110:641-4.

• Leder SB, Suiter DM, Warner HL. Aswering orientation questions and following single-step verbal commands: effect on aspiration status. Dysphagia. 2009;24(3):290-5.

• Logemann JA. Evaluation and Treatment of swallowing disorders. 2nd ed.Texas: Pro Ed; 1998.

• Mendes TAB, Cavalheiro LV, Arevalo RT, Sonegth R. Estudo preliminar sobre a proposta de um fluxograma de decanulação em traqueostomia com atuação interdisciplinar. Einstein. 2008;6(1):1-6.

• Padovani AR, Moraes DP, Mangili LD, Andrade CRF. Protocolo fonoaudiológico de avaliação do risco para disfagia. Rev Soc Bras Fonoaudiol. 2007;12(3):199-20.

• Padovani AR, Andrade CRF. Protocolo fonoaudiológico de introdução e transição da alimentação por via oral para pacientes com risco para disfagia (PITA). Mestrado FMUSP; 2010.

• Perry L, Love CP. Screening for dysphagia and aspiration in acute stroke: a systematic review. Dysphagia. 2001;16:7-18.

• Postma GN, McGuirt WF Sr, Butler SG, Rees CJ, Crandall HL, Tansavatdi K. Laryngopharyngeal abnormalities in hospitalized patients with dysphagia. Laryngoscope. 2007;117(10): 1720-2.

ANEXO 1 – **Fluxograma do PFRD-UTI I.**

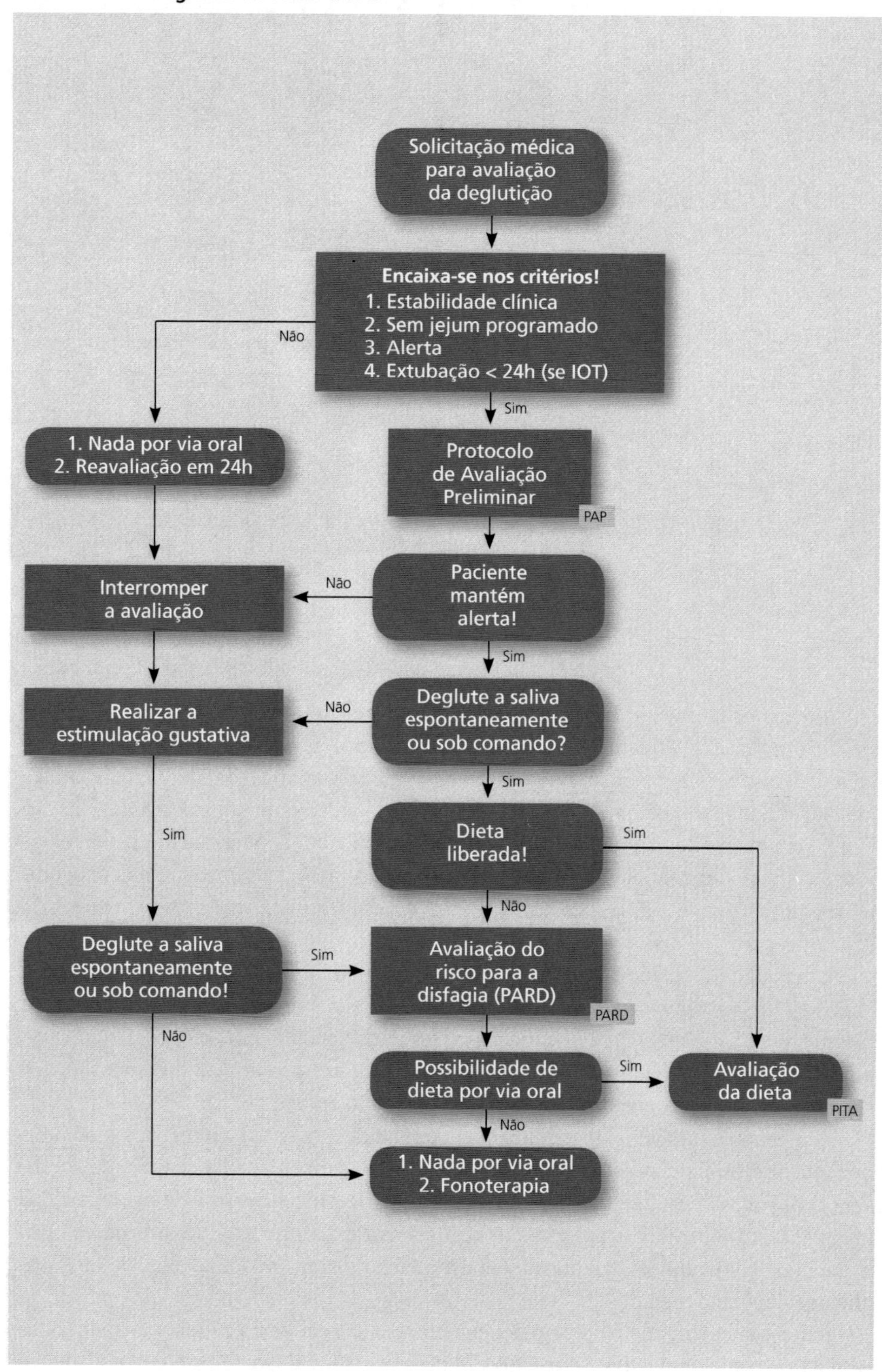

11

Avaliação Objetiva da Deglutição: Videoendoscopia

Patricia Paula Santoro
Elza Maria Lemos
Roberta Ismael Dias Garcia

A avaliação objetiva da disfagia pode ser feita pelo estudo das fases oral, faríngea e esofágica. Se durante a avaliação clínica, por meio dos sintomas, sinais e histórico da doença de base, houver suspeita de disfagia orofaríngea, os exames mais utilizados na rotina de investigação são a videoendoscopia da deglutição (VED)[1] e o videodeglutograma (videofluoroscopia)[2,3]. É necessário conhecer as indicações, as limitações, os riscos e o grau de invasão inerente a cada procedimento, para que se estabeleça um critério de escolha da opção mais adequada para cada caso[2].

A avaliação funcional da deglutição por nasofibrofaringolaringoscopia (FEESS – *fiberoptic endoscopic examination of swallowing safety*) descrita por Langmore et al. (1988)[4] permite a caracterização dos eventos orofaríngeos da deglutição, a classificação da gravidade da disfagia e possibilita a discussão dos critérios nutricionais e pulmonares para a decisão terapêutica.

Esse exame também possibilita a detecção de possíveis alterações anatômicas e/oufuncionais das estruturas envolvidas na deglutição. Avalia, ainda, a eficácia do processo de deglutição e a integridade dos mecanismos de proteção das vias aéreas, ao simular uma refeição com oferta de alimentos de diferentes consistências e quantidades, mantendo-se uma visão direta pelo aparelho de fibronasofaringolaringoscopia[5-7].

Trata-se de um método seguro, amplamente realizado pelos otorrinolaringologistas, pouco invasivo, que não envolve a radiação ionizante e possibilita a realização de exames seriados, o que facilita a análise da eficácia terapêutica instituída. Pode ser realizado em paciente de qualquer idade, andante, cadeirante ou à beira do leito.

SEQUÊNCIA DO EXAME

ANAMNESE

Inicialmente, questionam-se as alterações relacionadas à deglutição. A anamnese dirigida tem por objetivo esclarecer aspectos etiológicos, clínicos gerais e o desempenho do paciente durante a alimentação. Assim, a coleta desses dados permite ao avaliador levantar hipóteses para a obtenção de possível diagnóstico etiológico, ter conhecimento sobre a presença de afecções associadas, a integridade dos aspectos cognitivos, os distúrbios broncopulmonares e o estado clínico geral do paciente[8].

POSICIONAMENTO DO INDIVÍDUO

O paciente é orientado a permanecer em posição sentada, com a região cervical em posição de leve ventroflexão. O aparelho de nasofibrofaringolaringoscopia é introduzido por meio da fossa nasal mais ampla do indivíduo, sem a utilização de anestesia tópica, para não interferir na sensibilidade faringolaríngea[9] (Fig. 11.1).

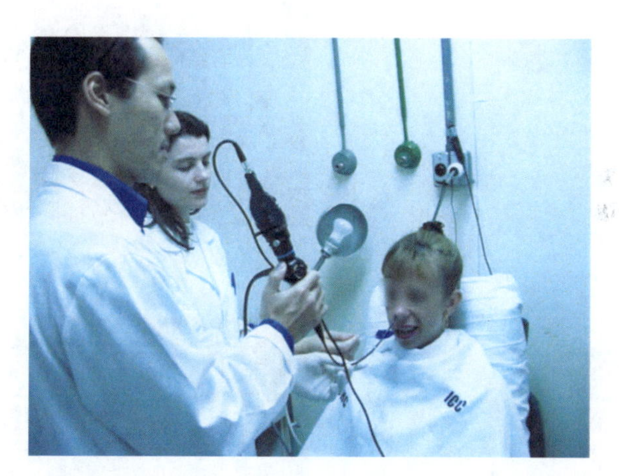

Figura 11.1 – Posicionamento do indivíduo para a realização da videoendoscopia da deglutição.

ROTINA DO EXAME

A rotina de realização do exame de VED segue os protocolos descritos por Langmore et al.[4] e Santoro et al.[8].

PRIMEIRA ETAPA

Na primeira etapa do exame de VED realiza-se a avaliação da rinofaringe, visão panorâmica faringolaríngea, visão laríngea e da sensibilidade faringolaríngea[4,10,11] (Fig. 11.2).

São avaliados os seguintes eventos: **fechamento velofaríngeo** durante a fonação de fonemas plosivos e fricativos e durante a deglutição. O fechamento completo pode ser anteroposterior, laterolateral, circular ou circular com anel de Passavant. O fechamento incompleto pode ser decorrente de insuficiência ou incompetência.

Posteriormente, avaliam-se a presença de **estase salivar** e a ocorrência ou não de **aspiração de saliva**; a presença de estase salivar não significa impossibilidade de alimentação por via oral, pois se o paciente apresenta reflexo de tosse, o que sugere sensibilidade preservada, e essa for efetiva, existe maior segurança para a oferta de alimento durante a VED. É importante questionar se o paciente está se alimentando por via oral e, em caso afirmativo, o exame é apenas uma reprodução da rotina diária do paciente.

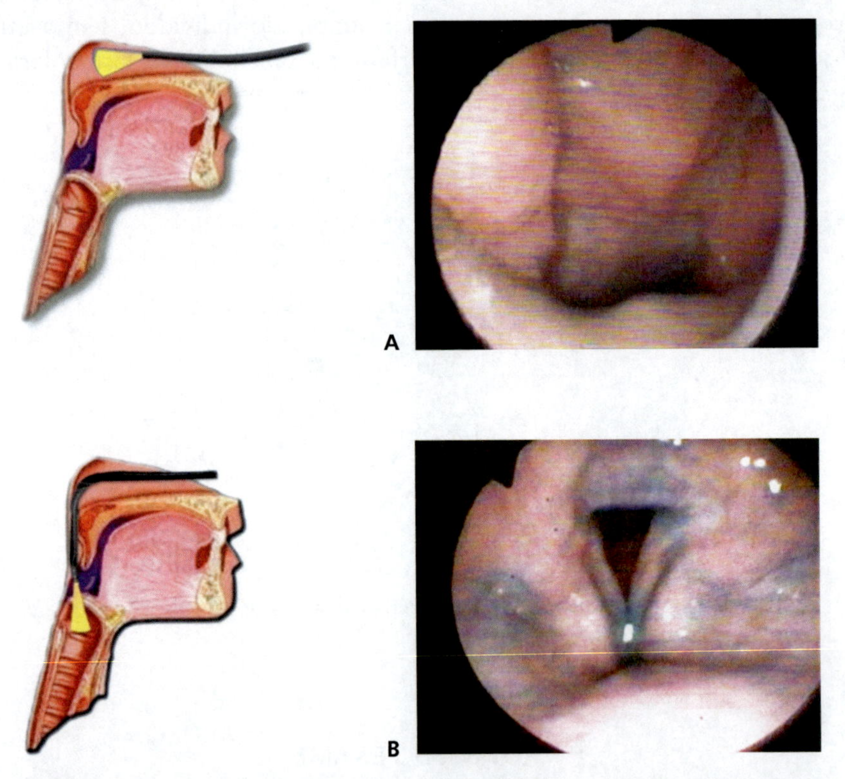

Figura 11.2 – Posicionamento do aparelho de nasofibrofaringolaringoscopia para avaliação estrutural e funcional da faringe e laringe. **A**) Visão da rinofaringe. **B**) Visão laríngea.

Para a avaliação do **fechamento glótico,** que é a chave para a proteção da via aérea durante a deglutição, solicita-se ao paciente que realize a fonação da vogal sustentada "i".

Nessa etapa do exame procede-se também à observação da **laringe posterior** (aspecto da região de aritenoides, região retrocricoide e mucosa interaritenóidea) e avaliação da **sensibilidade faringolaríngea.** O teste da sensibilidade é realizado por meio do toque da ponta da fibra óptica na epiglote, pregas ariepiglóticas, aritenoides e pregas vocais bilateralmente. A resposta positiva dá-se pelo desencadeamento do reflexo de adução glótica ou sensação de desconforto, como náuseas, pigarro ou tosse. Apesar de o toque do aparelho constituir um estímulo muito mais potente do que a presença de alimento ou saliva, acredita-se que, se o toque do aparelho, especialmente ao nível das pregas vocais, não resultar em respostas, o estímulo com secreções ou alimento também não traduzirá em respostas efetivas[4]. Em 1998, Aviv et al.[12] descreveram um nasofibroscópio com canal de instrumentação que permitia a passagem de pulsos de ar emitidos por uma fonte geradora e com pressões controladas, para avaliar objetivamente a sensibilidade das estruturas faringolaríngeas. Este mecanismo exclui a interferência do toque do aparelho, porém não está disponível em todos os centros especializados. A sensibilidade é um importante parâmetro a ser avaliado, pois pacientes com sensibilidade preservada protegem-se da aspiração laringotraqueal de forma mais efetiva.

Parâmetros avaliados na faringe e laringe

- Fechamento velofaríngeo na fonação.
- Fechamento velofaríngeo na deglutição.
- Presença de estase salivar.
- Sinais de aspiração de saliva.
- Mobilidade das pregas vocais.
- Fechamento glótico.
- Observação da laringe posterior.
- Sensibilidade faringolaríngea.

SEGUNDA ETAPA

Na segunda etapa do exame, observam-se as capacidades e as limitações relacionadas à deglutição, ofertando-se amostras alimentares de acordo com a idade, nas consistências líquida (3ml, 5ml, 10ml e goles livres), líquida espessada (3ml, 5ml, 10ml e goles livres), pastosa (3ml, 5ml e 10ml) e sólida (¼ de biscoito "água e sal", com 3,6cm^3), preparadas com espessante alimentar de amido modificado, adicionado à água filtrada em temperatura ambiente, coradas com azul de anilina (corante comestível) ou alimentos da rotina do paciente[8]. Avalia-se as questões referentes aos principais eventos da fase faríngea, detecta-se objetivamente a aspiração laringotraqueal e a necessidade de aplicar manobras de proteção, limpeza e/ou alternância de consistências (Figs. 11.3 e 11.4).

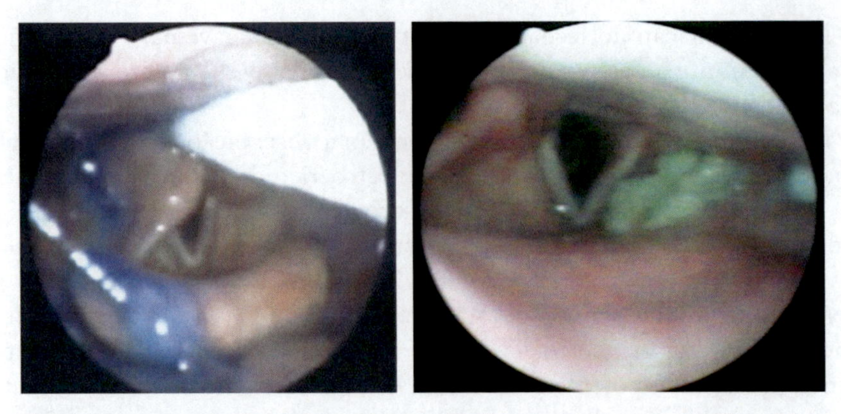

Figura 11.3 – Penetração laríngea: presença do alimento em algum ponto do vestíbulo laríngeo sem ultrapassar o nível das pregas vocais.

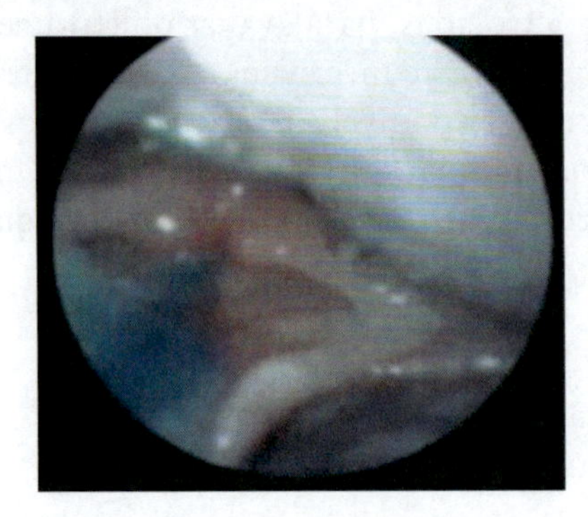

Figura 11.4 – Aspiração laringotraqueal: corresponde à presença do alimento abaixo do nível das pregas vocais.

São observados parâmetros qualitativos[13-16] e quantitativos[13].

Em relação aos parâmetros qualitativos, avalia-se: **mobilidade da base da língua**, durante a oferta do sólido, por ser mais bem avaliada na fase de preparação do bolo. Pode estar diminuída em pacientes com doença de Parkinson e pós-radioterapia para tumores de cabeça e pescoço.

O **refluxo nasal** de alimento é o retorno do alimento para a rinofaringe durante a deglutição; depois de testadas todas as consistências, o aparelho é posicionado novamente na rinofaringe e ofertado 10ml de líquido ou líquido espessado para avaliar a ocorrência de refluxo nasal.

Escape precoce ocorre quando o alimento entra na orofaringe antes de iniciado o mecanismo de ejeção do bolo pela língua. É uma alteração de fase oral, na qual o paciente não contém o alimento na boca. Pode ocorrer por controle lingual pobre ou quando há comprometimento motor e sensorial da fase oral.

Atraso no disparo do reflexo ocorre quando o bolo alimentar se acumula em recessos orais ou hipofaríngeos após propulsão oral por mais de 2 segundos; é um atraso para iniciar a fase faríngea da deglutição. É um sinal de gravidade, pois pode resultar em aspiração antes ou durante a **deglutição, pois o alimento atinge a hipofaringe sem a percepção do indivíduo.**

É importante também avaliar a presença de resíduos, que corresponde à presença de alimento após três deglutições voluntárias em indivíduos normais, ou total de deglutições espontâneas. A presença de resíduos na valécula pode ser decorrente de diminuição da mobilidade da base da língua ou redução da contração faríngea; quando presente em recessos piriformes e em região posterior, pode ser decorrente de alterações da elevação laríngea ou comprometimento do esfíncter esofágico superior, principalmente para resíduos na região retrocricoide, que pode inferir alguma alteração na transição faringoesofágica. Esses resíduos também podem decorrer de alteração dos músculos constritores da faringe, que leva a uma propulsão faríngea ruim.

Penetração é definida quando o alimento atinge o vestíbulo laríngeo, porém não ultrapassa o nível das pregas vocais; é um sinal maior de gravidade, pelo risco de o alimento atingir a via aérea.

Aspiração é a presença do alimento sobre ou abaixo do nível das pregas vocais e pode ocorrer antes, durante ou após a deglutição. A ocorrência de aspiração antes da deglutição geralmente se dá por escape precoce ou atraso para iniciar a deglutição. A aspiração durante a deglutição ocorre por alteração do fechamento laríngeo por incoordenação ou imobilidade e é avaliada indiretamente por meio de tosse ou visualização do alimento na traqueia após o término da deglutição, já que o evento é perdido pela ocorrência do *white out*. Aspiração após a deglutição ocorre por transbordamento de resíduos ou comprometimento do esfíncter esofágico superior.

Etiologia da aspiração

No quadro 11.2 apresentamos a etiologia da aspiração[17].

O volume de aspiração é avaliado de forma subjetiva, o que dificulta a investigação científica. Considera-se aspiração maciça quantidades superiores a 10% do volume ofertado e microaspiração volumes inferiores a 10%. Aspiração silenciosa ou silente é a presença de saliva ou alimento abaixo do nível das pregas vocais sem haver sintomas de tosse ou qualquer indicativo de dificuldade de deglutição[16]. A maioria dos aspiradores silenciosos apresenta aspiração maciça de alimento.

Finalmente, o reflexo de tosse deve ser avaliado nos casos onde ocorre penetração ou aspiração do bolo alimentar.

Em relação aos parâmetros quantitativos, avalia-se o **número de deglutições espontâneas**, que é o número de deglutições que o paciente realiza espontaneamente até obter a sensação de haver limpado todo o bolo alimentar.

O **número de deglutições para clareamento** corresponde às deglutições solicitadas pelo examinador, para limpar resíduos após as deglutições espontâneas. É considerado normal até três deglutições para limpeza do bolo.

Quadro 11.1 – Etiologia da aspiração[17].

Antes da deglutição	• Redução do controle motor oral • Atraso ou ausência do reflexo de deglutição
Durante a deglutição	• Redução do fechamento laríngeo • Redução da retroversão da epiglote • Redução da elevação e anteriorização laríngea
Após a deglutição	• Redução da contração faríngea • Disfunção do esfíncter esofágico superior ou inferior • Redução da elevação laríngea • Alterações estruturais

Parâmetros da deglutição

No quadro 11.2 apresentamos os parâmetros da deglutição.

Quadro 11.2 – Parâmetros da deglutição.

Parâmetros qualitativos	
Da fase oral	**Da fase faríngea**
• Escape precoce • Mobilidade da base da língua • Refluxo nasal de alimento	• Atraso no disparo da deglutição • Presença de resíduo pós-deglutição • Penetração • Aspiração do bolo alimentar • Reflexo de tosse
Parâmetros quantitativos	
• Número de deglutições espontâneas • Número de deglutições para clareamento • Número total de deglutições	

TERCEIRA ETAPA

A terceira etapa do exame possibilita adequar técnicas de tratamento, ou seja, testar manobras nos casos de pacientes disfágicos.

Alguns autores consideram o exame incompleto se na vigência de alteração não forem testadas manobras. Por meio das manobras é possível adequar volumes e consistências a serem ofertados, bem como sua efetividade. As principais manobras utilizadas são as posturais facilitadoras, as de proteção das vias aéreas, alternância de consistências, deglutições múltiplas, entre outras.

Por fim, as observações feitas da VED permitem a classificação endoscópica da gravidade da disfagia orofaríngea: deglutição normal, disfagia leve, disfagia moderada e disfagia grave[1].

TÉCNICA DO EXAME

Durante o exame de VED, o aparelho de nasofibrofaringolaringoscopia é posicionado na porção mais superior na faringe, posterior à úvula, acima do topo da epiglote. Considerando-se que no momento da deglutição a laringe se eleva e se anterioriza, busca-se evitar o toque do aparelho nas estruturas faringolaríngeas para não desencadear o reflexo nauseoso, com consequente comprometimento da dinâmica da deglutição.

No momento exato da deglutição ocorre a contração das paredes faríngeas sobre o aparelho de nasofibrofaringolaringoscopia, que bloqueia a passagem da luz e consequentemente impede a visualização direta dos eventos da deglutição. Esse momento foi denominado "fase de clarão" (*white-out*) (Fig. 11.5).

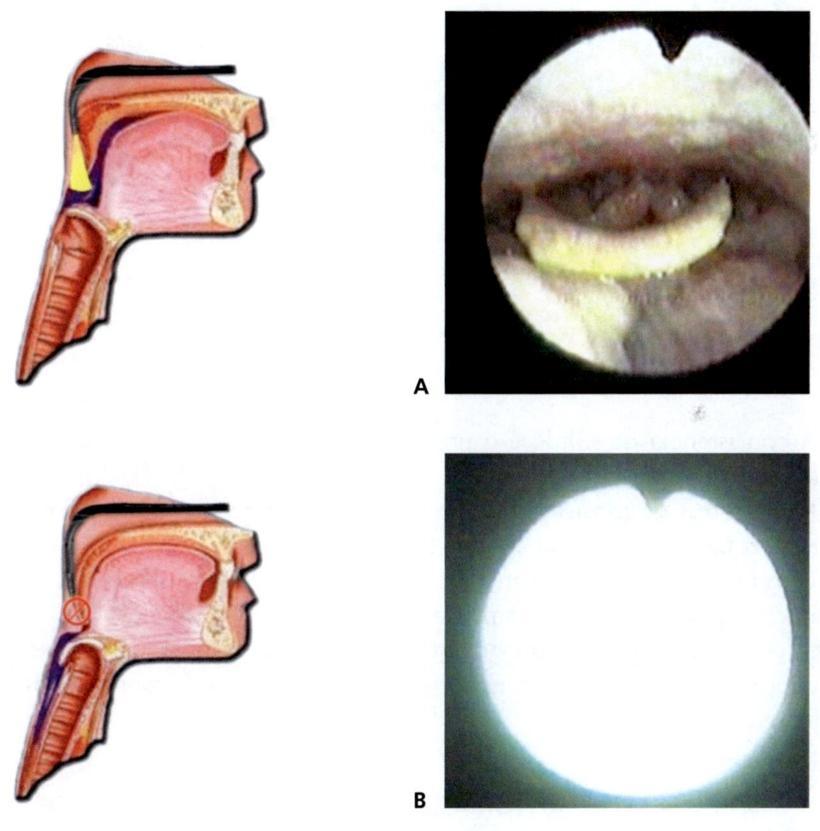

Figura 11.5 – Posicionamento do aparelho de nasofibrofaringolaringoscopia para: (**A**) a avaliação da deglutição e (**B**) a "fase de clarão" (*white out*).

PREPARO DAS AMOSTRAS DE CONSISTÊNCIAS ALIMENTARES CORADAS

A consistência de líquido corresponde à água filtrada em temperatura ambiente. Para atingir as consistências de líquido espessado e pastoso é utilizado espessante alimentar à base de amido de milho modificado mais maltodextrina, que são adicionados à água filtrada em temperatura ambiente, respeitando-se a padronização de consistências do produto Thick & Easy® (Fresenius Kabi):

- Líquido espessado – uma colher das de sopa medida (4,5g = 15ml) do espessante para 100ml de água = 122cP a 142cP de viscosidade a 25°C (Fig. 11-6A).
- Pastoso: duas colheres das de sopa medida (9g = 30ml) do espessante para 100ml de água = 3510cP a 4060cP a 25°C (Fig. 11.6B).

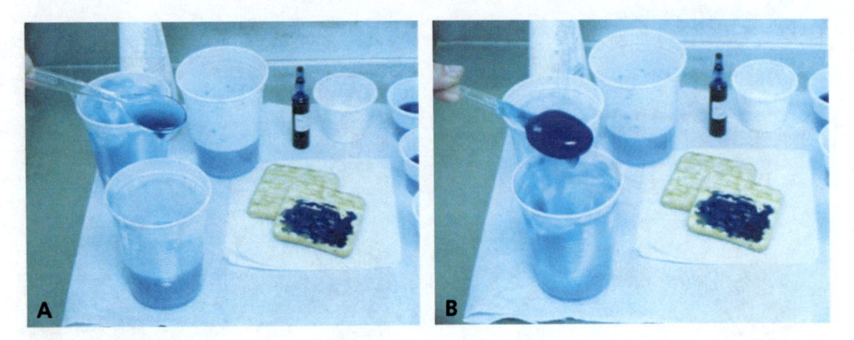

Figura 11.6 – Preparo das consistências de líquidos espessado (**A**) e pastoso (**B**).

A consistência de sólido é o próprio biscoito "água e sal" (¼ de biscoito "água e sal" corresponde a 3,6cm^3).

As amostras de consistências alimentares são oferecidas aos indivíduos conforme a sequência, que varia com os dados de anamnese.

Durante a avaliação estrutural e funcional, podem-se observar obstruções mecânicas, alteração do fechamento glótico, estase salivar, aspiração salivar franca ou comprometimento evidente da sensibilidade local, podendo-se optar por interromper o exame, sem expor o paciente ao risco de aspirar as amostras de alimentos corados[4,10-12].

PARÂMETROS DE NORMALIDADE OBSERVADOS NA VED

Os parâmetros observados em deglutições orofaríngeas normais são:

- contenção oral normal;
- ausência de estase salivar;
- sensibilidade faringolaríngea presente ao toque da ponta da fibra óptica;
- até três deglutições para clareamento de cada oferta de bolo alimentar;

- ausência de resíduo, penetração e aspiração laríngea após cada oferta de amostras de consistências alimentares; e
- ausência de regurgitação nasal após cada oferta de amostras de consistências alimentares.

CLASSIFICAÇÃO ENDOSCÓPICA DA DEGLUTIÇÃO

A classificação é fundamentada nos parâmetros observados na VED[1]:

Deglutição normal (grau 0) – contenção oral normal, reflexos presentes, ausência de estase salivar, alimentar e aspiração, menos de três tentativas de propulsão do bolo.

Disfagia leve (grau 1) – estase pós-deglutição pequena, menos de três tentativas de propulsão do bolo, ausência de regurgitação nasal e penetração laríngea.

Disfagia moderada (grau 2) – estase salivar moderada, maior estase pós-deglutição, mais de três tentativas de propulsão do bolo, regurgitação nasal, redução da sensibilidade laríngea com penetração, porém sem aspiração traqueal.

Disfagia grave (grau 3) – grande estase salivar, piora acentuada de resíduos pós-deglutição, propulsão débil ou ausente, regurgitação nasal, aspiração traqueal.

REFERÊNCIAS BIBLIOGRÁFICAS

1. Macedo Filho ED. Avaliação endoscópica da deglutição (VED) na abordagem da disfagia orofaríngea. In: Jacobi JS, Levy DS, Silva LMC. Disfagia – avaliação e tratamento. 1ª ed. Rio de Janeiro: Revinter; 2003. p. 332-42.
2. Bastian RW. Contemporary diagnosis of the dysphagic patient. Otolaryngol. Clin. North Am. 1998;31(3):489-506.
3. Langmore SE. Evaluation of oropharyngeal dysphagia: which diagnostic tool is superior? Curr Opin Otolaryng Head Neck Surg. 2003;11:485-9.
4. Langmore SE, Schatz K, Olsen N. Fiberoptic endoscopic examination of swallowing safety: a new procedure. Dysphagia. 1988; 2:4,216-9.
5. Santoro P, Tsuji DH, Lorenzi MC, Ricci F. A utilização da videoendoscopiada deglutição para a avaliação quantitativa da duração das fases oral e faríngea da deglutição na população geriátrica. Arq Int Otorrinolaringol. 2003;7(3):181-7.
6. Santoro PP. Avaliação funcional da deglutição por fibronasofaringolaringoscopia na doença de Parkinson: aspectos qualitativos e quantitativos [Tese]. São Paulo (SP): Faculdade de Medicina da Universidade de São Paulo; 2003.
7. Kelly AM, Drinnan MJ, Leslie P. Assessing penetration and aspiration: How do videofluoroscopy and fiberoptic endoscopic evaluation of swallowing compare? Laryngoscope. 2007;117:1723-7.
8. Santoro PP, Furia CLB, Forte AP, Lemos EM, Garcia RID, Tavares RA et al. Otolaryngology and speech therapy evaluation in the assessment of oropharyngeal dysphagia: a combined protocol proposal. Braz J Otorhinolaryngol. 2011;77(2):201-13.
9. Hiss SG, Postma GN. Fiberoptic endoscopic evaluation of swallowing. Laryngoscope. 2003;113:1386-93.
10. Bastian RW. The videoendoscopic swallowing study: an alternative and partner to the videofluoroscopic swallowing study. Dysphagia. 1993;8:359-67.
11. Murray J, Langmore SE, Ginsberg S, Dostie A. The significance of accumulated oropharyngeal secretions and swallowing frequency

in predicting aspiration. Dysphagia. 1996; 11:99-103.

12. Aviv JE, Sacco RL, Kaplan S, Goodhart K, Diamond B, Close LG. FEESST: a new bedside endoscopic test of the motor and sensory components of swallowing. Ann Otol Rhinol Laryngol. 1998;107:378-87.
13. Bird MR, Woodward MC, Gibson EM et al. Asymptomatic swallowing disorders in elderly patients with Parkinson's disease: a description of findings on clinical examination and videofluoroscopy in 16 patients. Age Ageing. 1994;23:251-4.
14. Leopold NA, Kagel MC. Laryngeal deglutition movement in Parkison's disease. Neurology. 1997;48:373-5.
15. Tracy JF, Logemann JA, Kahrilas PJ, Kobara M, Krugler C. Preliminary observations on the effects of age on oropharyngeal deglutition. Dysphagia. 1989;4:90-4.
16. Horner J, Massey EW. Silent aspiration following stroke. Neurology. 1988;38:317-19.
17. Gaziano JE. Evaluation and management of oropharyngeal dysphagia in head and neck cancer. Cancer Control. 2002;9(5):400-9.

Parte III

Pesquisas: Disfagia nos Grupos Populacionais

12

Disfagia e Tétano

Laura Davison Mangilli
Fernanda Chiarion Sassi
Alfredo Luiz Jácomo
Claudia Regina Furquim de Andrade

OBJETIVO

O objetivo deste estudo foi caracterizar o funcionamento sensório-motor oral dos órgãos e funções do sistema miofuncional orofacial em pacientes com tétano, admitidos em unidade de terapia intensiva.

FUNDAMENTAÇÃO TEÓRICA

O tétano ainda é uma questão significativa de saúde nos países em desenvolvimento. Desde o início da introdução dos programas de vacinação e do avanço das políticas públicas de saúde, o tétano tornou-se raro em países desenvolvidos[1]. A incidência global da doença é de 1 milhão por ano[2-4]. Trata-se de uma doença grave, com alto índice de mortalidade, mas de fácil prevenção por meio da vacinação[2,3]. A maioria dos casos de tétano é observada em adultos e idosos que não foram imunizados, ou que foram imunizados de maneira inadequada[1,4]. A forma mais efetiva de prevenção da doença é por meio dos programas de imunização no período pré-natal e durante a infância[4]. A incidência dessa doença é alta nos países em desenvolvimento[4-7], e durante as últimas décadas sua ocorrência no Brasil vem diminuindo progressivamente.

O tétano é uma doença infecciosa, causada pela tetanospasmina (TS), produzida por cepas toxigênicas da bactéria *Clostridium tetani*[2,5,8-12]. A infecção geralmente ocorre pela introdução de esporos do *Clostridium tetani* em ferimento. Condições anaeróbicas facilitam a proliferação da bactéria e, assim, da produção da toxina. A TS presente na lesão ou foco tetânico distribui-se pela substância fundamental amorfa que embebe músculos e tecido conjuntivo adjacentes. Quando a toxina tetânica atinge a junção neuromuscular, esta adere-se e penetra em terminações axonais do neurônio motor inferior.

A toxina é transportada de forma retrógrada para o sistema nervoso central, percorrendo o axônio motor até o corpo celular situado na medula espinal ou no tronco cerebral[2,6,8,9,11-13]. Nesse nível, a TS atravessa a sinapse e atinge o axônio de neurônios inibidores locais. A TS impede a liberação de neuromediadores inibitórios (glicina e/ou gama-aminobutírico) que atuam no motoneurônio inferior. A consequência final é o aumento da frequência de disparos do motoneurônioinferior[2,6,8,9,11-13].

Clinicamente, a liberação dos disparos do motoneurônio inferior manifesta-se por hipertonia muscular e por espasmos musculares aos estímulos sensoriais. A musculatura mais frequente e precocemente acometida no tétano é a proximal, ocasionando características como riso sardônico, trismo, rigidez de nuca e engasgos. No entanto, na doença generalizada há também comprometimento de tronco e musculatura apendicular. A musculatura apresenta tanto alterações de tonicidade como de mobilidade[2,6,8,9,13].

O tétano exige que haja uma observação clínica cuidadosa e suporte de vida avançado em unidade de terapia intensiva, pois a letalidade da doença é elevada, podendo ser influenciada por inúmeros fatores: gravidade do quadro clínico, idade do paciente e tratamento utilizado[6-8]. O tratamento de suporte da doença visa principalmente manter a permeabilidade das vias aéreas e garantir a ventilação pulmonar. Caso esses objetivos não sejam atingidos pelo relaxamento neuromuscular e analgesia, procedimentos como o uso de sedação, ventilação mecânica invasiva e traqueostomia podem ser necessários.

O desmame da ventilação mecânica no paciente tetânico deve ser realizado com cautela, e a estimativa do tempo de uso da traqueostomia é difícil de ser determinada. Muitas vezes, é necessário prorrogar o período de traqueostomia e o uso de sonda gástrica, devido a disfagia, engasgos e incapacidade de eliminar secreções do paciente.

O ciclo da doença dura, habitualmente, de 3 a 4 semanas, podendo este período estender-se para os casos mais graves[2,9-12]. A fixação da toxina tetânica no sistema nervoso é irreversível, sendo necessária a formação de novos terminais sinápticos para que se restabeleça a função neural.

A deglutição, a mastigação e a fala necessitam de uma atividade coordenada dos músculos da boca, faringe, laringe e esôfago, que são inervados pelo sistema nervoso central e periférico[14]. Alterações no sistema miofuncional orofacial incluem condições específicas que podem causar impacto negativo na postura oral e na realização das funções estomatognáticas. Consequentemente, todas essas alterações podem comprometer a alimentação e a qualidade de vida dos indivíduos[15]. As características clínicas dos distúrbios da deglutição (ou disfagia) já foram identificadas e decorrem de alterações funcionais das estruturas sensório-motoras orais e do esôfago. Eles incluem disfonia, disartria, alteração do reflexo de *gag*, presença de tosse e/ou engasgo, mudança da qualidade da voz após a deglutição, alteração no selamento labial e no movimento da língua, fraqueza na musculatura facial, aumento no tempo do trânsito oral e faríngeo, deglutição incompleta, regurgitação nasal, atraso ou ausência do reflexo de deglutição[16-22].

Os distúrbios da deglutição, também conhecidos como disfagia, podem resultar em morbidade e mortalidade significativas, uma vez que favorecem a desnutrição e aspiração de alimentos com consequentes quadros de pneumonias aspirativas[14,16,17,23,24] e prejuízo na qualidade de vida dos indivíduos[14,25-27].

Os fonoaudiólogos são habilitados para avaliar e tratar as alterações de deglutição de forma objetiva, reabilitar a musculatura facial e cervical, propiciar a evolução das trocas de cânulas e orientar a reintrodução alimentar por via oral[28-30]. A participação desses profissionais na equipe multidisciplinar visa a prevenção e redução de complicações decorrentes das alterações no sistema estomatognático[25,28-31], contribuindo assim para a redução do tempo de internação e da taxa de reinternações por complicações[14,31].

MÉTODO

Este estudo envolveu pacientes com diagnóstico clínico de disfagia, admitidos na UTI de Moléstias Infecciosas do Hospital das Clínicas da Faculdade de Medicina da Universidade de São Paulo. Esta UTI é composta por sete leitos destinados a pacientes com tétano, botulismo, leptospirose, hepatite, febre hemorrágica, aids e outras doenças infectocontagiosas.

Esse estudo foi aprovado pela Comissão de Ética da Instituição (CAPPesq – HCFMUSP 841/06) e o consentimento livre e esclarecido foi assinado pelas famílias de todos os participantes.

Os critérios de inclusão adotados na pesquisa foram: diagnóstico clínico de tétano e idade acima de 18 anos. Os pacientes que foram submetidos a procedimentos cirúrgicos de cabeça e pescoço foram excluídos do estudo, assim como aqueles que apresentavam doenças neurológicas, déficits cognitivos e rebaixamento do nível de consciência que impedisse a compreensão das ordens verbais dadas durante a avaliação.

Os pacientes foram avaliados durante a fase de convalescença. Para pacientes com tétano, a convalescença foi considerada com base na habilidade do paciente em respirar espontaneamente, sem a necessidade de ventilação mecânica ou com o uso intermitente de ventilação. Após a retirada da sedação, todos os pacientes da pesquisa apresentavam nível de consciência que permitiu a compreensão das instruções dadas pelo avaliador e a realização de tarefas simples pertinentes à avaliação[14]. O nível de consciência de todos os pacientes foi determinado pelo *Mini-Mental State test*[32].

Durante os 24 meses da pesquisa, foram avaliados um total de 13 pacientes, 12 do gênero masculino e 1 do gênero feminino, com idade média de 53,69 anos (36-85 anos). Todos os participantes haviam sido intubados e sedados; o tempo médio do uso de sedação foi de 20,23 dias. Todos os pacientes foram traqueostomizados (cânula plástica com *cuff*) e utilizaram a via alternativa de alimentação por sonda orogástrica. O tempo médio do uso de ventilação mecânica foi aproximadamente de 29,84 dias (mínimo de 10 dias e máximo de 60 dias).

A escala utilizada para a classificação da gravidade do tétano considerou os seguintes aspectos, conforme literatura específica: período de incubação (< 7dias), tempo de início (< 48 horas), risco da porta de entrada (localização do foco tetânico), tétano generalizado, temperatura corporal (acima de 40°C), taquicardia (batimentos cardíacos >120). Quando presente, cada item recebeu um ponto. A gravidade foi determinada pela conversão da pontuação final: leve (0-1), moderada (2-3), grave (4), muito grave (5-6)[2]. O diagnóstico clínico predominante no estudo foi o de tétano grave generalizado (n = 10), seguido por tétano muito grave generalizado (n = 3).

A avaliação dos órgãos e funções do sistema miofuncional orofacial foi realizada em uma única sessão, com aproximadamente 40 minutos de duração, na UTI do hospital. Todos os participantes foram avaliados por um dos pesquisadores do estudo na posição sentada, para que sua postura não interferisse nos resultados[33].

A metodologia de avaliação adotada neste estudo foi a mesma descrita no *Simple Screening Tool for Dysphagia in Patients with Stroke*[33]. Nishiwaki et al.[33] sugeriram uma comparação dos achados clínicos com os resultados encontrados na fluoroscopia. Neste estudo, a avaliação direta e indireta da orofaringe e esôfago por exame de imagem não foi possível, uma vez que a remoção dos participantes e a adaptação dos equipamentos de imagem ao ambiente da UTI não foram consideradas viáveis pela equipe médica. Dessa forma, o estudo foi limitado à descrição do funcionamento sensório-motor oral dos órgãos e funções do sistema miofuncional orofacial.

De acordo com Nishiwaki et al.[33], a avaliação dos movimentos motores orais inclui a pontuação de seis itens: fechamento labial, movimento de língua, elevação de palato, reflexo de *gag*, qualidade vocal e função motora de fala, utilizando pontuação binária (normal/anormal). As funções de lábio, língua e palato mole foram avaliadas considerando a presença de assimetria, força e agilidade de cada movimento isolado. O reflexo de *gag* foi eliciado por método padronizado (toque com espátula nas fauces, dorso de língua e valécula). A qualidade vocal foi caracterizada como anormal quando classificada como molhada, soprosa, tensa ou com rouquidão não específica. O controle motor da fala foi avaliado com base na precisão articulatória e agilidade na produção da fala espontânea e na repetição da sequência /pa/, /ta/, /ka/. O protocolo também avalia a deglutição de água, observando as fases oral e faríngea.

A classificação dos aspectos alterados seguiu os parâmetros descritos a seguir:

FECHAMENTO LABIAL

Foram observados os aspectos de simetria no repouso durante os movimentos de retração, protrusão e na produção de fala. Quanto aos movimentos de retração e protrusão, as alterações foram classificadas como movimento desorganizado, presença de rigidez, tremor e flacidez. As alterações observadas durante as tarefas de fala foram presença de rigidez, imprecisão e redução na velocidade.

MOVIMENTO DE LÍNGUA

Por meio desse movimento, os aspectos de fasciculação, simetria no repouso, protrusão, lateralização e elevação foram observados. As alterações verificadas durante os movimentos de protrusão, lateralização e elevação foram classificadas como movimento desorganizado, presença de rigidez, tremor e flacidez, não realização do movimento solicitado. A força da musculatura da língua durante a realização dos movimentos avaliados foi classificada como diminuída ou rígida.

ELEVAÇÃO DE PALATO

No palato, foi observada a simetria durante o repouso e na elevação. As alterações de simetria durante o movimento de elevação foram classificadas como movimento desorganizado ou diminuição da mobilidade. O paciente foi solicitado a vocalizar a sequência de vogais /a/-/ã/[34].

REFLEXO DE *GAG*

O reflexo de *gag* foi classificado como normal ou anormal (diminuído/ausente). O reflexo foi induzido por estímulo tátil (toque de espátula na base da língua e/ou na orofaringe). Também foi considerado presente quando foi possível verificar a constrição das paredes faríngeas em resposta ao estímulo dado[23,34,35].

QUALIDADE VOCAL

A qualidade vocal foi avaliada durante a fala espontânea e na produção contínua da vogal /a/. A voz foi classificada como normal/anormal (aspereza/soprosa/tensa/rouquidão não específica). O termo rouquidão não específica foi utilizado para classificar qualquer outro tipo de alteração que não se encaixasse nas demais (por exemplo, fadiga vocal – deterioração da qualidade durante o uso).

FUNÇÃO DE FALA

A função de fala foi avaliada durante a fala espontânea e na repetição da sequência silábica /pa-ta-ka/. As alterações relacionadas à precisão articulatória foram classificadas como incorreta ou rígida. As alterações referentes à velocidade do movimento foram classificadas como lenta ou rígida. A fluência da fala, quando alterada, foi caracterizada como lenta. As alterações de ressonância foram classificadas como predominantemente laringofaríngea ou predominantemente hipernasal.

AVALIAÇÃO CLÍNICA DA DEGLUTIÇÃO

Foi solicitado aos pacientes que realizassem a deglutição de saliva. A deglutição foi considerada anormal quando os pacientes não conseguissem realizar a tarefa (o avaliador não observou elevação laríngea nos primeiros 30 segundos após dado o comando de deglutição; a elevação laríngea foi monitorada pelo posicionamento dos dedos indicador e médio sobre o osso hioide e cartilagem tireoide). Neste estudo, a elevação laríngea foi considerada adequada quando atingiu elevação média referente a dois dedos do avaliador[36,37]. Para o teste de deglutição, foram utilizados 30ml de água. O paciente foi colocado na posição sentada e oferecido 5ml de água em uma colher das de sobremesa por duas vezes. Na sequência, solicitou-se que ele deglutisse 5ml de água oferecidos em um copo. O procedimento seria interrompido caso o paciente apresentasse tosse ou alteração vocal. Nessa testagem, foram avaliadas anormalidades de fase oral, ausência de elevação laríngea durante a deglutição, presença de tosse ou alteração vocal pós-deglutição. Foram consideradas anormalidades de fase oral a presença de escape de água dos lábios ou trânsito oral ineficiente. Determinou-se ausência de elevação laríngea durante a deglutição pela observação ou monitoramento manual do movimento laríngeo. A ocorrência de tosse ou alteração vocal foram observadas no primeiro minuto pós-deglutição.

Com base no desempenho dos participantes e resultados obtidos para cada fase, o avaliador determinou se seria possível prosseguir com a avaliação, levando em consideração os procedimentos recomendados e o protocolo de avaliação adotado, ou seja, a avaliação da deglutição foi interrompida caso o paciente apresentasse tosse ou mudança na qualidade da voz durante a testagem com saliva.

CONFIABILIDADE

A confiabilidade das medidas interjuízes foi realizada pela comparação de duas avaliações para cada paciente. Cinco pacientes foram selecionados randomicamente durante o período de avaliação e avaliados por dois fonoaudiólogos experientes independentes, em dois momentos diferentes, no mesmo dia. A concordância de resultados entre o primeiro autor e o fonoaudiólogo experiente foi de 82,5%, indicando alta compatibilidade entre os juízes.

ANÁLISE DOS DADOS

Um total de 10 parâmetros (seis funções oromotoras e quatro parâmetros obtidos com os dois testes clínicos) foram submetidos ao teste de igualdade e análise fatorial. Para a organização dos fatores da análise fatorial foram utilizados o KMO e o teste de Bartlett.

A análise fatorial é uma técnica estatística multivarida, na qual as variáveis que possuam características semelhantes são agrupadas em um único fator, sendo assim reduzida a quantidades de variáveis do estudo. Para a análise fatorial, o número de componentes foi determinado por uma solução, criando-se uma estrutura simples para o fator de carga e estabelecendo-se umn úmero mínimo de fatores necessários para explicar a maioria da variância entre os 10 parâmetros avaliados. Os fatores foram organizados por meio da medida de Kaiser-Meyer-Olkin e pelo teste de Bartlett.

Todas as análises foram realizadas utilizando o *Statistical Package for the Social Sciences*, versão 11.5 (SPSS Inc., Chicago, IL, EUA), software Minitab 14 (Minitab Inc., State College, PA, EUA) e Microsoft Excel (Microsoft Corp, Redmond, WA, EUA).

O desempenho dos movimentos orofaciais e os aspectos da fala de ambos os grupos de gravidade do tétano verificados na pesquisa foram descritos e comparados. O teste de duas proporções foi utilizado para verificar a existência de características específicas nos pacientes com tétano. Também é um teste não paramétrico e foi escolhido porque os dados do estudo não apresentaram um padrão de distribuição normal. Este teste verifica a hipótese nula (H0) – as duas proporções não diferem entre si – e a hipótese alternativa (HA) – as duas proporções são diferentes. Para este estudo, os autores definiram um nível de significância de 0,05 (5%).

RESULTADOS

A tabela 12.1 mostra a distribuição dos pacientes de acordo com a avaliação dos aspectos e testes clínicos fonoaudiológicos. Alguns aspectos clínicos não puderam ser adequadamente avaliados em um número expressivo de pacientes, em especial a elevação do palato e o reflexo de *gag*. A presença de trismo acentuado

Tabela12.1 – **Características do sistema miofuncional orofacial em pacientes com tétano.**

Fatores clínicos ou teste	Alterado n (%)	Adequado n (%)	Impossibilitado de avaliação n (%)
Fechamento dos lábios	10 (76,92)	3 (23,08)	0 (0,00)
Movimento da lingual	10 (76,92)	2 (15,38)	1 (7,69)
Elevação de palato	2 (15,38)	6 (46,15)	5 (38,46)
Reflexo de *gag*	9 (69,23)	0 (0,00)	4 (30,77)
Qualidade vocal	8 (61,54)	5 (38,46)	0 (0,00)
Controle motor da fala	10 (76.92)	2 (15,38)	1 (7,69)
Teste de deglutição de saliva	5 (38,46)	8 (61,54)	0 (0,00)
Fase oral do teste de deglutição de água	7 (53,85)	3 (23,08)	3 (23,08)
Elevação laríngea no teste de deglutição de água	10 (76,92)	0 (0,00)	3 (23,08)
Presença de tosse e/ou mudança na qualidade vocal no teste de deglutição de água	5 (38,46)	5 (38,46)	3 (23,08)

foi o principal impedimento para a avaliação, interferindo de forma direta na visualização e/ou estimulação da cavidade oral.

O teste de deglutição de saliva pôde ser realizado em todos os pacientes. No entanto, o teste clínico de deglutição de água não pôde ser realizado em três pacientes. O mau desempenho dos participantes em etapas anteriores, mais especificamente no teste de deglutição de saliva, foi o aspecto determinante para a não realização do teste de deglutição de água.

A tabela 12.2 mostra a comparação entre os grupos de classificação – alterados, impossibilitados de avaliação e adequados. Quando se compararam as possibilidades de classificação em cada um dos aspectos clínicos avaliados, verificou-se que para fechamento do lábio, movimento de língua, reflexo de *gag*, função motora da fala e elevação laríngea no teste de deglutição de água a prevalência de participantes alterados pôde ser considerada estatisticamente significativa quando comparada às demais possibilidades de classificação. Para a qua-

Tabela 12.2 – **Comparação entre as classificações em cada aspecto avaliado.**

Aspecto clínico ou teste		Alterado	Impossibilitado de avaliar
Fechamento do lábio	Impossibilitado de avaliar	< 0,001[a]	
	Adequado	0,006[a]	0,066
Movimento da língua	Impossibilitado de avaliar	< 0,001[a]	
	Adequado	0,002[a]	0,539
Elevação do palato	Impossibilitada de avaliar	0,185	
	Adequada	0,089	0,691
Reflexo de *gag*	Impossibilitado de avaliar	0,050[a]	
	Adequado	< 0,001[a]	0,030[a]
Qualidade vocal	Impossibilitada de avaliar	< 0,001[a]	
	Adequada	0,239	0,013[a]
Controle motor da fala	Impossibilitado de avaliar	< 0,001[a]	
	Adequado	0,002[a]	0,539
Teste de deglutição de saliva	Impossibilitado de avaliar	0,013[a]	
	Adequado	0,239	< 0,001[a]
Fase oral do teste de deglutição de água	Impossibilitada de avaliar	0,107	
	Adequada	0,107	1,000
Elevação laríngea no teste de deglutição de água	Impossibilitada de avaliar	0,006[a]	
	Adequada	< 0,001[a]	0,066
Tosse e/ou presença de mudança na qualidade vocal no teste de deglutição de água	Impossibilitada de avaliar	0,395	
	Adequada	1,000	0,395

[a]p valores considerados estatisticamente significativos.

lidade vocal e para o teste clínico de deglutição de saliva, a prevalência de alteração só pôde ser considerada estatisticamente significativa quando comparada ao grupo de impossibilitados de avaliação.

O mesmo tipo de comparação realizada para a elevação de palato, fase oral do teste de deglutição de água e presença de tosse/mudança vocal no teste de deglutição de água não apontou nenhum tipo de diferença estatisticamente significativa entre os grupos de classificação determinados.

Para a análise fatorial, optou-se pelo agrupamento das classificações alterado e impossibilitado de avaliação em um único grupo, uma vez que na análise geral a impossibilidade de avaliação foi interpretada como ausência de condições prévias que garantissem a integridade e/ou a manutenção da vida do participante.

Após a utilização das técnicas necessárias foram determinados três fatores que totalizaram 77,13% da variabilidade total: fator I – composto pelos fatores clínicos fechamento dos lábios, qualidade vocal, funções motoras da fala e elevação do palato; fator II – composto por tosse e/ou mudança vocal e movimento da língua; fator III – composto por teste de deglutição de saliva e etapa de fase oral do teste de deglutição de água. O fator clínico reflexo de *gag* e a etapa de elevação laríngea do teste de deglutição de água não foram incluídos nesta análise, pois não apresentavam variabilidade, não podendo ser comparado a nenhum outro fator, etapa ou teste clínico.

A tabela 12.3 mostra os dados que relacionam as cargas fatoriais com cada um dos aspectos – quanto maior for a carga (valor obtido entre a relação do fator e o aspecto) maior será a representatividade desse aspecto para o fator. O sinal negativo indica apenas uma relação inversamente proporcional, ou seja, o que vale mesmo é o valor do número em absoluto.

Tabela 12.3 – **Análise fatorial dos aspectos medidos em pacientes com tétano.**

	Fator I	Fator II	Fator III
Fechamento do lábio	0,859[a]	0,303	0,020
Qualidade vocal	0,815[a]	–0,072	0,450
Controle motor da fala	0,790[b]	–0,170	–0,410
Elevação do palato	0,621[b]	0,585	0,238
Tosse/mudança vocal	0,013	0,880[a]	0,166
Movimento de língua	0,057	0,810[a]	0,175
Teste de deglutição de saliva	–0,020	0,259	0,824[a]
Fase oral	0,086	0,137	0,773[b]
Eigenvalue	3.115	1.992	1.064
Variabilidade (%)	38,94	24,90	13,30
Variabilidade acumulada	38,94	63,83	77,13

[a] Cargas que convergiram em seus fatores.
[b] Cargas que pertencem a esses fatores.

Os dados desta análise convergiram em cinco interações: fechamento dos lábios, qualidade vocal, tosse e/ou mudança vocal, movimento de língua, teste de deglutição de saliva.

A tabela 12.4 mostra a distribuição dos participantes de acordo com as alteraçõe em termos de movimentos motores orais e fala, em cada um dos grupos de gravidade da doença.

Tabela 12.4 – **Perfil das alterações conforme a caracterização da gravidade do tétano.**

DyP	Tétano generalizado grave		Tétano generalizado muito grave	
EXAME DAS FUNÇÕES OROMOTORAS	Alterado		Alterado	
	n	%	n	%
Fechamento do lábio				
Simetria no repouso	0	0	0	0
Simetria na retração	7	70	3	100
Simetria na protrusão	7	70	3	100
Simetria na fala	6	60	3	100
Tensão ao fechamento	7	70	0	0
Movimento de língua				
Presença de fasciculação	0	0	0	0
Simetria no repouso	1	10	0	0
Simetria na protrusão	7	70	3	100
Simetria durante a lateralização	6	60	3	100
Simetria durante a elevação	8	80	3	100
Tensão de protrusão	7	70	3	100
Tensão de lateralização	7	70	3	100
Tensão de elevação	8	80	3	100
Elevação do palato				
Simetria no repouso	3	30	2	66,7
Simetria na elevação	4	40	3	100
Reflexo de *gag*	10	100	3	100
Qualidade vocal				
Espontânea/dirigida	6	60	3	100
Controle motor da fala				
Precisão espontânea/dirigida	7	70	3	100
Mobilidade espontânea/dirigida	6	60	3	100
Fluência espontânea/dirigida	6	60	2	66,7
Ressonância espontânea/dirigida	8	60	3	100

n = número de participantes; % = porcentagem de participantes.

Os resultados sugerem que pacientes com tétano generalizado muito grave apresentam maior índice de alterações nas funções oromotoras. No entanto, não foram observadas diferenças estatisticamente significativas entre os dois grupos de gravidade.

Apenas os aspectos alterados foram considerados para a análise de possível determinação de alterações que possam ser características do tétano. Não se observou predomínio de alteração para o fechamento de lábio, mobilidade de língua e elevação do palato. Para os aspectos qualidade vocal (Tabela 12.5) e funções motoras da fala (Tabela 12.6) foram identificadas alterações específicas: prevalência de rouquidão não específica (p = 0,039), prevalência de imprecisão articulatória (p = 0,001), prevalência de mobilidade reduzida na fala (p = 0,001) e prevalência de ressonância laringofaríngea (p = 0,001).

As características do reflexo de *gag* e fluência não foram consideradas para essa análise, visto que os resultados eram classificados como alterados ou satisfatórios.

Tabela12.5 – **Comparação entre as caracterizações da qualidade vocal.**

Qualidade vocal	Rouquidão não específica	Soprosidade	Aspereza
Soprosidade	0,039*		
Aspereza	0,039*	1,000	
Tensão	0,039*	1,000	1,000

* p valor considerado estatisticamente significativo.

Tabela12.6 – **Caracterização das alterações de fala.**

Característica clínica	Tipo de alteração	%	p
Precisão articulatória	Imprecisão	88,9	< 0,001*
	Rigidez	11,1	
Velocidade do movimento	Lento	88,9	< 0,001*
	Rígido	11,1	
Caracterização da ressonância	Laringofaríngea	90,9	< 0,001*
	Hipernasal	9,1	

% = porcentagem de alterações; * p valor considerado estatisticamente significativo.

DISCUSSÃO

O estudo apresentado é o primeiro a caracterizar o sistema miofuncional orofacial e a fala em pacientes com tétano internados em UTI. Os resultados indicam que o sistema miofuncional orofacial desses pacientes está gravemente comprometido, com a exceção do movimento de elevação do palato e deglutição de saliva.

Como apontado na literatura, os primeiros sinais observados em pacientes com tétano são as alterações da musculatura facial ou cervical, que resultam em dificuldades de deglutição ou fala e sialorreia (produção excessiva de saliva)[2,8,9,13]. Contudo, o papel do fonoaudiólogo na recuperação de pacientes com esse perfil clínico não é descrito na literatura.

É de conhecimento comum que a disfagia deva ser diagnosticada por meio de exames de imagem (endoscopia, radiografia com contraste etc.) e outros métodos que forneçam informações complementares, como o exame da manometria[38]. No caso de pacientes com tétano na fase aguda, não é permitido que deixem a UTI, inviabilizando a realização desses exames. Além disso, a presença de trismo é um fator impeditivo para o uso da endoscopia de fibra óptica[38]. Por esse motivo, protocolos de avaliação clínica do sistema miofuncional orofacial são de extrema importância para esses pacientes.

Em decorrência do estado médico grave apresentado por esses pacientes, formas simples e seguras de avaliação são necessárias para determinar a possibilidade de alimentação por via oral. Alguns estudos prévios já comprovaram a efetividade do teste de deglutição com água[33,39]. O estudo apresentado por Nishiwaki et al.[33] confirma esse resultado por meio da comparação das características clínicas e testes objetivos utilizando a análise fatorial. O protocolo elaborado por esses autores e utilizado neste estudo é uma versão revisada, em termos de segurança e precisão, do teste de deglutição com água. Apesar de a sensibilidade do teste em predizer a aspiração ser limitada (pode ser difícil identificar a aspiração silente), os fonoaudiólogos necessitam de um instrumento no qual possam apoiar-se quando estiverem avaliando um paciente com tétano.

Neste estudo, a análise fatorial sugeriu que dentre as seis características miofuncionais orofaciais avaliadas e os dois testes de deglutição realizados, somente a mudança da tosse/voz no teste de deglutição e o movimento da língua pertencem ao mesmo grupo de fatores. Esse resultado indica que as duas variáveis apresentam relação próxima e que a avaliação do movimento da língua é um fator importante para predizer alterações de tosse/voz no teste de deglutição com água, sugerindo que a alimentação por via oral pode não ser segura.

Considerando as características miofuncionais orofaciais, as alterações observadas indicam que a força muscular e o estado funcional do sistema motor oral apresentados pela maioria dos participantes não foram suficientes para garantir uma deglutição satisfatória. A hiperatividade da musculatura dificultou ou impediu a organização da excitabilidade e consequente inibição dos músculos estriados, responsáveis pela passagem do bolo alimentar da faringe para o estômago, uma condição considerada necessária pelos especialistas da área[14,24,25,34,40,41].

As características clínicas relacionadas ao diagnóstico do tétano corroboram a literatura existente. Uma gravidade maior dos casos já era esperada, uma vez que todos os pacientes se encontravam na UTI. Pesquisadores da área já apontaram que nos casos graves e/ou extremamente graves existe alto índice de mortalidade e que uma metodologia de tratamento mais específica é necessária: tratamento intensivo, suporte de ventilação, uso de relaxantes musculares e sedativos, controle de disfunção autonômica, uso de nutrição enteral e equipe médica especializada.

A literatura[2,7-9,11]descreve que os casos de tétano generalizado, descendente ou ascendente, frequentemente apresentam alterações nos músculos responsáveis pela deglutição, resultando em déficits de deglutição e fonação, desidratação, engasgos, sialorreia e trismo. Neste estudo, todos os pacientes foram clinicamente classificados como apresentando tétano generalizado, com alterações de deglutição e fonação.

A principal medida de suporte utilizada nos casos de tétano generalizado é a ventilação mecânica, com traqueostomia precoce, a fim de evitar o trismo, o bloqueio da ventilação natural e a perpetuação dos espasmos decorrentes da presença de cânula na região oral. As outras medidas incluem a nutrição enteral, proteção antiescaras e fisioterapia respiratória[2,5,8,9].

No estudo, todos os participantes apresentaram algum grau de travamento mandibular durante a avaliação dos movimentos motores orais e de fala. Contudo, somente cinco indivíduos apresentaram trismo grave, impedindo a avaliação objetiva da cavidade oral. Para esses casos, conforme descrito nos resultados, os aspectos não visualizados foram considerados alterados. Para os demais participantes, o travamento mandibular, apesar de presente, não impediu a realização da avaliação.

A metodologia de avaliação adotada no estudo foi descrita no protocolo do *Simple Screening Tool for Dysphagia in Patients with Stroke*[33]. Para este estudo, somente os aspectos relacionados à avaliação dos movimentos motores orais e de fala foram utilizados.

Não foram observadas alterações predominantes de fechamento labial, movimento da língua e elevação do palato, ou seja, não foi possível verificar um único tipo de alteração que caracterizasse esses aspectos. Para a qualidade vocal e funções da fala, foram identificadas alterações específicas predominantes: rouquidão não específica, imprecisão articulatória, velocidade reduzida e ressonância laringofaríngea. Considerando esses aspectos, estudos similares não foram encontrados na literatura consultada para fins de comparação.

Alguns autores[42-44] apontam que a ausência do reflexo de *gag* não está significativamente associada à aspiração e, portanto, não pode ser preditora para disfagia. Davies et al.[23] e Leder[45] sugerem que um reflexo de *gag* deficiente ou ausente pode ser indicativo de déficit motor ou sensorial mais generalizado, resultando em alterações nas fases oral e faríngea da deglutição. Neste estudo, todos os participantes apresentaram ausência desse reflexo. Estudos atuais apontam que o componente motor da função de deglutição pode ser controlado independentemente do reflexo de *gag* e que sua importância está no fornecimento de informações sobre a sensibilidade da cavidade oral e da região faríngea[25,35,44]. O grau de sensibilidade é considerado um fator importante para uma deglutição satisfatória e segura[44,46].

Apesar de o objetivo deste estudo não contemplar a descrição e a verificação da efetividade da intervenção fonoaudiológica em pacientes com tétano, os participantes da pesquisa receberam acompanhamento fonoaudiológico durante a permanência na UTI e enfermaria. Com base no desempenho apresentado na avaliação miofuncional orofacial e no teste de deglutição, houve indicação da necessidade de intervenção fonoaudiológica e foi determinada a possibilidade de alimentação por via oral. De maneira geral, todos os participantes desse estudo foram submetidos à intervenção fonoaudiológica sistemática, visando à reintrodução alimentar gradativa e à verificação da recuperação dos aspectos classificados como alterados na avaliação.

Conforme descrito na literatura específica, o ciclo do tétano é de três a quatro semanas, podendo apresentar duração maior nos casos mais graves[2,8,11,12]. Quando olhamos para os países em desenvolvimento, a necessidade prolongada de cuidados médicos intensivos sobrecarrega o já insuficiente orçamento da saúde[6]. A intervenção do fonoaudiólogo pode significar que o tempo na UTI será reduzido, assim como o número de reinternações decorrentes de possíveis agravamentos dos casos[14,24,27,29-31].

A caracterização dos aspectos miofuncionais orofaciais em pacientes com tétano fornece à equipe médica e familiares informações mais precisas e amplas sobre o estado clínico do paciente, dando suporte ao diagnóstico, prognóstico e tratamento[48]. Considerando a tendência atual da prática baseada em evidências, a caracterização miofuncional orofacial de pacientes com tétano pode contribuir para o desenvolvimento de procedimentos mais efetivos de avaliação, tratamento e monitoramento.

REFERÊNCIAS BIBLIOGRÁFICAS

1. Shin DH, Park JH, Jung PJ, Lee SR, Shin JH, Kim SJ. A case of maternal tetanus in Korea. J Korean Med Sci. 2002;17:260-2.
2. Bleck TP. Tetanus. In: Scheldw M, Whitky RJ, Durack DT (eds). Infections of the central nervous system. New York: Raven Press Ltd; 1991. p.603-24.
3. Bleck T. Clostridium tetani. In: Mandell GL, Douglas RG, Bennett JE (eds). Principles and practice of infectious disease. 4th ed. Edinburgh: Churchill Livingstone; 1995. p.2173-8.
4. Dundar V, Yumuk Z, Ozturk-Dundar D, Erdogan S, Gacar G. Prevalence of tetanus immunity in the Kocaeli Region, Turkey. JPN. J Infect Dis. 2005;58:279-82.
5. Santos ML, Mota-Miranda A, Alves-Pereira A, Gomes A, Correia J, Marçal N. Intrathecal baclofen for the treatment of tetanus. CID. 2004;38:321-8.
6. Thwaites CL, Farrar JJ. Preventing and treating tetanus. BMJ. 2003;326:117-8.
7. Meaudre E, Pernod G, Gaillard PE, Kaiser E, Cantais E, Ripart J, Palmier B. Mandibular nerve blocks for the removal of dentures during trism caused by tetanus. Anesth Analg. 2005;101:282-3.
8. Veronese R, Focaccia R, Tavares W, Mazza CC. Tétano. In: Veronesi R (ed). Doenças infecciosas e parasitárias. 8ª ed. São Paulo: Guanabara Koogan; 1991. p.447-66.
9. Tapajós R. Tétano. In: Neto-Reá A, Tesser AL, Silva-Sobrinho (eds). Medicina de emergência e medicina intensiva. São Paulo: Know Med; 1996.
10. Karabay O, Ozkardes F, Tamer A, Karaarslan K. Tetanus immunity in nursing home residents of Bolu, Turkey. BMC Public Healt. 2005;5:1-4.
11. Horn J, Vroom MB, Tijssen MAJ, Schultz MJ. Two cases of tetanus? J Intensive Care Med. 2006;21(6):364-8.
12. Solsona M, Miró G, Yébenes JC, Balanzó X, Almirall J, Mauri YM. Tétanos tratado

con perfusion continua de baclofeno intratecal. Med Intensiva. 2007;31(4):204-6.
13. San Martin CO, Su H, Bustamante-Durán D, Velásquez-Pagoaga L. Tétanos em la unidad de cuidados intensivos. Rev Neurol. 2003;36(4):327-30.
14. Hammond CAS, Goldstein LB. Cough and aspiration of food and liquids due to oral-pharyngeal dysphagia – ACCP Evidence-Based Clinical Practice Guidelines. CHEST. 2006;129(1):154-68.
15. Felício CM de, Ferreira CLP. Protocol of orofacial myofunctional evaluation with scores. Int J Pediatr Otorhinolaryngol. 2008; 72:367-75.
16. Perry L, Love CP. Screening for dysphagia and aspiration in acute stroke: a systematic review. Dysphagia. 2001;16:7-18.
17. Finestone HM, Greene-Finestone LS. Rehabilitation medicine: 2. Diagnosis of dysphagia and its nutritional management for stroke patients. CMAJ. 2003;169(10): 1041-4.
18. Logemann JA, Veis S, Colangelo L. A screening procedure for oropharyngeal dysphagia. Dysphagia. 1999;14:44-51.
19. Mioche L, Hiiemae KM, Palmer JB. A postero-anterior videofluorographic study of the intra-oral management of food in man. Arch Oral Biol. 2002;47:267-80.
20. Palmer JB, Hiiemae KM, Liu J. Tongue-jaw linkages in human feeding: a preliminary videofluorographic study. Arch Oral Biol. 1997;42:429-41.
21. Hiiemae KM, Palmer JB. Food transport and bolus formation during complete feeding sequences on foods of different initial consistence. Dysphagia. 1999;14:31-42.
22. Steele CM, Van Lieshout PHHM. The dynamics of lingual-mandibular coordination during liquid swalloing. Dysphagia. 2008; 23:33-46.
23. Davies AE, Kidd D, Stone SP, MacMahon J. Pharyngeal sensation and gag reflex in healthy subjects. Lancet. 1995;345:487-8.
24. Ott DJ. Observer variation in evaluation of videofluoroscopis swallowing studies: a continuing problem. Dysphagia. 1998;13: 148-50.
25. Marik PE, Kaplan D. Aspiration pneumonia and dysphagia in the elderly. CHEST. 2003;124:328-36.
26. Chaudhry V, Umapathi T, Ravich WJ. Neuromuscular diseases and disorders of the alimentary system. Muscle Nerve. 2002;25: 768-84.
27. Hinds NP, Wiles CM. Assessment of swallowing and referral to speech and language therapists in acute stroke. Q J Med. 1998; 91:829-35.
28. American Speech-Language-Hearing Association. Roles of speech and language pathologists in swallowing and feeding disorders: technical report. ASHA [internet]. 2001. [cited 2001]. Avaliable from: http://www.asha.org/NR/rdonlyres/B8DE1480-C7B4-4383-A1F65829E9CB0CF5/0/v3TRRolesSLPSwallowingFeeding.pdf
29. American Speech-Language-Hearing Association. Model Medical Review Guidelines for Dysphagia Services 2004. ASHA [Internet]. 2004. [cited 2004]. Avaliable from: http://www.asha.org/NR/rdonlyres/5771B0F7-D7C0-4D47-832A-86FC6 FEC2 AE0/0/DynCorpDysphHCE C.pdf
30. Logemann J, Sonies B. Grand rounds: dysphagia. The ASHA Leader. 2004. p. 4-5.
31. Hinchey JA, Shepard T, Furie K, Smith D, Wang D, Tonn S. Formal Dysphagia Screening Protocols Prevent Pneumonia. Stroke. 2005;36:1972-76.
32. Folstein MF, Folstein SE, McHugh PR. “Mini-mental state”. A practical method for grading the cognitive state of patients for the clinician. J Psychiatr Res. 1975; 12(3):189-98.
33. Nishiwaki K, Tsuji T, Liu M, Hase K, Tanaka N, Fujiwara T. Identification of a simple screening tool for dysphagia in patients with stroke using factor analysis of multiple dysphagia variables. J Rehabil Med. 2005; 37:247-51.
34. Logemann JA. Evaluation and treatment of swallowing disorders. Austin – Texas: Proed; 1983.
35. Selley WG, Hon FDS. A comment on “videofluoroscopic evaluation of aspiration with visual examination of the gag reflex

and velar movement". Dysphagia. 1998;13: 228-9.

36. Goldsmith T. Evaluation and treatment of swallowing disorders following endotracheal intubation and tracheostomy. Int Anesthesiol Clin. 2000;38(3):219-42.
37. Leslie P, Carding PN, Wilson JA. Investigation and management of chronic dysphagia. BMJ. 2003;32(6):433-6.
38. Corbin-Lewis K, Liss JM, Sciortino KL. Clinical anatomy & physiology of the swallow mechanism. New York: Thomson-Delmar Learning; 2004. p. 228.
39. DePippo KL, Holes MA, Reading MJ. Validation of the 3-oz water swallow test for aspiration following stroke. Arch Neurol. 1992;49:1259-61.
40. Ertekin C, Aydogdu I. Neurophysiology of swallowing. Clin Neurophysiol. 2003;114: 2226-44.
41. Hilliard AA, Murali NS, Keller AS. Dysphagia aortica. Ann Intern Med. 2005; 142(3):230-1.
42. Irving PW, Van Buren N, Crossley K. Causes for hospitalization of nursing home residents: the role of infection. J Am Geriatr. 1984;32(2):103-7.
43. Alvarez S, Shell CG, Woolley TW, Berk SL, Smith JK. Nosocomial infections in long-term facilities. J Gerontol Med Sci. 1988; 43(1):M9-M17.
44. Langmore SL, Terpenning M, Schork A, Chen Y, Murray JT, Lopatin D, Loesche JG. Predictors of aspiration pneumonia: how important is dysphagia? Dysphagia. 1998; (13):69-81.
45. Leder SB. Videofluoroscopic evaluation of aspiration with visual examination of the gag reflex and velar movement. Dysphagia. 1997;(12):21-23.
46. Tsumori N, Abe S, Agematsu H, Hashimoto M, Ide Y. Morphologic characteristics of the superior pharyngeal constrictor muscle in relation to the function during swallowing. Dysphagia. 2007;22:122-129.
47. Mangilli LD, Sassi FC, Santos SS, Andrade CRF de. Oral sensorimotor function for feeding in patients with tetanus. Acta Trop. 2009;111(3):316-320.
48. Mangilli LD, Sassi FC, Jacomo A, Andrade CRF. Evaluation of oral-motor movements and speech in patients with tetanus of a public service in Brazil. J Oral Rehabil. 2011;38:564-70.

13

Indicadores de Disfagia na Doença Pulmonar Obstrutiva Crônica

Rosane de Deus Chaves
Celso Ricardo Fernandes de Carvalho
Alberto Cukier
Rafael Stelmach
Claudia Regina Furquim de Andrade

OBJETIVO

O objetivo deste estudo é identificar os sintomas indicativos de disfagia em portadores de DPOC a partir de um questionário de autopercepção.

FUNDAMENTAÇÃO TEÓRICA

A doença pulmonar obstrutiva crônica (DPOC) é reconhecida como um problema relevante de saúde pública e tem sido muito discutida nos últimos anos devido a sua importância como fator de morbidade e mortalidade. A real prevalência da doença no Brasil não é conhecida, mas estima-se que 12% da população de adultos fumantes com mais de 40 anos de idade, cerca de 5,5 milhões de indivíduos, tenham DPOC[1]. Um estudo realizado na região metropolitana de São Paulo indicou prevalência de 15,8% da doença em indivíduos fumantes com mais de 40 anos de idade[2].

A DPOC está entre o quarto e sétimo lugares na lista das principais causas de morte no Brasil e desencadeia número crescente de óbitos. Foi registrado um aumento de 340% nos óbitos da década de 1980 para a década de 1990. Em 2003, foi a quinta principal causa de internação de indivíduos com mais de 40 anos de idade no setor público[1].

A DPOC é um estado de doença caracterizada pela limitação do fluxo aéreo que não é totalmente reversível. Essa limitação é geralmente progressiva e associada a uma resposta inflamatória anormal dos pulmões a partículas e gases tóxicos, sendo em 90% dos casos causada pelo cigarro[3].

Apesar das similaridades na alteração da função pulmonar, sinais e sintomas clínicos da DPOC são manifestados por diferentes entidades clínicas. A bronquite crônica e o enfisema são duas formas morfológicas da DPOC, podendo as duas formas coexistir em um mesmo paciente, sendo difícil a classificação[3].

A bronquite crônica é definida clinicamente pela presença de tosse crônica com produção de expectoração por pelo menos três meses em cada um de dois anos consecutivos, na ausência de outras causas específicas[4]. Mudanças nas estruturas da via aérea são observadas, como inflamação da mucosa brônquica e aumento das glândulas secretoras de muco[5]. A recidiva do processo inflamatório gera a remodelação estrutural da parede brônquica, aumento do colágeno, estreitamento da luz e consequentemente a obstrução do fluxo aéreo[6].

O enfisema é definido como o aumento do espaço aéreo distal ao bronquíolo terminal, associado com a destruição do parênquima pulmonar[7]. Apesar de o mecanismo fisiopatológico ser diferente, a alteração pulmonar em ambas as doenças resulta em diminuição da luz brônquica e consequente limitação ao fluxo aéreo[6].

A perda da integridade do tecido conjuntivo pulmonar pode levar a diminuição da capacidade do recolhimento elástico e hiperinsuflação, fazendo com que os pacientes com obstrução do fluxo aéreo apresentem maior dificuldade para exalar o ar completamente enquanto respiram durante um exercício. A hiperinsuflação é a maior causa de falta de ar nos pacientes com DPOC grave, sendo agravada com o aumento da atividade física[8].

O principal fator de risco para o desenvolvimento da DPOC é o tabagismo. Os fumantes têm maior prevalência de sintomas respiratórios e queda anual do volume expiratório forçado no primeiro segundo (VEF_1) maior que os indivíduos não fumantes[3]. Uma pequena porcentagem de fumantes não desenvolve a doença, sugerindo que fatores genéticos possam modificar os riscos de desenvolver a doença[5].

O diagnóstico da DPOC deve ser considerado em indivíduos que apresentem tosse, produção de secreção, dispneia e/ou história de exposição a fatores de risco. A tosse crônica geralmente é o primeiro sintoma descrito, podendo ocorrer de forma intermitente no início[6]. Dessa forma, o diagnóstico é realizado por meio da espirometria, sendo o VEF_1 o parâmetro pulmonar mais utilizado para definir a gravidade da doença[3,9].

No primeiro estágio, DPOC leve é caracterizada leve obstrução do fluxo aéreo (VEF_1/CFV, capacidade vital forçada, < 70% com $VEF_1 \geq 80\%$ do valor predito). Os sintomas de tosse crônica e produção de secreção podem estar presentes. No segundo estágio, DPOC moderado, o paciente apresenta maior comprometimento da limitação crônica ao fluxo aéreo ($50\% \leq VEF_1 < 80\%$ do valor predito).

Nesse estágio, os pacientes precisam de acompanhamento medicamentoso por causa da dispneia e da exacerbação da doença. No terceiro estágio, DPOC grave, ocorre maior limitação do fluxo aéreo (30% $\leq$ VEF_1 < 50% do valor predito). O paciente apresenta dispneia, redução da capacidade física, fadiga e as exacerbações repetidas podem comprometer a qualidade de vida. No quinto estágio, DPOC muito grave, é caracterizada pela grave limitação do fluxo aéreo (VEF_1 < 30% do valor predito), podendo ocorrer falência respiratória crônica[3].

Nos estágios iniciais, a DPOC pode ser assintomática. Com a progressão da doença, a dispneia pode tornar-se importante devido ao aumento da obstrução do fluxo aéreo e do efeito do aprisionamento aéreo na capacidade inspiratória, assim como ao aumento do trabalho respiratório para realizar determinadas atividades. A perda de peso e o baixo índice de massa corporal (IMC) também são observados nos estágios avançados da doença. A diminuição da alimentação devido à dispneia e a perda de peso frequentemente ocorrem durante a exacerbação da doença, podendo contribuir para o baixo IMC[9].

A exacerbação é definida como um evento no curso natural da doença caracterizada por mudanças na dispneia basal dos pacientes, tosse e/ou secreção. As exacerbações podem ocorrer em qualquer estágio da doença, entretanto ocorrem com mais frequência em indivíduos que continuam fumando e nos que apresentam maior gravidade da obstrução do fluxo aéreo[3]. Em muitos casos não é possível identificar o fator causal das infecções[10], mas estudos têm sugerido que a aspiração laríngea possa ser uma possível causa das exacerbações em pacientes com DPOC[11,12].

A deglutição é uma atividade complexa de ações voluntárias e involuntárias que tem por finalidade o transporte de líquidos e alimentos da cavidade oral até o estômago de forma segura, mantendo o estado nutricional e protegendo a via aérea[13,14]. Para isso, é necessária uma coordenação precisa de diferentes músculos e áreas do cérebro[15].

Classicamente, a deglutição é descrita em quatro fases: preparatória oral, oral, faríngea e esofágica. Na fase preparatória oral, ocorre a preparação do alimento dentro da cavidade oral, com a mastigação e a transformação em um bolo alimentar coeso. Na fase oral, ocorre a propulsão posterior do bolo alimentar em direção à faringe. A fase faríngea corresponde ao transporte do alimento até o esôfago, envolvendo uma série de eventos involuntários de proteção das vias aéreas: inversão da epiglote sobre a entrada da laringe, deslocamento anterior e superior do complexo hiolaríngeo, fechamento das pregas vocais verdadeiras e falsas e abertura do esfíncter esofágico superior. A fase esofágica corresponde ao transporte do bolo até o estômago[13,16,17].

O distúrbio de deglutição, ou disfagia, é o prejuízo no funcionamento de qualquer fase da deglutição, decorrente de comprometimento neurológico, mecânico ou psicogênico[18].

Os principais sintomas de disfagia relatados na literatura são dispneia, acúmulo de alimento na cavidade oral, dificuldade em controlar o alimento ou saliva na boca, queixa de alimento parado na garganta, tempo de alimentação prolongado, tosse e engasgos durante a alimentação e recusa a determinadas consistências alimentares[15,19].

As complicações decorrentes dessas alterações são desnutrição, desidratação e pneumonia[15]. A entrada de secreções, alimentos e saliva na região laríngea e no trato respiratório inferior favorece a ocorrência de pneumonia aspirativa[15,20,21].

A faringe é uma via de passagem comum para a respiração e para a deglutição, sendo essencial a coordenação temporal entre essas duas funções para a prevenção da aspiração pulmonar e manutenção da ventilação adequada[22-25].

Estudos com indivíduos saudáveis mostraram que, durante a deglutição, ocorre completa cessação da respiração seguida por expiração breve[24,26-31]. O padrão expiratório após a deglutição é sugestivo de um mecanismo de proteção, prevenindo a aspiração laríngea[17,28,29].

Alterações no padrão da respiração e da ventilação podem influenciar a coordenação entre deglutição e respiração. Pacientes com doenças crônicas pulmonares podem ser suscetíveis a apresentar alteração na coordenação entre deglutição e respiração devido às alterações funcionais ventilatórias[26,28]. Essa alteração foi observada em indivíduos com DPOC tanto no estado basal, como no estado exacerbado da doença. A respiração durante a deglutição foi interrompida e retomada predominantemente na fase inspiratória[32]. O padrão inspiratório com a abertura das pregas vocais pode facilitar a entrada de alimentos e saliva na laringe durante ou após a deglutição, aumentando o risco de aspiração[27,33].

Estudos retrospectivos, com dados de exame objetivo da deglutição, videofluoroscopia, mostraram alterações da deglutição em pacientes com DPOC caracterizadas por: estase na cavidade oral, valécula e seios piriformes, atraso no reflexo de deglutição e aspiração laríngea[34,35]. Os participantes desses estudos apresentavam comorbidades associadas à DPOC e foram submetidos ao exame por apresentarem suspeita de disfagia.

Um outro estudo realizado com a videofluoroscopia da deglutição não mostrou episódios de aspiração em indivíduos com DPOC, porém verificou que os indivíduos apresentavam manobras compensatórias espontâneas de prolongamento do fechamento da via aérea e elevação laríngea reduzida[36].

Kobayashi et al.[11] verificaram que pacientes com crises frequentes de exacerbação da doença apresentavam alteração do reflexo de deglutição. Esse achado não foi evidente nos indivíduos que apresentavam estabilidade da doença.

Existem poucos artigos publicados na literatura nacional e internacional que esclareçam as alterações de deglutição em pacientes com DPOC. Recentemente, em revisão sistemática da literatura, mostrou-se a dificuldade em comparar os estudos que investigaram a relação entre DPOC e deglutição devido às diferenças metodológicas, principalmente no que se refere aos critérios de seleção e de inclusão dos indivíduos (ausência de dados sobre diagnóstico e gravidade da DPOC e inclusão de indivíduos com comorbidades associadas à doença)[37].

MÉTODO

O grupo de estudo foi selecionado a partir de 287 pacientes em acompanhamento clínico no ambulatório de doenças pulmonares obstrutivas de um hospital terciário. Foram incluídos 35 participantes que preencheram os critérios de inclusão e exclusão para participar do estudo (Fig. 13.1). O diagnóstico da doença foi estabelecido conforme os critérios do *Global Iniciative for Chronic Lung Disease* (GOLD)[3]; todos os participantes deveriam ter idade entre 50 e 65 anos; e todos deveriam estar em tratamento clínico-medicamentoso otimizado e apresentar condições clínicas estáveis (sem exacerbação dos sintomas há, no mínimo, 30 dias).

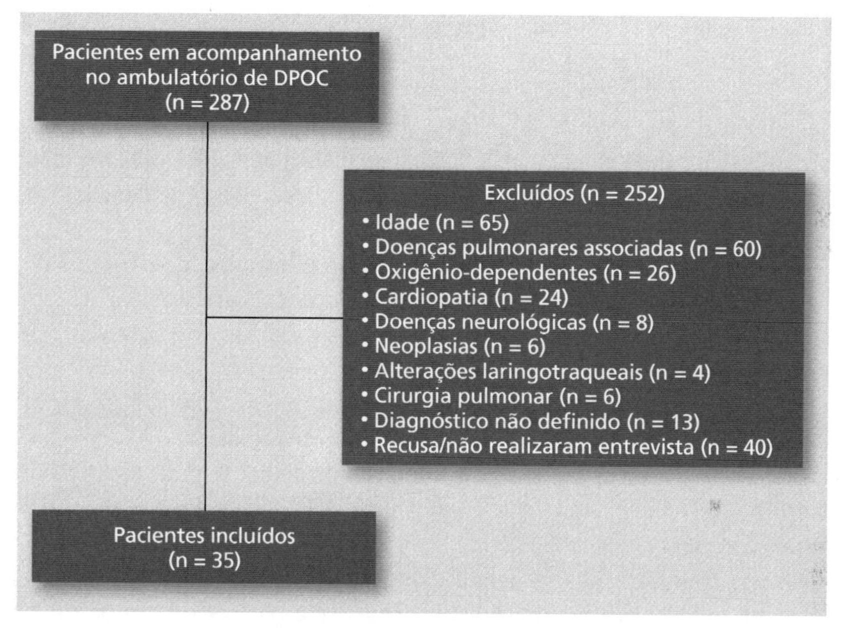

Figura 13.1 – Distribuição e inclusão dos participantes no grupo de pesquisa.

Foram excluídos os participantes com idade fora da faixa etária determinada; oxigênio-dependentes; e com histórico de doenças neurológicas; cardiopatias graves; neoplasias; cirurgias orofaríngeas/laringotraqueais.

O grupo controle foi constituído por 35 participantes voluntários, pareados aos participantes com DPOC em relação à idade e ao gênero, recrutados entre os funcionários da instituição e membros da comunidade (Tabela 13.1). A seleção foi realizada por meio de entrevista dirigida sobre o estado geral da saúde, histórico de tabagismo, histórico ocupacional e histórico de doenças prévias e atuais. Os participantes não deveriam apresentar histórico prévio ou atual de tabagismo, internação hospitalar nos últimos 12 meses, e realizavam algum tipo de atividade física uma vez por semana, pelo menos. Foram considerados crité-

Tabela 13.1 – **Comparação intergrupos de caracterização dos participantes*.**

Variáveis	Grupo de estudo	Grupo controle	p
	n = 35	n = 35	
Gênero, M/F	17/18	17/18	1,00
Idade, anos	58 ± 4	58 ± 4	1,00
IMC, kg/m²	25 ± 6	28 ± 5	0,005
GOLD, I/II/III/IV	3/5/20/7	–	–
Dispneia, MMRC	3 ± 1	–	–

M = sexo masculino; F = sexo feminino; IMC = índice de massa corporal; GOLD = *Global Initiative for Chronic Obstructive Lung Disease;* MMRC = (escala) *Modified Medical Research Council.* * Valores estão expressos em média ± DP, com exceção de gênero e classe do GOLD, expressos em n.

rios de exclusão o histórico de doenças pulmonares, inclusive asma e bronquite na infância; histórico de doenças neurológicas e cardíacas; neoplasias; cirurgias orofaríngeas e laringotraqueais; e histórico ocupacional de exposição a substâncias tóxicas.

O estudo foi aprovado pelo comitê de ética para análise de projetos de pesquisa da instituição sob o número 0074/08. Todos os participantes receberam informações sobre os procedimentos realizados no estudo e assinaram o termo de consentimento livre e esclarecido.

O grupo de estudo foi avaliado quanto às seguintes variáveis: gravidade da doença, sensação de dispneia, IMC e sintomas de disfagia.

A caracterização da gravidade da doença foi realizada pelo registro do volume expiratório forçado no primeiro segundo (VEF_1) obtido por meio do exame de espirometria.

A dispneia foi quantificada pela escala *Modified Medical Research Council* (MMRC) que apresenta 5 itens (pontuação de 1 a 5) baseados nos diferentes graus de atividade física que precipitam a falta de ar[38]. Quanto maior a pontuação, pior a gravidade da dispneia. O participante com DPOC foi orientado a escolher o item que melhor caracterizava a limitação causada pela dispneia.

O IMC foi calculado pela divisão do peso (em kg) pelo quadrado da estatura (em m), com o índice expresso em kg/m², segundo as normas do *National Institutes of Health e do National Heart, Lung and Blood Institute*. Essa variável foi incluída pelo fato de que pacientes com DPOC apresentam perda de peso e baixo índice de massa corporal[39].

Para a identificação dos sintomas de disfagia, foi adotado um questionário internacional traduzido e adaptado para o português brasileiro pelos autores[40]. O questionário é composto por 15 questões, tendo cada uma três opções de respostas que categorizam os sintomas em moderados (muito frequentes), leves (pouco frequentes) e ausência de sintomas. Para possibilitar a execução das análises necessárias, as respostas foram pontuadas de 0 a 2, representando ausência de sintomas, sintomas leves e sintomas moderados, respectivamente. O questionário foi mantido de acordo com o formato original no que se refere aos itens que o compõem, bem como na ordem de apresentação das questões. A leitura das questões para todos os participantes foi padronizada como método de aplicação. A pesquisadora leu as questões e anotou as respostas fornecidas pelos participantes (Anexo 1).

Para a análise estatística, foram utilizados os programas *Statistical Package for Social Sciences,* versão 16 (SSPS Inc., Chicago, IL, EUA) e Minitab, versão 15 (Minitab Inc., State College, MA, EUA). O teste de igualdade de duas proporções foi utilizado para comparar os grupos quanto à distribuição do gênero. O teste de Mann-Whitney foi utilizado para comparar os grupos quanto à idade, ao IMC e aos fatores criados pela a análise fatorial. O teste alfa de Cronbach foi utilizado para verificar a consistência interna dos dados do questionário. A análise fatorial para a exploração dos dados do questionário e a criação dos fatores multivariados por meio da variabilidade e correlações intrínsecas das variáveis foi realizada após a verificação da adequabilidade para a técnica pelos testes de Kaiser-Meyer-Olkin (KMO) e Bartlett. As correlações de todas as variáveis intragrupos foram realizadas utilizando-se o teste de correlação de Spearman e o teste de correlação de Pearson. O nível de significância estatística adotado foi de $p < 0,05$ para todos os testes.

ANÁLISE DOS DADOS

Os grupos foram pareados quanto a gênero e idade, não apresentando diferença estatisticamente significativa ($p = 1,00$). Em relação ao IMC, houve diferença significativa entre os grupos, notando-se que os participantes do grupo de estudo apresentaram valores menores quando comparados aos participantes do grupo controle ($p < 0,01$).

Quanto à classificação da gravidade da doença e do escore MMRC, os participantes com DPOC apresentaram média de $VEF_1 = 43,4 \pm 19,5\%$ do predito. No grupo de estudo, observou-se que os participantes foram distribuídos em todos os estágios da gravidade da doença, sendo mais frequente o estágio III. Esses resultados podem ser observados na tabela 13.2.

Sobre os sintomas de disfagia, a análise intergrupos é apresentada na tabela 13.2. O número de indivíduos do grupo de estudo que responderam ao sintoma "moderado" para a questão número 1 foi maior se comparado às demais questões no mesmo grupo e em relação à mesma questão no grupo controle. Essa questão refere-se à história de pneumonia e pode ser influenciada pelas infecções respiratórias frequentes que os indivíduos com DPOC apresentam. A fim de evitar a possibilidade de interferência nos resultados, o tratamento estatístico foi aplicado no questionário em sua versão original e também excluindo a questão número 1. Nos dois tratamentos estatísticos aplicados, os resultados foram similares e, portanto, optou-se por manter o questionário com a integralidade das questões.

Tabela 13.2 – **Distribuição das respostas do questionário de triagem de disfagia.**

Questão	Sintomas					
	Moderados		Leves		Ausentes	
	Estudo	Controle	Estudo	Controle	Estudo	Controle
1	19	2	7	6	9	27
2	5	0	10	4	20	31
3	4	0	11	7	20	28
4	4	0	15	5	16	30
5	3	0	11	6	21	29
6	4	0	11	1	20	34
7	2	0	10	5	23	30
8	15	4	4	7	16	24
9	6	0	7	1	22	34
10	0	0	4	2	31	33
11	0	0	4	1	31	34
12	3	0	13	9	19	26
13	2	0	13	2	20	33
14	5	0	10	6	20	29
15	5	0	19	12	11	23
Média	5,13	0,40	9,93	4,93	19,93	29,67
DP	5,18	1,21	4,25	3,19	5,92	3,60
p	< 0,001		< 0,003		< 0,001	

DP = desvio padrão.

O teste alfa de Cronbach aplicado apresentou valor de 0,866, constatando que o questionário aplicado tem alta consistência interna. Os testes KMO e o de Bartlett, com resultados 0, 804 e < 0,001, respectivamente, demonstraram uma adequação satisfatória dos dados para a utilização da análise fatorial.

A análise fatorial teve como finalidade agrupar em fatores as questões com conteúdos semelhantes, reduzindo a quantidade de variáveis do estudo. Foram determinados quatro fatores que totalizaram 63,5% da variabilidade da amostra: fator I – composto pelas questões 3, 4, 6, 7, 11 e 13; fator II – composto pelas questões 1, 5, 12, 14 e 15; fator III – composto pelas questões 2, 9 e 8; fator IV – composto pela questão 10 (Tabela 13.3).

Os fatores foram caracterizados de acordo com a predominância dos sintomas. A caracterização dos fatores foi a seguinte:

- Fator I – sintomas faríngeos e proteção da via aérea.

Tabela 13.3 – **Análise fatorial após método de rotação Varimax com normalização de Kaiser.**

Questão	Fator I	Fator II	Fator III	Fator IV
13	0,817			
7	0,781			
3	0,663			
11	0,658			
6	0,469			
4	0,490			
14		0,784		
1		0,772		
15		0,705		
12		0,626		
5		0,503		
2			0,861	
9			0,696	
8			0,578	
10				0,795
Eigenvalues	5,67	1,50	1,32	1,04
Variância (%)	37,8	10,0	8,8	6,9
Acumulada (%)	37,8	47,8	56,6	63,5

Método de extração: componentes principais.

- Fator II – sintomas esofágicos e histórico de pneumonia.
- Fator III – sintomas alimentares.
- Fator IV – sintoma de dificuldade no controle oral.

Os resultados da análise intergrupo para a comparação dos fatores podem ser observados na tabela 13.4. Houve diferenças estatisticamente significativas, sendo observados sintomas de disfagia mais frequentes para os participantes com DPOC para os fatores I, II e III.

Em relação à comparação entre os gêneros intragrupo, no grupo de estudo o gênero feminino apresentou queixas mais frequentes de disfagia relacionadas ao fator II ($p = 0,015$), quando comparado ao gênero masculino. Já no grupo controle, o gênero masculino apresentou queixas mais frequentes de disfagia relacionadas ao fator I ($p = 0,011$), quando comparado ao gênero feminino. Para os outros fatores não houve diferença significativa.

Na comparação intergrupo, os participantes de ambos os gêneros do grupo de estudo apresentaram sintomas mais frequentes de disfagia quando compara-

Tabela 13.4 – **Sintomas de disfagia por agrupamento de fatores.**

Estatística	Fatores							
	I		II		III		IV	
	Sintomas faríngeos/ proteção de via aérea		Sintomas esofágicos/ histórico de pneumonia		Sintomas alimentares		Controle oral	
	Estudo	Controle	Estudo	Controle	Estudo	Controle	Estudo	Controle
Média	2,74	0,60	3,71	1,23	2,09	0,57	0,11	0,06
DP	2,58	1,12	2,55	1,52	1,80	0,95	0,32	0,24
p	< 0,001		< 0,001		< 0,001		0,397	

dos aos participantes do grupo controle. Para o gênero feminino houve diferença significativa para os fatores I, II e III ($p < 0,001$). Para o gênero masculino, houve diferença significativa para o fator III ($p = 0,048$). Para os demais fatores, não houve diferença significativa.

Conforme pôde ser observado, a variável gênero não se diferenciou quanto aos sintomas de disfagia, mas se diferenciaram os grupos com e sem a DPOC.

A tabela 13.5 apresenta a correlação entre as variáveis avaliadas para o grupo de estudo. Foram observadas correlações positivas entre as seguintes variáveis:

- VEF_1 e IMC – quanto menor o VEF_1, menor é o IMC.
- Fatores I e II e dispneia – quanto maior a pontuação para os fatores I e II, mais grave é a dispneia.
- Fatores II e I – quanto maior a pontuação para o fator II, maior é a pontuação para o fator I.

Ainda pela tabela 13.5, pode ser observada uma correlação negativa entre o fator III e o IMC: quanto maior a pontuação para o fator III, menor é o IMC.

DISCUSSÃO

Os dados deste estudo mostraram que os participantes com DPOC apresentaram sintomas moderados e leves de disfagia quando comparados aos participantes do grupo controle, sugerindo o comprometimento da deglutição em indivíduos com DPOC.

Embora o questionário tenha demonstrado consistência interna, a questão 8 merece consideração. Essa questão refere-se ao tempo de alimentação e foi interpretada pelos participantes do grupo controle como valor positivo, referindo mudança de hábito para uma vida mais saudável. Já para os participantes do grupo com DPOC, o sentido dessa questão foi relacionado ao cansaço para se alimentar, sendo necessário maior tempo de alimentação, ou seja, para o grupo com DPOC a questão atingiu seu objetivo e para o grupo controle não.

Tabela 13.5 – Correlação entre as variáveis pesquisadas.

Variáveis	Valores	IMC	VEF_1	Dispneia	Fator I	Fator II	Fator III
VEF_1	r	0,57					
	p	< 0,001*					
Dispneia	r	0,13	0				
	p	0,480	0,999				
Fator I	r	0,12	0,11	0,41			
	p	0,506	0,529	0,015*			
Fator II	r	0,23	0,36	0,40	0,53		
	p	0,201	0,837	0,018*	0,001*		
Fator III	r	–0,45	–0,25	0,25	0,30	0,22	
	p	0,008*	0,149	0,141	0,083	0,196	
Fator IV	r	0,23	0,29	0,15	0,28	0,33	0,21
	p	0,195	0,097	0,382	0,099	0,055	0,228

IMC = índice de massa corporal; VEF_1 = volume expiratório forçado no primeiro segundo.
* p valor estatisticamente significativo.

Os participantes com DPOC apresentaram sintomas de disfagia relacionados à fase faríngea e esofágica da deglutição, ao mecanismo de proteção das vias aéreas, ao histórico de pneumonia e aos sintomas alimentares. Esses achados corroboram os dados da literatura.

A disfunção faríngea em indivíduos com DPOC já foi identificada em estudos prévios, sendo observada elevação laríngea reduzida durante a deglutição e alteração do músculo cricofaríngeo[36,41]. Em estudo retrospectivo, analisou-se a deglutição em indivíduos com DPOC que foram submetidos à videofluoroscopia da deglutição, verificando a presença de aspiração e penetração laríngea nessa população[35].

A literatura também apresenta dados sobre o mecanismo de proteção das vias aéreas em indivíduos com DPOC. Um estudo verificou que pacientes com DPOC apresentavam diminuição da força respiratória e da habilidade de limpeza da via aérea, comprometendo a proteção da via aérea[34]. Dois grupos de autores avaliaram a coordenação entre a deglutição e a respiração por meio da pletismografia. Os resultados desses estudos indicaram maior ocorrência da deglutição na fase inspiratória da respiração, sendo essa uma condição favorável para a ocorrência de aspiração[32,42]. Um achado interessante foi o tempo de apneia prolongado verificado em pacientes com DPOC, que foi considerado uma manobra compensatória de proteção da via aérea realizada espontaneamente[36,42].

Estudos prévios também relataram a presença de sintomas esofágicos em pacientes com DPOC. A presença de queixas de queimação e de refluxo estava presente no mínimo uma vez por semana nessa população. Transtornos de deglutição também foram frequentes em pacientes com DPOC que apresentavam refluxo gastroesofágico[43,44].

Em relação à história de pneumonia, a literatura mostra que pacientes com DPOC apresentam infecções frequentes do trato respiratório inferior, não tendo sido possível a identificação do fator causal em muitos casos[3,10]. Uma possível causa das exacerbações em pacientes com DPOC é o alto índice de alterações do reflexo de deglutição nesses indivíduos, o que poderia responder pelas pneumonias recorrentes[11,12].

A perda de peso e a desnutrição são descritas como sinais clínicos nos pacientes com DPOC e como fatores de risco para mortalidade[45]. Em nosso estudo, os participantes com DPOC apresentaram sintomas alimentares principalmente relacionados à ingestão de alimentos sólidos. Esse achado não foi relatado na literatura pesquisada, indicando ser uma variável que necessita de investigação específica.

Sobre as correlações de variáveis encontradas no estudo, a literatura aponta que a perda de peso e o baixo IMC têm sido descritos como um sinal clínico no quadro dos pacientes com DPOC[46]. Estudos relatam que a gravidade da obstrução do fluxo aéreo aumenta o risco de desnutrição[47,48].

Os resultados encontrados também indicam a correlação positiva da dispneia com os fatores I e II. Existe, portanto, associação da gravidade da dispneia com a presença de sintomas faríngeos e esofágicos, com a alteração de proteção das vias aéreas e com o histórico de pneumonia. A dispneia é um sintoma característico da DPOC, sendo o desconforto respiratório, provavelmente, o fator mais importante que limita o indivíduo a realizar as atividades de vida diária[3]. Segundo a literatura[34,35,41,42], os pacientes com DPOC apresentam alteração na coordenação entre a deglutição e a respiração, e essa incoordenação poderia responder pelos achados de doença do refluxo gastroesofágico e possível disfagia.

Esse trabalho é relevante por identificar os sintomas de disfagia em portadores da DPOC. Os resultados deste estudo devem ser considerados no contexto de sua aplicação. Embora tenham sido analisados os protocolos de 287 pacientes, os critérios de inclusão no estudo foram restritivos para que pudesse ser formada uma amostra mais homogênea e com menor número de variáveis associadas.

CONSIDERAÇÕES FINAIS

Os resultados obtidos no estudo indicam que indivíduos com DPOC apresentam sintomatologia de disfagia, relacionada a fase faríngea e esofágica da deglutição, mecanismo de proteção das vias aéreas, histórico de pneumonia e sintomas alimentares. Os sintomas levantados foram obtidos por meio da aplicação de um questionário de autopercepção. Novos estudos devem ser conduzidos utilizando metodologias objetivas, como a videofluoroscopia e a videoendoscopia da deglutição, para a avaliação das características fisiológicas e patológicas da deglutição nesse grupo de pacientes.

REFERÊNCIAS BIBLIOGRÁFICAS

1. Sociedade Brasileira de Pneumologia e Tisiologia. II Consenso Brasileiro sobre Doença Pulmonar Obstrutiva Crônica - DPOC. J Bras Pneumol. 2004;30(5):S1-S42.
2. Menezes AMB, Jardim JR, Pêrez-Padilla R, Camelier A, Rosa F, Nascimento O et al. Prevalence of chronic obstructive pulmonary disease and associated factors: the Platino study in São Paulo, Brazil. Cad Saúde Pública. 2005;21(5):1565-73.
3. Rabe KF, Hurd S, Anzueto A, Barnes PJ, Buist SA, Calverley P et al. Global strategy for the diagnosis, management, and prevention of chronic obstructive pulmonary disease: GOLD executive summary. Am J Resp Crit Care Med. 2007;176(6):532-55.
4. Celli BR, MacNee W. Standards for the diagnosis and treatment of patients with COPD: a summary of the ATS/ERS position paper. Eur Respir J. 2004;23(6):932-46.
5. Szilasi M, Dolinay T, Nemes Z, Strausz J. Pathology of chronic obstructive pulmonary disease. Pathol Oncol Res. 2006;12(1):52-60.
6. Fabbri L, Pauwels RA, Hurd SS. Global strategy for the diagnosis, management, and prevention of chronic obstructive pulmonary disease: GOLD Executive Summary updated 2003. Copd. 2004;1(1):105-41.
7. Mannino DM. COPD: epidemiology, prevalence, morbidity and mortality, and disease heterogeneity. Chest. 2002;121(5):121S-6S.
8. Russi EW, Stammberger U, Weder W. Lung volume reduction surgery for emphysema. Eur Respir J. 1997;10(1):208-18.
9. Doherty DE, Briggs DD Jr. Chronic obstructive pulmonary disease: epidemiology, pathogenesis, disease course, and prognosis. Clin Cornerstone. 2004;2:S5-16.
10. Wedzicha JA, Seemungal TA. COPD exacerbations: defining their cause and prevention. Lancet. 2007;370(9589):786-96.
11. Kobayashi S, Kubo H, Yanai M. Impairment of the swallowing reflex in exacerbations of COPD. Thorax. 2007;62(11):1017.
12. Standards for the Diagnosis and Care of patients with Chronic Obstructive Pulmonary Disease. Am Thorac Soc. Am J Respir Crit Care Med. 1995;152:S77-121.
13. Marchesan IQ. Deglutição-normalidade. In: Furkim AM, Santini CS (eds). Disfagias orofaríngeas. São Paulo: Pró-Fono; 1999: 3-18.
14. Mendell DA, Logemann JA. A retrospective analysis of the pharyngeal swallow in patients with a clinical diagnosis of GERD compared with normal controls: a pilot study. Dysphagia. 2002;17(3):220-6.
15. White GN, O'Rourke F, Ong BS, Cordato DJ, Chan DK. Dysphagia: causes, assessment, treatment, and management. Geriatrics. 2008;63(5):15-20.
16. Logemann JA. Anatomy and physiology of normal deglutition. In: Logemann JA (ed). Evaluation and treatment of swallowing disorders. 2nd ed. Austin: Pro-Ed; 1998. p. 13-52.
17. Matsuo K, Palmer JB. Anatomy and physiology of feeding and swallowing: normal and abnormal. Physic Med Rehabil Cin North Am. 2008;19(4):691-707.
18. Hafner G, Neuhuber A, Hirtenfelder S, Schmedler B, Eckel HE. Fiberoptic endoscopic evaluation of swallowing in intensive care unit patients. Eur Arch Otorhinolaryngol. 2008;265(4):441-6.
19. Finestone HM, Greene-Finestone LS. Rehabilitation medicine: 2. Diagnosis of dysphagia and its nutritional management for stroke patients. CMAJ. 2003;169(10):1041-4.
20. Logemann JA. Introduction: definitions and basic principles of evaluation and treatment of swallowing disorders. In: Logemann JA (ed). Evaluation and treatment of swallowing disorders. 2nd ed. Austin: Pro-Ed; 1998. p. 1-12.
21. Mari F, Matei M, Ceravolo MG, Pisani A, Montesi A, Provinciali L. Predictive value of clinical indices in detecting aspiration in patients with neurological disorders. J Neurol Neurosurg Psychiatry. 1997;63(4):456-60.
22. Hiss SG, Strauss M, Treole K, Stuart A, Boutilier S. Swallowing apnea as a function of airway closure. Dysphagia. 2003;18(4):293-300.

23. Hiss SG, Strauss M, Treole K, Stuart A, Boutilier S. Effects of age, gender, bolus volume, bolus viscosity, and gustation on swallowing apnea onset relative to lingual bolus propulsion onset in normal adults. J Speech Lang Hear Res. 2004;47(3):572-83.
24. Martin-Harris B, Brodsky MB, Price CC, Michel Y, Walters B. Temporal coordination of pharyngeal and laryngeal dynamics with breathing during swallowing: single liquid swallows. J Appl Physiol. 2003;94(5): 1735-43.
25. Nishino T. Swallowing as a protective reflex for the upper respiratory tract. Anesthesiology. 1993;79(3):588-601.
26. Kijima M, Isono S, Nishino T. Coordination of swallowing and phases of respiration during added respiratory loads in awake subjects. Am J Respir Crit Care Med. 1999;159(6):1898-902.
27. Martin-Harris B, Brodsky MB, Michel Y, Ford CL, Walters B, Heffner J. Breathing and swallowing dynamics across the adult lifespan. Arch Otolaryngol Head Neck Surg. 2005;131(9):762-70.
28. Preiksaitis HG, Mayrand S, Robins K, Diamant NE. Coordination of respiration and swallowing: effect of bolus volume in normal adults. Am J Physiol. 1992;263:R624-30.
29. Klahn MS, Perlman AL. Temporal and durational patterns associating respiration and swallowing. Dysphagia. 1999;14(3): 131-8.
30. Perlman AL, Ettema SL, Barkmeier J. Respiratory and acoustic signals associated with bolus passage during swallowing. Dysphagia. 2000;15(2):89-94.
31. Dozier TS, Brodsky MB, Michel Y, Walters BC Jr., Martin-Harris B. Coordination of swallowing and respiration in normal sequential cup swallows. Laryngoscope. 2006; 116(8):1489-93.
32. Shaker R, Li Q, Ren J, Townsend WF, Dodds WJ, Martin BJ et al. Coordination of deglutition and phases of respiration: effect of aging, tachypnea, bolus volume, and chronic obstructive pulmonary disease. Am J Physiol. 1992;263:G750-5.
33. Paydarfar D, Gilbert RJ, Poppel CS, Nassab PF. Respiratory phase resetting and airflow changes induced by swallowing in humans. J Physiol. 1995;483:273-88.
34. Coelho CA. Preliminary findings on the nature of dysphagia in patients with chronic obstructive pulmonary disease. Dysphagia. 1987;2(1):28-31.
35. Good-Fratturelli MD, Curlee RF, Holle JL. Prevalence and nature of dysphagia in VA patients with COPD referred for videofluoroscopic swallow examination. J Commun Disord. 2000;33(2):93-110.
36. Mokhlesi B, Logemann JA, Rademaker AW, Stangl CA, Corbridge TC. Oropharyngeal deglutition in stable COPD. Chest. 2002;121(2):361-9.
37. O'Kane L, Groher M. Oropharyngeal dysphagia in patients with chronic obstructive pulmonary disease: a sistematic review. Rev CEFAC. 2009;11(3):449-506.
38. Kovelis D, Segretti NO, Probst VS, Lareau SC, Brunetto AF, Pitta F. Validation of the Modified Pulmonary Functional Status and Dyspnea Questionnaire and the Medical Research Council scale for use in Brazilian patients with chronic obstructive pulmonary disease. J Bras Pneumol. 2008;34(12): 1008-18.
39. Landbo C, Prescott E, Lange P, Vestbo J, Almdal TP. Prognostic value of nutritional status in chronic obstructive pulmonary disease. Am J Respir Crit Care Med. 1999; 160(6):1856-61.
40. Kawashima K, Motohashi Y, Fujishima I. Prevalence of dysphagia among community-dwelling elderly individuals as estimated using a questionnaire for dysphagia screening. Dysphagia. 2004;19(4):266-71.
41. Stein M, Williams AJ, Grossman F, Weinberg AS, Zuckerbraun L. Cricopharyngeal dysfunction in chronic obstructive pulmonary disease. Chest. 1990;97(2):347-52.
42. Gross RD, Atwood CW Jr, Ross SB, Olszewski JW, Eichhorn KA. The coordination of breathing and swallowing in chronic obstructive pulmonary disease. Am J Respir Crit Care Med. 2009;179(7): 559-65.
43. Mokhlesi B, Morris AL, Huang CF, Curcio AJ, Barrett TA, Kamp DW. Increased prevalence of gastroesophageal reflux symptoms in patients with COPD. Chest. 2001;119(4): 1043-8.

44. Mokhlesi B. Clinical implications of gastroesophageal reflux disease and swallowing dysfunction in COPD. Am J Respir Med. 2003;2(2):117-21.
45. Fernandes A, Bezerra O. Nutrition therapy for chronic obstructive pulmonary disease and related nutritional complications. J Bras Pneumol. 2006;34(12):1008-18.
46. Schols AM, Broekhuizen R, Weling-Scheepers CA, Wouters EF. Body composition and mortality in chronic obstructive pulmonary disease. Am J Clin Nutr. 2005;82(1):53-9.
47. Gray-Donald K, Gibbons L, Shapiro SH, Macklem PT, Martin JG. Nutritional status and mortality in chronic obstructive pulmonary disease. Am J Respir Crit Care Med. 1996;153(3):961-6.
48. Marquis K, Debigare R, Lacasse Y, LeBlanc P, Jobin J, Carrier G et al. Midthigh muscle cross-sectional area is a better predictor of mortality than body mass index in patients with chronic obstructive pulmonary disease. Am J Respir Crit Care Med. 2002; 166(6):809-13.

ANEXO 1 – *Screening* para disfagia (Kawashima et al.; 2004 – traduzido e adaptado por Chaves e Andrade, 2010).

1. Você já foi diagnosticado como tendo pneumonia?	Mais de 1 vez	Uma vez	Não
2. Você sente que está ficando magro?	Muito	Um pouco	Não
3. Você tem alguma dificuldade quando engole?	Muitas vezes	Às vezes	Não
4. Você engasga durante a refeição?	Muitas vezes	Às vezes	Não
5. Você engasga enquanto engole líquidos?	Muitas vezes	Às vezes	Não
6. Você tem dificuldade para tossir o catarro durante ou após a refeição?	Muitas vezes	Às vezes	Não
7. Você tem a sensação de que o alimento parou na sua garganta?	Muitas vezes	Às vezes	Não
8. Você leva mais tempo para comer uma refeição hoje em dia do que levava antes?	Sim	Algumas vezes	Não
9. Você sente que está ficando difícil para comer alimentos sólidos?	Muitas vezes	Às vezes	Não
10. Você derruba alimento da sua boca?	Muitas vezes	Às vezes	Não
11. Você tem a sensação de que a comida está ficando parada na sua boca?	Muitas vezes	Às vezes	Não
12. Você tem a sensação de que o alimento ou o líquido está subindo de volta para a sua garganta?	Muitas vezes	Às vezes	Não
13. Você tem a sensação de que o alimento está parado na parte de baixo da sua garganta?	Muitas vezes	Às vezes	Não
14. Você tem dificuldade para dormir porque tosse durante a noite?	Muitas vezes	Às vezes	Não
15. Você sente que está rouco?	Muitas vezes	Às vezes	Não

14

Eficácia do Atendimento Fonoaudiológico em Indivíduos Adultos e Idosos com Disfagia – Hospital Geral

Amanda Elias Mendes
Milena Vaz Bonini
Leticia Lessa Mansur
Luis Marcelo Inaco Cirino
Paulo Andrade Lotufo

OBJETIVO

Os objetivos deste trabalho são avaliar a eficácia do atendimento fonoaudiológico a adultos com disfagias atendidos em hospital geral e verificar a aplicabilidade de escala funcional da deglutição para orientar ações fonoaudiológicas.

FUNDAMENTAÇÃO TEÓRICA

A disfagia é frequente nos usuários de serviços de Clínica Médica, especialmente naqueles que sofreram acidentes vasculares encefálicos e idosos. É causa de importante morbidade e mortalidade, por acarretar déficits nutricionais e imunológicos[1,2]. Na avaliação desses pacientes, coletam-se informações sobre a disfunção e riscos de aspiração. A avaliação proporciona critérios para a condução da reabilitação e para a introdução e/ou manutenção da oferta de alimentos por via oral de modo seguro[3,4]. Profissionais fonoaudiólogos atendem pacientes disfágicos em unidades de terapia intensiva e semi-intensiva, enfermarias hospitalares, até a fase crônica, e em serviços ambulatoriais.

No âmbito hospitalar, a atuação fonoaudiológica inclui o atendimento à beira do leito, caracterizada pelos objetivos de prevenção, de diagnóstico e de reabilitação[1]. Em todo o processo há preocupação com a redução e prevenção de complicações, diminuição do risco de pneumonias aspirativas e o restabelecimento adequado da alimentação por via oral, importante para o bom prognóstico e qualidade de vida do paciente hospitalizado[5].

A visão de funcionalidade de acordo com a Organização Mundial da Saúde (OMS) considera sua relação direta com a atividade e participação do indivíduo na sociedade[6]. A crescente demanda de atendimento a pacientes disfágicos é um fato que exige, dos profissionais, respostas quanto à detecção, às observações de progresso e de alcance de padrões funcionais compatíveis com a integração social[7].

A detecção da disfagia e a determinação do grau de comprometimento e funcionalidade baseiam-se, na maioria das vezes, na avaliação clínica seguida de exames objetivos[3,4]. Várias escalas foram criadas para tentar universalizar a observação do grau de comprometimento da disfagia[8-10].

Em 1997, a *American Speech-Language Hearing Association* (ASHA) criou um grupo de trabalho que construiu uma escala na qual está implícita a independência para alimentação e o alcance por meio da alimentação por via oral de nutrientes necessários à saúde[11]. Esta escala parte da avaliação clínica e é importante indicador de eficácia de tratamento em disfagia. É uma escala de sete pontos, para distinguir categorias de evolução: supervisão, assistência, habilidade para comer, alimentação social, tempo de resposta, transferência do bolo, proteção da via aérea, risco de aspiração e que pode ser empregada em adultos com disfagia de qualquer etiologia. Inclui de forma dinâmica os conceitos de distúrbio, disfunção e desvantagem e pode ser usada em qualquer momento no seguimento do cuidado.

MÉTODO

Este é um estudo retrospectivo. Coletaram-se os dados de 30 pacientes hospitalizados da Disciplina de Clínica Médica do Hospital Universitário da USP (HU-USP) que tiveram solicitação médica para avaliação e intervenção fonoaudiológica. Este grupo compõe-se de 14 (46,6%) indivíduos do sexo feminino e 16 (53,4%) do sexo masculino, todos com acidente vascular encefálico (AVE). A média de idade foi de 69,4 anos, a idade mínima de 31 e a máxima de 91 anos, com mediana de 73 anos.

As doenças dos pacientes estão apresentadas na figura 14.1.

Três pacientes não apresentaram comorbidades. Os demais tinham em média quatro comorbidades.

Os dados referentes à anamnese e à deglutição dos pacientes foram registrados pelas fonoaudiólogas responsáveis pelos casos em dois momentos: M1 – momento da avaliação fonoaudiológica (valor da escala ASHA pré-terapia fonoaudiológica) e M2 – momento da alta fonoaudiológica (valor da escala ASHA pós-terapia). Considerou-se melhora do nível de disfagia o aumento da pontuação, e piora, a diminuição dos valores da escala ASHA (magnitude da mudança dos níveis de disfagia): 7 = deglutição normal e 0 = não pode ser testado.

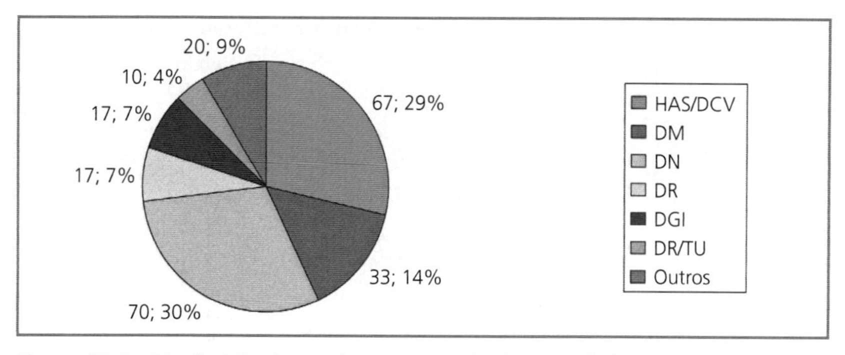

Figura 14.1 – Distribuição dos pacientes quanto às doenças de base e sistemas acometidos. HAS/DCV = hipertensão arterial sistêmica + doença cardiovascular; DM = *diabetes mellitus*; DN = doenças neurológicas; DR = doença respiratória; DGI = doenças gastrointestinais; DR/TU = doenças renais e do trato urinário.

Além de se analisar a funcionalidade da deglutição nos dois momentos citados, correlacionaram-se as variáveis: idade, tempo de internação, número de atendimentos fonoaudiológicos e magnitude da mudança dos níveis de disfagia.

Após a coleta, os dados foram analisados de forma quantitativa e qualitativa. No estudo estatístico, utilizaram-se os testes de Wilcoxon para comparar as condições pré e pós-intervenção fonoaudiológica e correlação de Spearmann para estimar possíveis associações das variáveis sociodemográficas e as condições pré e pós-terapia, entre as variáveis relacionadas à internação e ao atendimento fonoaudiológico. Considerou-se o nível de significância de 5%, com intervalos de confiança construídos com 95% de confiança. O programa utilizado foi o Bio-Estat 5.0[12].

RESULTADOS

Na avaliação fonoaudiológica inicial realizada nos 30 pacientes do serviço de Clínica Médica do HU-USP, verificou-se a distribuição dos pacientes nos diversos níveis da escala (Quadro 14.1).

A figura 14.2 mostra a comparação do nível de funcionalidade no momento da avaliação inicial e na alta hospitalar.

Todos os pacientes receberam atendimento terapêutico fonoaudiológico individualizado, com emprego de técnicas de acordo com a pontuação na escala: terapia indireta, exercícios miofuncionais orais, de elevação laríngea, de coaptação glótica (níveis 1, 2, 3 da escala ASHA); terapia direta, uso de manobras e modificações na dieta (níveis 4, 5, 6). A média de atendimentos foi 5, em um período de 20 dias de permanência na enfermaria de Clínica Médica do HU-USP (Tabela 14.1).

Quadro 14.1 – **Distribuição dos pacientes de acordo com a funcionalidade.**

Funcionalidade	**A alimentação só é possível por via alternativa**				**A alimentação por via oral é possível**			
Casos (n)	13	3	3	3	5	0	5	0
Nível de deglutição	0	1	2	3	4	5	6	7
Desvantagem	Não pode ser testado	Não funcional	Inconsistente ou atrasada	Necessita de supervisão/VA	Necessita de supervisão/VO	Necessita de monitoramento e compensações	Dificuldades ocasionais	Normal

VO = via oral; VA = via alternativa.

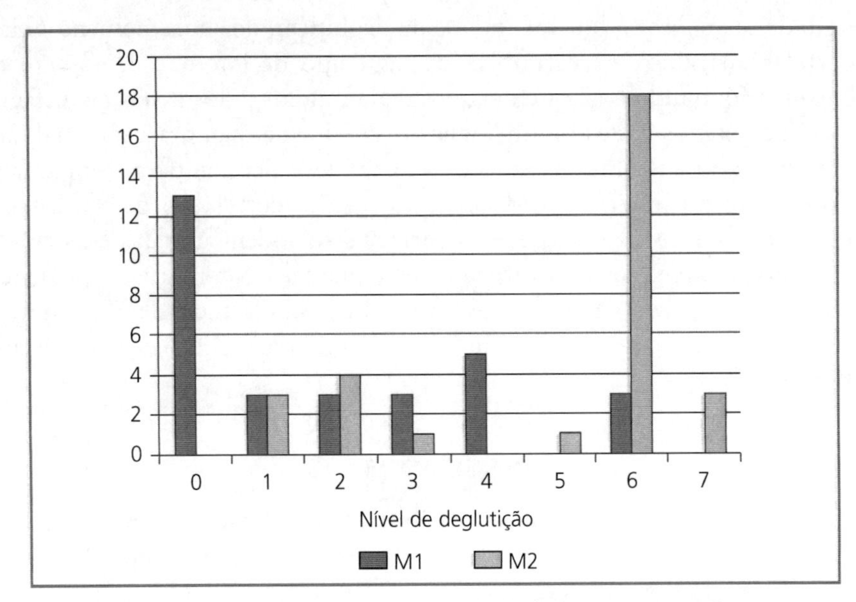

Figura 14.2 – Número de pacientes por níveis de deglutição em M1 e M2.

Notou-se melhora em 83,3% (25 pacientes) dos casos de disfagia atendidos pela equipe de Fonoaudiologia: 22 (73%) atingiram nível de funcionalidade compatível com o consumo das necessidades nutricionais, por via oral; 2 (6,66%) pacientes permaneceram no mesmo nível não funcional da avaliação inicial; 5 (16,66%) pacientes obtiveram melhora, porém não atingiram níveis que proporcionavam a ingestão dos nutrientes necessários; e 1 (3,33%) paciente manteve-se no nível de deglutição normal em todas as situações. Dos 2 pacientes que perma-

Tabela 14.1 – **Condições e número de indivíduos funcionais: deglutição em M1 e M2*.**

Nível de funcionalidade	Média	Valor de Z	Valor de p
M1	1,86 (2)	4,39	< 0,001
M2	4,93 (2)		
M1 (com exclusão do nível zero)	3,29 (1,68)	3,04	0,002
M2 (com exclusão do nível zero)	4,94 (2,01)		
Indivíduos funcionais	**Número**		
M1	8	3,29	0,001
M2	22		0,001

* Wilcoxon.

neceram no mesmo nível disfuncional, 1 teve alta com a utilização de sonda nasogástrica (SNG) e o outro foi a óbito.

Para minimizar o efeito de ausência de resposta (nível zero) na avaliação inicial, que ocorreu em 13 situações, foi realizada análise adicional, excluindo esses casos. As alterações positivas entre M1 e M2 mantiveram-se nos 17 casos restantes (Tabela 14.2).

Tabela 14.2 – **Correlações entre idade, tempo de internação, funcionalidade da deglutição e resultados.**

Pares de variáveis			Coeficiente de correlação*	Valor de p
Idade	x	Magnitude da mudança	–0,037	0,845
	x	Funcionalidade da deglutição M1	0,178	0,345
	x	Tempo de internação	–0,251	0,180
	x	Funcionalidade da deglutição M2	0,024	0,898
Funcionalidade da deglutição no M1	x	Magnitude da mudança	–0,631	< 0,001*
Tempo de internação no M1	x	Funcionalidade da deglutição M1	–0,433	0,016*
	x	Funcionalidade da deglutição M2	–0,057	0,765
	x	Magnitude da mudança	0,289	0,120
Número de terapias fonoaudiológicas	x	Magnitude da mudança	0,162	0,392
	x	Funcionalidade da deglutição M1	–0,416	0,022*
Tempo decorrido até o primeiro atendimento fonoaudiológico	x	Presença de BCP	–0,197	0,295

* Coeficiente de correlação de Spearmann. BCP = broncopneumonia.

Observou-se, a partir das correlações, que a variável idade não esteve associada à magnitude da mudança do nível de deglutição, assim como os níveis apresentados em M1 e M2 e o tempo de internação.

A magnitude da mudança do nível de deglutição esteve associada ao nível de disfagia em M1, pois quanto menor o nível em M1 maior foi a melhora do paciente.

A funcionalidade da deglutição em M1 esteve associada ao tempo de internação, porém não foi o caso da associação entre M2 e a magnitude da mudança do nível de disfagia à alta.

O número de sessões terapêuticas de Fonoaudiologia esteve correlacionado com a funcionalidade da deglutição em M1, porém não houve correlação do número de atendimentos e a magnitude da mudança do nível funcional de deglutição.

DISCUSSÃO

A clientela atendida em um hospital geral, com as características do HU-USP, é composta por pacientes que apresentam afecções frequentes na população, com possibilidades de tratamento, reversão ou estabilização do problema. É o caso das afecções do sistema cardiovascular e acidentes vasculares.

Embora a enfermaria objeto do estudo não tenha caráter geriátrico, prevaleceram entre os internados pacientes idosos e com comorbidades. O número de comorbidades apresentadas pela população com disfagia dificulta a mensuração da eficácia do atendimento fonoaudiológico, daí a importância de dispor-se de instrumento que permita detectar a evolução dos pacientes. Neste estudo, foi possível mostrar, por meio de uma escala funcional, que a maioria dos pacientes beneficiou-se da intervenção fonoaudiológica à beira do leito.

Observou-se que muitos pacientes não puderam ser testados no momento da avaliação fonoaudiológica. Na maioria dos casos, esses pacientes apresentam rebaixamento do nível de consciência e risco de aspiração e pneumonia, caso fosse ofertada dieta por via oral. No entanto, não é possível assumir que a variação positiva da pontuação da escala deve-se à interferência deste subgrupo, pois, excluídos esses indivíduos, o resultado manteve-se.

Na literatura, a idade avançada é considerada fator de risco para distúrbios da deglutição[2,7]. Pessoas mais idosas dispõem de recursos funcionais reduzidos e a eficiência da deglutição se dá por compensações como, por exemplo, aumento do tempo de trânsito do alimento[2]. O fato de não ter havido correlações entre a magnitude da mudança (funcionalidade da deglutição pré e pós-intervenção) e o tempo de internação pode ser explicado pelo perfil da clientela atendida e as características de complexidade.

Nesta pesquisa, houve diferença entre o escore de funcionalidade da deglutição na internação e no momento da alta. Constatou-se, também, associação negativa entre a gravidade da disfagia apresentada no momento da avaliação fonoaudiológica inicial e a magnitude da mudança do nível na alta, ou seja, os pacientes com menor funcionalidade da deglutição apresentaram maior melhora na pontuação do nível da escala de funcionalidade da deglutição no momento da alta. Um conjunto de fatores pode explicar a recuperação da deglutição: a intervenção de equipe, incluindo a intervenção fonoaudiológica, a recuperação espontânea de condições graves ao início do processo, as características das comorbidades tratadas na unidade de internação, entre outras. Essas hipóteses somente poderão ser comprovadas em estudo que observe o efeito da reabilitação em cada uma dessas condições, o que pode auxiliar a identificar os fatores associados à melhora. A pontuação de funcionalidade à admissão, o nível cognitivo e o tempo de internação têm sido identificados como significativos para a funcionalidade no momento de alta; além disso, o número de atendimentos também foi observado como favorecedor de melhora no momento de alta. Variáveis do sujeito, como idade, local, tipo e extensão da lesão, não foram significativas[14]. Medidas clínicas, como presença de tosse após a deglutição, mudanças na voz, reflexos de tosse e *gag* anormais, disfonia e disartria, estão associadas à evolução desfavorável[13-15], assim como a presença de comprometimento cognitivo[15].

A ocorrência de complicações do tipo broncoaspiração e pneumonia foram altas neste estudo: 36% dos casos. Vários fatores podem estar associados à ocorrência de broncopneumonia aspirativa: falta de higiene oral, dependência do cuidador, rebaixamento do nível de alerta compõem lista adicional. Nesta casuística, 55% dos indivíduos com broncopneumonia (BCP) não puderam ser testados quanto à funcionalidade da deglutição, na primeira avaliação fonoaudiológica. A análise das razões de ocorrência de BCP merece estudo específico. Sabe-se que a BCP tem alta incidência em população idosa[16] e que o diagnóstico precoce e o manejo da disfagia reduzem a incidência de pneumonia, determinando melhora do prognóstico[17].

A associação entre número de sessões de terapia fonoaudiológica e funcionalidade da deglutição em M1 deve-se à disponibilização do atendimento aos pacientes mais graves no momento da avaliação (menor nível de disfagia da escala ASHA em M1), mesmo na ausência de resultados significativos imediatos, do ponto de vista funcional. O número de atendimentos tem sido considerado um dos indicadores de eficácia de intervenção, porém entende-se que deva ser considerado em conjunto com outros indicadores de prognóstico e resposta à intervenção[14].

Escalas funcionais são importantes instrumentos de avaliação de disfagia e têm sido aplicadas em nosso meio[18]. Com este estudo, pode-se verificar que a escala de gravidade de deglutição da ASHA traz dados sobre a evolução dos casos e fornece bases para a condução do processo terapêutico. Além disso, é um instrumento facilmente aplicável nos serviços hospitalares e norteia o nível de supervisão necessário à alimentação. Os dados dela advindos podem ser associados às condições sociais de alimentação, tempo de resposta, transferência do bolo, proteção das vias aéreas e riscos de aspiração. Outro ponto positivo é sua aplicabilidade na avaliação de disfagias de qualquer etiologia, o que permite a comparação de resultados de intervenção em diferentes populações.

Há necessidade de se realizar pesquisas adicionais, que visem verificar o impacto da intervenção nos distúrbios da deglutição. Nessa direção estão análises de atuação do fonoaudiólogo e da equipe multidisciplinar com outros indicadores de eficácia.

CONSIDERAÇÕES FINAIS

Observou-se a aplicabilidade da escala ASHA em pacientes disfágicos internados em hospital geral.

- Foi possível verificar-se que os pacientes disfágicos atendidos pelo serviço de Fonoaudiologia progrediram quanto à funcionalidade da deglutição.
- Ações fonoaudiológicas foram delineadas a partir da pontuação na escala funcional.
- O entendimento do papel do conjunto de fatores associados à melhora, bem como sua interação, ainda merecem mais detalhamentos.
- Este trabalho pode contribuir para a reflexão sobre rotinas de atendimento à população disfágica.

REFERÊNCIAS BIBLIOGRÁFICAS

1. Lakshminarayan K, Tsai AW, Tong X, Vazquez G, Peacock JM, George MG et al. Use of dysphagia screening results in predicting poststroke pneumonia. Stroke. 2010; 41(12):2849-54.
2. Roy N, Stemple J, Merril RM, Thomas L. Dysphagia in the elderly: preliminary evidence of prevalence, risk factors, and socioemotional effects. Ann Otol Rhinol Laryngol. 2007;116(11):858-65.
3. Logemann JA. Evaluation and treatment of swallowing disorders. Texas: Pro-Ed; 1998.
4. Cherney LC, Cantieri CA, Pannell JJ. Clinical evaluation of dysphagia. Aspen; 1986.
5. Barros APB, Carrara-de Angelis E. Avaliação fonoaudiológica à beira do leito. In: Jotz GP, Carrara-De-Angelis E, Barros APB. Tratado da deglutição e disfagia: no adulto e na criança. Rio de Janeiro: Revinter; 2009. p. 8-70.
6. World Health Organization International classification of functioning, disability and health (ICF). Geneva; 2001.
7. Leder SB, Suiter DM. An epidemiologic study on aging and dysphagia in the acute care hospitalized population: 2000–2007. Gerontology. 2009;55:714-8.
8. Cella DR. Manual for the Functional Assessment of Cancer Therapy (FACT) Scales and the Functional Assessment of HIV (FAH) Scale (Vers 3), Chicago, IL: Rush-Presbyterian - St Lukes Medical Center; 1993.
9. Langmore SE. Evaluation of oropharyngeal dysphagia: which diagnostic tool is superior? Curr Opin Otolaryngol Head Neck Surg. 2003;11(6):485-9.
10. Sonies BC. Assessment and treatment of functional swallowing in dysphagia. In: Worral LE, Frattali CM. Neurogenic Communication disorders: a functional approach. Thieme: New York; 2000. p. 262-75.
11. American Speech-Language-Hearing Association. Clinical indicators for instrumentation assessment of dysphagia. In: Swallowing and Swallowing Disorders. 2000;20(2): 18-9.
12. Ayres M, Ayres Jr M, Ayres DL, dos Santos AS. Bio-Estat 5.0, Belém, PA: Sociedade Civil Mamirauá/MCT-CNPq/Conservation International; 2007. 324p.
13. Rosenvinge SK, Starke ID. Improving care for patients with dysphagia, Age Ageing. 2005;34(6):587-93.

14. McMicken BL, Muzzy CL. Prognostic indicators of functional outcomes in first time documented acute stroke patients following standard dysphagia treatment Disabil Rehabil. 2009;31(26):2196-203.
15. Schroeder MF, Daniels SK, McClain M, Corey DM, Foundas AL. Clinical and cognitive predictors of swallowing recovery in stroke. J Rehabil Res Dev. 2006;32(3):301-10.
16. Cabre M, Serra-Prat M, Palomera E, Almirall J, Pallares R, Clave P. Prevalence and prognostic implications of dysphagia in elderly patients with pneumonia. Age Ageing. 2010; 39(1):39-45.
17. Gomes GF. Identificação de fatores preditivos de pneumonia aspirativa em pacientes hospitalares com doença cerebrovascular complicada por disfagia orofaríngea [tese] Curitiba (PR): Universidade Federal do Paraná; 2001.
18. Furkim AM, Sacco AB de F. Eficácia da fonoterapia em disfagia neurogênica usando a escala funcional de ingestão por via oral (FOIS) como marcador. Rev CEFAC. 2008;10(4):503-12.

15

Disfagia em Idosos com Indicação de Revascularização Miocárdica

Mara de Oliveira Rodrigues Luiz Dantas
José Otávio Costa Auler Júnior
Claudia Regina Furquim de Andrade

OBJETIVO

O objetivo deste estudo foi identificar as características da deglutição de idosos com DAC e indicação de RM, utilizando um protocolo de avaliação composto por um teste de deglutição de água com ausculta cervical e registros da oximetria de pulso.

FUNDAMENTAÇÃO TEÓRICA

Pacientes que realizam cirurgias cardíacas usualmente apresentam idade avançada e maior número de doenças associadas. A cirurgia cardíaca mais realizada entre idosos é a revascularização miocárdica (RM). É indicada para tratamento da doença arterial coronariana (DAC), na qual a obstrução das artérias coronárias por placas de ateroma pode ocasionar o infarto agudo do miocárdio (IAM). O risco de complicações após RM tem sido investigado nessa população, sendo propostas estratégias para diminuir a morbidade e mortalidade[1,2].

A disfagia orofaríngea (DO) ou distúrbio da deglutição acomete idosos após as cirurgias cardíacas, aumentando o risco de aspiração, de complicações respiratórias e pneumonia. Estudos mostram que o índice de complicações pulmonares e morte em idosos na UTI é reduzido quando detectada a DO precocemente[3-7].

MÉTODO

Os processos de seleção e avaliação seguiram os processos éticos pertinentes: Parecer da Comissão de Ética (CAPPesq HCFMUSP nº 807/06) e a assinatura do Termo de Consentimento Livre e Esclarecido.

PARTICIPANTES

GRUPO DE PESQUISA (GP)

Os participantes desse grupo foram selecionados a partir da lista de pacientes convocados para cirurgia de RM em hospital de referência em cardiologia. Os participantes estavam internados na enfermaria em preparo para a RM eletiva e com tempo de internação variando de 24 a 48 horas. Os prontuários médicos foram consultados para revisão dos dados da avaliação clínica global, independência para atividades de vida diária (AVDs), funções cognitivas e doenças prévias e atuais. Os critérios de inclusão nesse estudo foram: idade igual ou superior a 60 anos, ambos os gêneros, com indicação de RM eletiva, sem história de cirurgia cardíaca prévia, de doenças respiratórias, gastrointestinais e neurológicas; de cirurgias orofaríngeas e laringotraqueais. Os dados sobre a independência nas AVDs e funções cognitivas deveriam ter no máximo 48 horas de registro. Dessa forma, 38 idosos preencheram os critérios de inclusão.

GRUPO CONTROLE (GC)

Os participantes desse grupo foram voluntários, selecionados entre os indivíduos não internados e matriculados no ambulatório de geriatria de um hospital geral. Os critérios de inclusão no grupo foram: idade entre 60 e 75 anos, ambos os gêneros, sem história de doenças respiratórias, gastrointestinais, neurológicas e cardíacas; cirurgias orofaríngeas e laringotraqueais e sem internação hospitalar nos últimos 12 meses. Os dados sobre a independência nas AVDs e os resultados do miniexame do estado mental compatíveis com a idade e escolaridade deveriam ter no máximo 60 dias de registro. Dessa forma, 30 idosos preencheram os critérios de inclusão deste estudo e assinaram o termo de consentimento.

MATERIAL

Foi utilizado o Protocolo de Avaliação do Risco de Disfagia por Teste Combinado de Deglutição e Monitoração dos Sinais Vitais (PADTC)[8] (Anexo 1).

Os materiais utilizados foram: um copo descartável contendo 60ml de água filtrada, seringa descartável de 20ml, estetoscópio eletrônico Littmann 4100, fabricado pela 3M Health Care, cronômetro Technos, oxímetro de pulso marca Dixtal, modelo DX-2515.

PROCEDIMENTOS

O PADTC abrange:

1. Registro da linha de base inicial dos sinais vitais – foi utilizado o oxímetro de pulso para registrar os valores da frequência cardíaca (FC) e da saturação periférica de oxigênio (SpO_2) a cada minuto durante 5 minutos. Calculou-se a média de FC e SpO_2 ao final dos 5 minutos. Para a obtenção da frequência respiratória (FR), foi utilizada a técnica manual que consistiu em manter a mão do examinador sobre o diafragma do sujeito e contar o número de inspirações seguidas de expirações durante o último minuto do registro da linha de base inicial dos sinais vitais.
2. Registro da deglutição – foi constituído pelo teste de deglutição, ausculta cervical e registro dos sinais vitais. O teste de deglutição de água foi realizado com o participante sentado na cadeira. Dois toques digitais rápidos sobre a hemiface inferior do sujeito, próximo à bochecha esquerda, foram estabelecidos como o sinal para realizar a deglutição. Instruiu-se o participante a abrir a boca e instilou-se 1ml de água filtrada sobre a língua, através da seringa descartável de 20ml. O participante foi instruído a fechar a boca e deglutir o conteúdo de maneira natural, mediante o sinal. Repetiu-se esse procedimento com os conteúdos de 3, 5, 10, 15 e 20ml.
3. Realizou-se a ausculta cervical com um estetoscópio eletrônico posicionado na borda lateral da traqueia, inferior à cartilagem cricoide, para a gravação do som da deglutição em cada volume ofertado. O participante não soube sobre a gravação, visando evitar alterações comportamentais. A análise dos sons foi realizada através do programa 3M™ Littmann™ Software para Análise de Sons, Versão 2.0, extraindo-se dados a partir da acústica e da visualização do espectrograma colorido. Os sons gravados foram registrados da seguinte forma:

   Som tipo 1 – identificaram-se dois cliques audíveis seguidos do sopro expiratório.

   Som tipo 2 – identificaram-se dois cliques audíveis seguidos do som inspiratório.

   Som tipo 3 – identificaram-se dois cliques audíveis mas não foi identificada a expiração ou a inspiração.

   Som tipo 4 – não foram identificados os dois cliques da deglutição por interferência de ruídos.

O tempo de resposta da deglutição foi registrado através da medida em segundos apontada no espectrograma e com uso do cursor. Ao ser identificado o som da deglutição, interrompeu-se o cursor no ponto exato onde o som começou. O cursor apontou a marcação dos segundos em que o som iniciou, sendo então essa marcação aceita como o tempo de resposta da deglutição.

O número de deglutições foi registrado para cada volume ofertado, durante 8 segundos após o comando, detectando a presença de deglutição única ou deglutição múltipla. Havendo deglutição múltipla, esta foi caracterizada como um sintoma de disfagia[9,10]. Registrou-se a presença de intercorrências como tosse e/ou engasgos.

O registro dos sinais vitais durante o teste de deglutição para FC e SpO_2 após cada deglutição foi realizado por meio da oximetria de pulso.

Os critérios de interrupção do protocolo foram: presença de dois engasgos consecutivos e alterações da SpO_2 com média de declínio de 4% comparado à linha de base inicial sem recuperação em 2 minutos[11].

O registro da linha de base final dos sinais vitais foi realizado por meio do procedimento descrito no item 1.

ANÁLISE ESTATÍSTICA

O teste de igualdade de duas proporções foi utilizado para comparar a distribuição do número de deglutições, do tipo de som e das intercorrências. Também utilizou-se o teste para analisar a FR e a FC em relação ao número de deglutições. O teste de Mann-Whitney foi utilizado para comparar os grupos quanto aos resultados quantitativos referentes à FC e à SpO_2 na linha de base inicial, durante o teste de deglutição e na linha de base final. As diferenças foram consideradas significativas quando $p < 0,05$. Os resultados foram apresentados com cálculo de média ± DP e mediana, além do intervalo de confiança de 95% para a média.

Nesta análise estatística foram utilizados os *softwares*: SPSS V11.5, Minitab 14 e Excel XP.

RESULTADOS

Neste estudo, o grupo pesquisa (GP) ficou constituído por 38 idosos, sendo que 27 eram homens (71%), e 11, mulheres (29%). A média da idade foi de 68 anos. O grupo controle (GC) ficou constituído por 30 idosos, sendo que 15 (50%) eram homens, e 15 (50%), mulheres. A média da idade foi 70 anos. Não houve diferença significativa em relação ao sexo e à idade.

A comparação dos sinais vitais nas linhas de base inicial e final mostrou que houve diferença significativa entre os grupos nos valores de FC, sendo que valores mais altos ocorreram no GC (Tabela 15.1). Essa diferença manteve-se na linha de base inicial ($p < 0,001$) e na final ($p < 0,001$). Em relação à SpO_2, não houve diferença significativa, ou seja, a saturação manteve-se semelhante antes e após o teste de deglutição em ambos os grupos ($SpO_2 > 96\%$).

A comparação entre os valores de FC durante o teste de deglutição também mostrou que o GC apresentou valores mais altos em relação ao GP, e essa diferença foi significativa ($p < 0,003$). Já em relação à SpO_2, não houve diferença significativa na comparação da linha de base inicial com os valores durante o teste de deglutição. Em relação à FR, não houve diferença significativa na linha de base inicial e na final na comparação dos grupos (FR = 19ipm em ambos os grupos).

Tabela 15.1 – **Comparação de FC nas linhas de base inicial e final e durante o teste de deglutição.**

FC	Linha de base inicial		Durante o teste		Linha de base final	
	GP	GC	GP	GC	GP	GC
Média	62,84	71,91	64,39	73,21	62,94	72,13
Mediana	61,2	69,8	63,1	70,8	61,9	70,7
Desvio padrão	10,82	10,88	10,80	12,13	9,64	10,78
CV	17,2%	15,1%	16,8%	16,6%	15,3%	14,9%
Q1	55,0	63,4	56,1	63,1	55,6	65,0
Q3	65,6	80,4	67,8	81,8	67,4	79,9
N	38	30	38	30	38	30
IC	3,44	3,89	3,44	4,34	3,06	3,86
p-valor	< 0,001*		0,003*		< 0,001*	

CV = coeficiente de variação; Q = quartil; N = número; IC = intervalo de confiança.
* Significância estatística (p < 0,05).

Quanto ao número de deglutições, houve predomínio de deglutição única em ambos os grupos, em todas as medidas, exceto em 20ml sem diferença significativa. Portanto, as respostas quantitativas de deglutição não caracterizaram sintoma de disfagia.

Quanto ao tempo de resposta da deglutição, houve diferença significativa entre os grupos quando foram comparados os participantes com FC < 60 (Tabela 15.2). Essa análise mostrou diferença significativa nas medidas de 3ml (p < 0,035), 10ml (p < 0,012), 15ml (p < 0,012) e 20ml (p < 0,033), havendo maior ocorrência de deglutições de até 1 segundo no GP. Os participantes com FC entre 60 e 100bpm apresentaram diferença significativa em 10ml, sendo que teve maior ocorrência de deglutições entre 1 e 2 segundos no GC (p < 0,011).

Quanto ao som da deglutição, não houve prevalência de um tipo específico de som na comparação entre os grupos. Foram encontrados alguns achados isolados, como a maior ocorrência do som tipo 1 no GC em 5ml (p < 0,048) e do som tipo 3 em 20ml também no GC (p < 0,018).

Quanto às intercorrências, não houve diferença significativa na comparação entre os grupos. Vale ressaltar que a distribuição da presença de engasgos e tosse foi muito pequena, ou seja, poucos participantes apresentaram esses eventos.

DISCUSSÃO

Neste estudo, as análises realizadas mostraram semelhanças entre o grupo de idosos cardiopatas e o grupo de idosos saudáveis quanto à saturação de oxigênio antes, durante e após o teste de deglutição. Embora a FC tenha sido menor para

Tabela 15.2 – **Comparação do tempo de deglutição nos grupos com FC abaixo de 60 durante o teste.**

Volume	Tempo (segundos)	GC		GP		p valor
		N	%	N	%	
1ml	0-1	3	10,0	10	26,3	0,089
	1-2	0	0,0	3	7,9	0,115
	> 2	0	0,0	1	2,6	0,371
3ml	0-1	2	6,7	10	26,3	0,035*
	1-2	2	6,7	3	7,9	0,847
	> 2	0	0,0	2	5,3	0,202
5ml	0-1	3	10,0	9	23,7	0,142
	1-2	1	3,3	6	15,8	0,093
	> 2	0	0,0	0	0,0	- x -
10ml	0-1	2	6,7	12	31,6	0,012*
	1-2	2	6,7	3	7,9	0,847
	> 2	0	0,0	0	0,0	- x -
15ml	0-1	2	6,7	12	31,6	0,012*
	1-2	2	6,7	3	7,9	0,847
	> 2	0	0,0	0	0,0	- x -
20ml	0-1	3	10,0	12	31,6	0,033*
	1-2	1	3,3	2	5,3	0,700
	> 2	0	0,0	1	2,6	0,371

N = número de deglutições.
* Significância estatística ($p < 0,05$).

o GP antes, durante e após o teste e isso pode estar relacionado à doença cardíaca – a FC abaixo de 60 batimentos por minuto (bpm) ocorreu em 39% dos cardiopatas idosos e isso parece ter influenciado o tempo de deglutição, já que tais indivíduos apresentaram o tempo diminuído para a ocorrência da deglutição em quase todos os volumes de água, quando comparado ao GC –, a comparação entre os grupos na condição de FC entre 60 e 100bpm não mostrou diferença significativa.

Portanto, neste estudo, o efeito do aumento do volume sobre o tempo de resposta da deglutição não foi encontrado entre os cardiopatas com FC baixa. Esse dado pode estar relacionado com a presença da cardiopatia, uma vez que difere dos estudos com indivíduos normais[12] e com idosos saudáveis, nos quais o aumento do volume ocasionou a diminuição do tempo de resposta da deglutição[13].

A interpretação desse achado pode ser favorecida pelos estudos sobre o mecanismo de coordenação entre a respiração e a deglutição[14,15]. Como o tempo de ocorrência da deglutição manteve-se constante nos indivíduos cardiopatas com FC diminuída, é possível sugerir que eles apresentaram alterações na deglutição para promover o trânsito orofaríngeo rápido dos volumes ofertados. Esse dado sugere a existência de maior velocidade para o início da deglutição para preservar a duração curta da pausa respiratória[12,13].

Dessa forma, é possível afirmar que as características da coordenação entre as funções da deglutição e da respiração[16] são diferentes nos cardiopatas idosos quando comparados aos idosos saudáveis. Uma mudança na coordenação temporal entre essas funções parece estar envolvida e um dos motivos seria a necessidade do retorno respiratório rápido, em decorrência da cardiopatia.

Embora os resultados do estudo apontem a existência de modificações na coordenação temporal entre deglutição e respiração nos grupos testados, não foi possível determinar em qual fase da respiração ocorreu a deglutição nos cardiopatas.

Outro dado importante foi a classificação dos sons da deglutição[17-19]. Os dois grupos foram semelhantes na distribuição dos sons dos tipos 1, 2 e 3. Alguns achados isolados foram encontrados, como a predominância do som tipo 1 no GC em 5ml e do tipo 3 em 20ml no mesmo grupo. Esse dado pode estar relacionado à dificuldade de captação dos sons respiratórios nos dois grupos.

CONSIDERAÇÕES FINAIS

O tempo diminuído para a ocorrência da deglutição nos participantes com FC baixa foi o principal achado entre os cardiopatas idosos. Tal fato isoladamente não pode ser indicador da presença de DO, mas sim marcador de risco para DO. O achado desse marcador deve ser mais bem investigado, já que a incoordenação entre respiração e deglutição pode gerar aspiração na presença de instabilidade ou mesmo na gravidade da cardiopatia. O estudo contribui para a melhor compreensão do processo de deglutição em idosos cardiopatas. Novas pesquisas devem ser conduzidas para que evidências sejam encontradas e permitam melhor diagnóstico, tratamento e prognóstico da disfagia orofaríngea no grupo pesquisado.

REFERÊNCIAS BIBLIOGRÁFICAS

1. Giffhorn H. Avaliação de uma escala de risco em pacientes submetidos à cirurgia de revascularização do miocárdio: análise de 400 casos. Rev Bras Ter Intensiva. 2008; 20(1):6-17.
2. Lima R, Diniz R, Césio A, Vasconcelos F, Gesteira M, Menezes A et al. Revascularização miocárdia em pacientes octogenários: estudo retrospectivo e comparativo entre pacientes operados com e sem circulação extra-corpórea. Rev Bras Cir Cardiovasc. 2005;20(1):8-13.
3. Ferraris VA, Ferraris SP, Moritz DM, Welch S. Oropharyngeal dysphagia after cardiac operations. Ann Thorac Surg. 2001;71: 1792-6.
4. Rousou JA, Tighe DA, Garb J, Krasner H, Engelman RM, Flack JE, Deaton DW. Risk

of dysphagia after transesophageal echocardiography during cardiac operations. Ann Thorac Surg. 2000;69:486-90.

5. Hogue CW, Lappas GD, Creswell LL, Ferguson B, Sample M, Pugh D et al. Swallowind dysfunction ater cardiac operations. J Thorac Cardiovasc Surg. 1995;110:517-22.
6. Hinchey JA, Shephard RN, Furie K, Smith D, Wang D, Tonn S. Formal dysphagia screening protocols prevent pneumonia. Stroke. 2005;36:1972-6.
7. Kikawada M, Iwamoto T, Takasaki M. Aspiration and infection in the elderly: epidemiology, diagnosis and management. Drugs Aging. 2005;22(2):115-30.
8. Dantas MORL. Disfagia em cardiopatas idosos: teste combinado de deglutição e monitorização dos sinais vitais. [Tese]. São Paulo: Faculdade de Medicina, Universidade de São Paulo; 2008.
9. Ertekin C, Aydogdu I, Yuceyar N. Piecemeal deglutition and dysphagia in normal subjects and in patients with swallowing disorders. J Neurol Neurosurg Psychiatr. 1996;61(5):491-6.
10. Terzi N, Orlikowsky D, Aegerter P et al. Breathing-swallowing interaction in neuromuscular patients – a physiological evaluation. Am J Respir Crit Care Med. 2007; 175:269-76.
11. Gross RD, Atwood Jr CW, Ross SB, Eichhorn KA, Olszewski JW, Doyle PJ. The coordination of breathing and swallowing in Parkinson's disease. Dysphagia. 2008;23(1): 76-81.
12. Gross RD, Atwood Jr CW, Grayhack JP, Shaiman S. Lung volume effects onpharyngeal swallowing physiology. J Appl Physiol. 2003;95:2211-7.
13. Dozier TS, Brodsky MB, Michel Y, Walters BC, Martin-Harris B. Coordination of swallowing and respiration in normal sequential cup swallows. Laryngoscope. 2006; 116:1489-93.
14. Costa MMB, Leme EMO. Coordination of respiration and swallowing: functional pattern and relevance of vocal folds closure. Arq Gastroenterol. 2010;47(1):42-8.
15. Matsuo K, Palmer JB. Coordination of mastication, swallowing and breathing. Jpn Dent Sci Rev. 2009;45(1):31-40.
16. Boden K, Cedborg AL, Eriksson LI et al. Swallowing and respiratory pattern in young healthy individuals recorded with high temporal resolution. Neurogastroenterol Motil. 2009;21(11):1163-e101.
17. Leslie P, Drinnan MJ, Zammit-Maempel I, Coyle JL, Ford GA, Wilson JA. Cervical auscultation synchronized with images from endoscopy swallow evaluations. Dysphagia. 2007;22(4):290-8.
18. Morinière S, Beutter P, Boiron M. Sound component duration of healthy human pharyngoesophageal swallowing: a gender comparison study. Dysphagia. 2006;21(3): 175-82.
19. Santamato A, Panza F, Solfrizzi V, Russo A et al. Acoustic analysis of swallowing sounds: a new technique for assessing dysphagia. J Rehabil Med. 2009;41(8):639-45.

ANEXO 1 – **Protocolo de Avaliação do Risco de Disfagia por Teste Combinado de Deglutição e Monitoração dos Sinais Vitais (PADTC). Dantas, 2008.**

Monitoração / Volume	Sinais vitais		Registro da deglutição			
			AC			Intercorrência
	SpO_2	FC	N. deglutição	Som	Tempo de resposta	Tosse e/ou engasgo
1ml						
3ml						
5ml						
10ml						
15ml						
20ml						

Registro da Linha de Base dos Sinais Vitais						
Sinais vitais	**Minuto 1**	**Minuto 2**	**Minuto 3**	**Minuto 4**	**Minuto 5**	**Média**
SpO_2 inicial						
SpO_2 final						
FC inicial						
FC final						
FR inicial						
FR final						

16

Disfagia na Demência de Alzheimer: Funcionalidade e Cognição

Sheilla de Medeiros Correia
Lilian Shafirovits Morillo
Wilson Jacob Filho
Leticia Lessa Mansur

OBJETIVO

Os objetivos deste estudo são: a) caracterizar os problemas de alimentação e deglutição em indivíduos com doença de Alzheimer (DA) em fases leve, moderada e grave; b) caracterizar aspectos funcionais; c) caracterizar aspectos cognitivos. Será dada ênfase especial aos instrumentos de avaliação da alimentação no contexto de alterações cognitivas.

FUNDAMENTAÇÃO TEÓRICA

Os avanços nos estudos das disfagias trouxeram refinamentos no diagnóstico e terapias da deglutição e permitiram entender de modo detalhado as bases fisiopatológicas dos processos normais e alterados.

Em particular, os aspectos "cognitivos" da deglutição foram valorizados. A inclusão de componente antecipatório à fase oral[1] abriu espaço para a investigação de aspectos relacionados à função executiva e gerenciamento do ato de alimentação. Sabe-se, por exemplo, que a capacidade cognitiva permite ao idoso normal compensar alterações decorrentes do envelhecimento e manter a funcionalidade da deglutição, condição denominada de presbifagia[2].

Esses conhecimentos têm estendido-se aos indivíduos com demências e tornado possível ampliar as ações com vistas à manutenção de alimentação sem riscos e com oferta nutricional adequada.

A definição diagnóstica clássica das demências toma como base alterações cognitivas persistentes, com impacto na independência e funcionalidade em atividades da vida profissional e cotidiana e independe do nível de consciência[3]. A alteração de memória soma-se à de outro comprometimento cognitivo.

A capacidade de se alimentar está incluída nas atividades básicas de vida diária. Dados o aumento da expectativa de vida e a alta prevalência de DA, com consequente aumento de pacientes em fases mais avançadas, disfágicos e dependentes de cuidados, é importante que se estude meios de viabilizar sua alimentação.

DEMÊNCIAS E DISFAGIAS

Embora existam problemas comuns a todas as demências, elas se distinguem por diferentes padrões de dificuldade na alimentação. Além disso, apresentam perfis de progressão típicos, decorrentes de interações de fatores físicos, cognitivos, comportamentais e sociais.

As demências mais frequentes são: doença de Alzheimer (DA) e demência vascular[4]. A incidência e a prevalência são as mesmas em nosso meio[5]. A DA caracteriza-se, do ponto de vista anatomopatológico, por atrofia cortical que acomete principalmente a formação hipocampal e as áreas corticais associativas. O exame microscópico revela perda neuronal e alterações histológicas características, os emaranhados neurofibrilares e placas senis. No início do quadro predominam comprometimentos hipocampais e posteriores. O quadro clínico inicia-se de modo insidioso, com distúrbios de memória para fatos recentes e desorientação temporoespacial. Na sequência, há comprometimento do raciocínio lógico, planejamento, alterações de linguagem, disfunção visuoespacial e desinteresse por atividades habituais. Como consequência da degeneração, a doença altera de modo global a cognição e a funcionalidade do indivíduo[3,6].

AVALIAÇÃO DA DISFAGIA: NORMALIDADE E FUNCIONALIDADE

A avaliação da funcionalidade em geral toma como referência as habilidades de indivíduos sadios.

Um indivíduo normal deve ser hábil para reconhecer quando está com sede ou fome; lembrar quando comeu pela última vez e quando comerá em seguida; buscar alimento e reconhecer o que é próprio para comer ou não; preparar alimento de modo aceitável; usar talheres de modo socialmente adequado; julgar as porções a serem colocadas na boca; julgar a velocidade adequada para comer; concentrar-se e completar a alimentação ignorando outras distrações; sentir gosto, reconhecer uma variedade de sabores e alimentos; mastigar de modo efetivo; conduzir a deglutição de modo coordenado; dirigir o alimento até o esôfago e proteger as vias aéreas em todas as texturas; julgar quando está saciado e parar de comer. Essas funções incluem aspectos motores, sensoriais e cognitivos e, além deles, fatores culturais e sociais estabelecidos na forma de hábitos[7].

Em geral, a funcionalidade da deglutição é medida por escalas que valorizam o intervalo desde a entrada do alimento na cavidade oral até a passagem para o esôfago e desconsideram muitos dos aspectos listados acima.

Funcionalidade é um parâmetro que pode ser entendido sob vários pontos de vista. No idoso, um dos diagnósticos relacionados à funcionalidade é a síndrome da fragilidade, que inclui perdas nas funcionalidades física, cognitiva e social.

A maioria das propostas de avaliação de deglutição disponíveis para os clínicos foi concebida quando ainda não havia nítida consciência sobre o aumento e sobrevida da população idosa e riscos de desenvolvimentos de alterações cognitivas[8-10], bem como a relação dessas alterações com as disfagias. Elas oferecem ao fonoaudiólogo ampla variedade de listas e pontos a serem observados de forma direta ou indireta sobre aspectos mecânicos da deglutição, com uma entrada de dados sobre "cognição", sem especificar alterações de atenção, memória, linguagem, percepção, gnosias e praxias. Além disso, em geral, não se indica o instrumento a ser utilizado para a entrada da informação sobre a cognição.

Alguns estudos se diferenciaram ao avaliar pacientes com demência e relacionar a disfunção de deglutição ao estado mental[11,12].

Mais recentemente, têm sido valorizadas informações sobre condições cognitivas, embora frequentemente elas sejam voltadas, principalmente, à compreensão e à capacidade de seguir ordens[13]. No caso da avaliação dos pacientes com DA, o objetivo é determinar o grau de funcionalidade e dependência do cuidador, assim como os riscos da oferta de alimentação por via oral.

Neste estudo, a avaliação da independência busca entender o contexto cognitivo e comportamental, assim como visualizar, de modo abrangente, habilidades e inabilidades, bem como atitudes do cuidador diante da tarefa de alimentar um indivíduo com demência avançada. Assim sendo, é valorizada uma bateria de instrumentos que fornece suporte à avaliação de pacientes nas fases graves.

MÉTODO

A descrição da deglutição de indivíduos com DA em fase leve foi baseada em dados da literatura. As fases moderadas e graves foram avaliadas em casuística do Serviço de Geriatria do Hospital das Clínicas da Faculdade de Medicina da Universidade de São Paulo (HCFMUSP).

Disfagia em DA leve – para obtenção de base de informações sobre a fase leve, foi realizada busca em base de dados Pub-Med e Scielo. A partir dos descritores doença de Alzheimer *vs.* disfagia, com refinamento para a fase leve, foram localizados 11 artigos, dos quais selecionamos três, direcionados ao tema de interesse.

Disfagia em DA moderada e grave – a casuística foi obtida no período de agosto de 2008 a março de 2009. Não houve restrição de gênero, idade e escolaridade para os pacientes e cuidadores. Para esses, a exigência para participação foi o tempo de cuidado mínimo não inferior a três dias por semana.

Avaliação da **gravidade da demência** foi feita por entrevista estruturada *Clinical Dementia Rating* (CDR), que fornece indicações sobre memória, orientação, julgamento, solução de problemas, relações comunitárias, atividades no lar ou de lazer e cuidados. Para os moderados, a pontuação do CDR é 2, e para os graves, 3[14].

A avaliação da **comunicação funcional** foi baseada no Questionário para avaliação da Comunicação Funcional na Afasia – QACF-A *(Functional Outcome Questionnaire for Aphasia)*. O questionário é composto por itens sobre *necessidades básicas*, realização de *atos de fala* como pedidos rotineiros, *comunicação de informações novas*, *atenção/outras habilidades comunicativas*[15].

Na avaliação da **funcionalidade da deglutição** foi utilizada a Escala de gravidade da deglutição – EGD (*Swallowing Rating Scale/American Speech-Language-Hearing Association* – ASHA): a partir da observação de uma refeição foi atribuída a pontuação de funcionalidade da deglutição[16].

Dificuldades de alimentação e deglutição foram questionadas ao cuidador pelo instrumento Questionário sobre Habilidades de Alimentação e Deglutição – QHAD[17], que contém seções sobre: alteração sensorial e de dentição, estado mental e comportamento e itens relacionados a comida e bebida, e deglutição. Uma última seção situação de alimentação e habilidades e problemas graves de deglutição foi pontuada pelo avaliador fonoaudiólogo. O quadro 16.1, traduzido e adaptado para a língua portuguesa, mostra os temas incluídos no instrumento[18].

Observou-se, ainda, a ingestão de alimentos nas consistências usualmente fornecidas ao paciente e em condições o mais próximo possível das habituais. O avaliador observou habilidades e inabilidades de cuidadores e pacientes, na situação de alimentação.

RESULTADOS

RESULTADOS SOBRE DISFAGIA NA FASE LEVE DA DOENÇA DE ALZHEIMER

Se for observado o substrato neuropatológico da DA, seria esperado que houvesse comprometimento da deglutição somente nas fases avançadas, quando a doença se estende às regiões frontais; no entanto, essa não é a constatação dos estudos que mostraram que tanto na fase leve quanto moderada os indivíduos apresentavam alterações.

Alterações em fases leves foram investigadas mais recentemente. Observou-se que indivíduos com DA necessitaram de maior número de pistas e assistência de seus acompanhantes do que os controle. Além disso, o tempo de deglutição foi mais prolongado nas fases oral e faríngea. Tanto a independência para alimentação[11,19] quanto as mudanças na própria deglutição podem estar presentes já nas fases iniciais da DA[19].

Com recursos tecnológicos avançados foi possível verificar que o controle cortical da deglutição era menor no grupo de indivíduos com DA leve, quando comparado com controles, com menor ativação em áreas tradicionalmente associadas à deglutição normal, como giros pré e pós-central, opérculos rolândico e

Quadro 16.1 – **Questionário de Habilidades de Alimentação e Deglutição (QHAD).**

0 = nunca; 1 = raramente; 2 = de vez em quando; 3 = quase sempre; 4 = sempre

1. Dificuldades sensoriais e dentição

1 (a) O paciente tem dificuldades visuais?
1 (b) Necessita de aparelho auditivo, ou o que ele usa não está funcionando?
1 (c) Prótese dentária

2. Estado mental e comportamental

2 (a) Redução de consciência e alerta, confusão mental
2 (b) Dificuldade em permanecer sentado?
2 (c) Esquece o que estava fazendo ou fica distraído na tarefa?
2 (d) É passivo, necessita de pistas para começar a comer?
2 (e) Recusa alimento/líquido?
2 (f) Velocidade inadequada (rápida) de ingestão de líquidos ou outra consistência
2 (g) Velocidade inadequada (lenta) de ingestão de líquidos ou outra consistência
2 (h) O paciente tenta ingerir "não alimentos"

3. Situações de alimentação e habilidades

3 (a) O nível de supervisão da hora de refeição está adequado?
3 (b) Há problemas com posicionamento durante a alimentação? O paciente não fica totalmente ereto, ou sua mesa ou cadeira estão fora de altura?
3 (c) Há dificuldades na autoalimentação? (Exemplo usar ou localizar utensílios, talheres na mesa?
3 (d) Come ou bebe do prato dos outros
3 (e) Distrai-se com outros utensílios ou itens na mesa?
3 (f) Suja-se durante a refeição?
3 (g) Mistura diferentes pratos
3 (h) Para os que dependem do cuidador, pontos a serem observados

4. Questões relacionadas aos alimentos, bebidas e deglutição

4 (a) O paciente apresenta em grande quantidade escape de saliva ou alimento?
4 (b) Ocorrem sinais observáveis de fraqueza ou disfunção na língua durante a deglutição?
4 (c) Tem dificuldade com outras consistências?
4 (d) Ocorre latência no disparo da deglutição?
4 (e) Ocorrem tosse frequente, pigarro, engasgo, depois da deglutição?
4 (f) Depois da deglutição, ocorre mudança na qualidade da voz? Voz molhada, como gargarejo?
4 (g) Tem necessidade de múltiplas deglutições para cada colherada?
4 (h) Tem dificuldade com alimentos particulares, p. ex. pão ou carne ou pedaços para engolir?
4 (i) O volume do bolo merece preocupação?
4 (j) Consegue perceber se a temperatura está adequada?
4 (k) Deixa grandes quantidades de alimento no prato?
4 (l) Tem preferências ou alimentos que não gosta?
4 (m) O alimento fica depositado na cavidade oral ou bochechas no final da refeição?

5. Problemas graves de deglutição

5 (a) É necessária investigação adicional, por exemplo, videofluoroscopia?

frontal. Esses achados foram associados à videofluoroscopia, que permitiu constatar redução da elevação do complexo hioideolaríngeo. O estudo salienta que, embora manifestações de disfagia ocorram em fases não tão precoces, as mudanças corticais no controle da deglutição ocorrem em fases iniciais da doença[20].

RESULTADOS SOBRE DISFAGIA NAS FASES MODERADA E GRAVE DA DEMÊNCIA DE ALZHEIMER

Foram avaliados 50 cuidadores e 50 pacientes com DA provável e possível. Os cuidadores exerciam cuidados entre 1 e 7 dias (24-168 horas), e 38 (76%) deles durante os 7 dias da semana. Os cuidadores, que são os familiares, correspondiam a 47 (94%), 18 (36%) do sexo masculino e 32 (64%) do sexo feminino. A média de escolaridade dos cuidadores foi de sete anos, e de idade, 52 anos.

Os pacientes tiveram a média de escolaridade de três anos e de idade 79 anos, desses 13 (26%) eram do sexo masculino e 37 (74%) do feminino. No momento da avaliação da deglutição, dois pacientes usavam a via alternativa: 1 (0,2%) com gastrostomia e 1 (0,2%) com sonda nasoenteral, ambos do grupo com CDR 3. Os demais sujeitos, 48 (96%), estavam com dieta por via oral exclusiva no momento da avaliação.

Nos grupos CDR 2 e CDR 3, a idade e a escolaridade foram equivalentes ($p > 0,05$).

A avaliação da gravidade da deglutição mostrou diferenças significativas entre os grupos CDR 2 e 3 ($p < 0,001$). Os dois pacientes que utilizavam a via alternativa de alimentação tinham incontinência urinária e fecal, porém essa incapacidade para controle de esfíncteres estava presente em todos os outros pacientes do grupo CDR 3.

QACF-A

Constataram-se diferenças entre o grupo CDR 2 e 3 em todos os domínios do QACF-A (Tabela 16.1). A tabela apresenta a porcentagem de sujeitos que apresentaram problemas nos domínios.

QHAD (estado mental e comportamento – EMC)

Foram relatados comprometimentos em quatro domínios: passividade, esquecimento ou distração, recusa de comida e bebida, velocidade de alimentação. Esses dados estão apresentados na tabela 16.2.

QHAD (situação de alimentação e habilidades – SAH)

A maioria dos cuidadores supervisionou de forma adequada a situação de alimentação e nesse domínio não houve diferenças entre os grupos CDR 2 e 3.

Problemas de posicionamento durante a alimentação foram relatados somente no grupo CDR 3, assim como incapacidade para se alimentar sozinho. A distração com utensílios foi observada tanto no grupo 2 quanto no CDR 3. É o que mostra a tabela 16.3.

Tabela 16.1 – Questionário para avaliação da comunicação funcional na afasia: diferenças entre o grupo CDR 2 e 3.

Variável	Grupo				Total		p
	CDR 2		CDR 3				
	n	%	n	%	n	%	
Comunicação de necessidades básicas							0,002
Não	0	0,0	13	40,6	13	26,0	
Sim	18	100,0	19	59,4	37	74,0	
Realização de pedidos rotineiros							< 0,001
Não	0	0,0	18	56,3	18	36,0	
Sim	18	100,0	14	43,8	32	64,0	
Comunicação de informações novas							0,012
Não	7	38,9	24	75,0	31	62,0	
Sim	11	61,1	8	25,0	19	38,0	
Atenção/outras habilidades comunicativas							0,017
Não	8	44,4	25	78,1	33	66,0	
Sim	10	55,6	7	21,9	17	34,0	
Total	18	100	32	100	50	100	

QHAD (itens relativos a comida, bebida, e deglutição – CBD)

Na seção CBD, os problemas mais graves foram escape de saliva ou alimento, ingestão de consistências específicas, volume do bolo, diferenciação de temperaturas, atraso ao iniciar o processo de deglutição e dificuldade em relação a alimentos específicos (Tabela 16.4).

Questionário sobre habilidades de alimentação e deglutição: análise sensorial e de dentição – ASD/graves problemas de deglutição (QHAD-ASD/GPD)

Na seção ASD a deficiência visual foi relatada na totalidade do grupo CDR 2 e em 68,75% do CDR 3. Quanto à audição, 11 (61,1%) tinham necessidade de aparelho auditivo no grupo CDR 2, e 19 (59,37%), no CDR 3. Os problemas de dentição estavam presentes em 18 (100%) no grupo CDR 2 e em 31 (93,75%) no CDR 3.

Na seção GPD não foi reconhecida pelo examinador a necessidade de investigação da deglutição por meio de videofluoroscopia em nenhum dos grupos e somente no grupo CDR 3 foram observados graves problemas de deglutição (Tabela 16.5).

Tabela 16.2 – **Questionário sobre habilidades de alimentação e deglutição-domínio Estado mental e comportamento (QHAD-EMC): porcentagem de indivíduos com problemas nas questões que diferenciaram os grupos CDR 2 e 3.**

Variável	Grupo				Total		p
	CDR 2		CDR 3				
	n	%	n	%	n	%	
(2a) Redução de consciência							0,011
Não	13	72,3	12	37,5	25	54,9	
Sim	5	27,8	20	62,2	25	45	
(2b) Dificuldade em permanecer sentado							0,030
Não	15	83,3	18	56,3	33	69,8	
Sim	3	16,7	16	50,1	6	33,4	
(2c) Esquecimento e distração							< 0,001
Não	7	38,9	3	9,4	10	24,1	
Sim	11	61,2	29	90,6	40	75,9	
(2d) Passividade / necessidade de pistas para comer							0,008
Não	8	44,5	4	12,9	12	28,7	
Sim	10	55,6	28	87,5	38	71,5	
(2f) Velocidade inadequada							0,002
Não	13	72,3	4	12,5	17	44,6	
Sim	6	27,8	27	87,5	33	57,7	
Total	18	100	32	100	50	100	

DISCUSSÃO

A DA é uma demência progressiva. Com a ampliação das disponibilidades de cuidados aos pacientes, nota-se aumento de sobrevida em estágios mais avançados de indivíduos com esse tipo de demência. A maior sobrevida nesse estágio nos coloca diante de alguns questionamentos importantes, como tomadas de decisão em relação à manutenção de alimentação por via convencional oral, o que muitas vezes determina sua permanência em ambientes domiciliares ou leva à institucionalização.

Essas questões são relevantes ao se estudar amostra em que prevalecem indivíduos com comprometimentos graves de deglutição. Os indivíduos dessa amostra têm idade em torno de 79 anos, fase em que os sinais de senescência vão além da presbifagia e somam-se às alterações da DA[21].

A maior parte dessa casuística é formada de indivíduos com CDR 3, quadro cognitivo grave em que os indivíduos já não são capazes de compensar dificulda-

Tabela 16.3 – **Questionário sobre habilidades de alimentação e deglutição: domínio Situação de alimentação e habilidades (QHAD-SAH): comportamento dos indivíduos (%) CDR 2 e 3, na supervisão da alimentação; porcentagem de indivíduos com problemas nas questões que diferenciaram os grupos CDR 2 e 3.**

Variável	Grupo				Total		p
	CDR 2		CDR 3				
	n	%	n	%	n	%	
(3a) Nível adequado de supervisão da alimentação							0,481
Não	1	5,6	4	12,5	5	9,0	
Sim	17	94,5	28	87,6	45	91,1	
(3b) Problemas de posicionamento							0,003
Não	17	94,4	18	56,3	35	75,3	
Sim	1	5,6	14	43,8	15	24,7	
(3c) Dificuldades na autoalimentação – encontrar e manusear utensílios							< 0,001
Não	16	88,3	5	15,7	21	52,0	
Sim	2	11,2	27	84,5	29	47,8	
(3e) Distração com utensílios							0,038
Não	13	72,3	14	43,8	24	48,0	
Sim	5	27,9	18	56,2	3	6,0	
Total	18	100	32	100	50	100	

des e por isso apresentam alto grau de dependência de cuidadores. Neste estudo prevalecem cuidadores familiares do sexo feminino, dado que reflete o que ocorre em nosso meio[22].

Todos os indivíduos moravam com suas famílias e somente dois se alimentavam por vias alternativas (um com gastrostomia e outro com sonda de alimentação, aguardando gastrostomia).

A visão integrada de informações permitiu refletir sobre fatores que contribuíram ou dificultaram a manutenção da via oral de alimentação.

Em primeiro lugar, cabe salientar a necessidade de instrumentos que avaliem o paciente além da funcionalidade da deglutição. Na área da disfagia, tem sido crescente a valorização de aspectos cognitivos, comportamentais e de comunicação. Isso se explica pela necessidade de interpretar os fatores associados à disfagia. Além disso, a funcionalidade global, aspectos sensoriais e de dentição e habilidades/inabilidades de alimentação têm sido ressaltados nesses instrumentos[23].

Neste estudo, as informações obtidas por questionários ao cuidador e as observações do paciente em situação de alimentação foram cruciais para guiar as ações do fonoaudiólogo e mudar o curso previsto de evolução de pacientes

Tabela 16.4 – **Questionário de habilidades de alimentação e deglutição – domínio Itens relativos a comida, bebida e deglutição (QHAD-CBD).**

Variável	Grupo				Total		p
	CDR 2		CDR 3				
	n	%	n	%	n	%	
(4a) Escape de saliva ou alimento							0,020
Não	17	94,5	20	62,9	37	78,7	
Sim	1	5,6	12	37,2	13	21,4	
(4c) Dificuldades com consistências							< 0,001
Não	12	66,7	3	9,4	15	38,0	
Sim	6	33,4	29	90,7	35	62,0	
(4d) Latência no disparo do reflexo							< 0,001
Não	16	88,9	13	40,7	29	64,8	
Sim	2	11,1	19	59,4	21	35,2	
(4e) Tosse, pigarro, engasgo							< 0,001
Não	13	72,2	4	12,6	17	50,0	
Sim	5	27,8	28	87,5		57,6	
(4g) Necessidade de múltiplas deglutições							< 0,001
Não	18	94,4	15	46,9	33	70,6	
Sim	0	0,0	17	58,5	17	29,2	
(4h) Dificuldade com alimentos específicos							< 0,001
Não	12	66,7	3	10,4	15	38,5	
Sim	6	33,4	29	90,7	35	62,0	
(4i) Volume do bolo							< 0,001
Não	18	100,0	15	46,9	31	73,4	
Sim	0	0,0	17	53,2	2	26,6	
(4j) Diferenciação de temperaturas							0,035
Não	0	0,0	5	15,6	5	7,8	
Sim	18	100,0	27	84,4	45	92,2	
(4l) Preferências/despreferências							0,002
Não	17	94,4	20	62,5	32	78,4	
Sim	1	5,6	12	37,5	5	21,5	
Total	18	100	32	100	50	100	

Tabela 16.5 – **Descrição dos aspectos sensoriais e dentição e graves problemas de deglutição nos grupos CDR 2 e CDR 3.**

Seção	Grupo	Escore*	Média total**
Aspectos sensoriais e dentição	CDR 2	18	1
	CDR 3	31	0,96
Graves problemas de deglutição	CDR 2	0	0
	CDR 3	7	0,21

com DA, especialmente aqueles em fases avançadas. Dificuldades no manejo da alimentação desses pacientes graves constituem um dos principais motivos de institucionalização e indicação de alimentação por vias alternativas[24].

A idade e a escolaridade dos cuidadores não se correlacionaram com as respostas fornecidas pelo cuidador, nos questionários utilizados. Há divergências nesse achado, em estudo sobre os fatores preditivos das alterações do comportamento alimentar em pacientes com DA[24]. Essas divergências merecem investigações adicionais.

A entrevista estruturada constituiu a base do diagnóstico de gravidade do quadro demencial. A CDR traz dados importantes sobre fatores cognitivos que interferem no engajamento do indivíduo ao seu meio doméstico, social, bem como sua capacidade de autocuidado. O QACF-A traz dados sobre a comunicação do indivíduo e sua capacidade de compreender e produzir linguagem, o que constitui importante balizador de orientações e pistas para a própria atividade de cuidados durante a alimentação. Esses dados, ao lado das observações do estado sensorial e condições dentárias, comportamento, habilidades e inabilidades durante as refeições, bem como a análise das capacidades do cuidador para gerenciar situações, geram um painel de informações privilegiado a embasar e direcionar os cuidados.

Assim sendo, pode-se afirmar que, apesar de o agravamento da doença constituir desafio para o cuidado à alimentação, um número significativo de cuidadores dessa casuística dominava estratégias para o manejo dos pacientes. Por outro lado, nota-se que o conjunto de informações provindas de observações do paciente e cuidadores auxiliaram cuidadores e fonoaudiólogos a atentar para aspectos importantes e evitar perigos durante a oferta de alimentação. No caso de indivíduos com dificuldade com determinados alimentos, determinar os alimentos e forma de preparação que colocam o indivíduo em risco, posicionar o paciente corretamente, evitar passividade e aumento da latência no disparo do reflexo.

Um levantamento sobre alterações disfágicas frequentemente associadas a quadros demenciais constatou: perda de peso, desidratação, desnutrição, aspiração e pneumonia[25,26]. Essas alterações estão associadas a perda de independência para se autoalimentar, problemas posturais, comportamentais e impossibilidade de compensar dificuldades do envelhecimento. Embora riscos tenham sido detectados, neste estudo os cuidadores mostraram-se capazes de manejá-los.

A certeza de evolução desfavorável da DA instiga a refletir sobre o momento em que se deve restringir a alimentação por via oral e indicar vias alternativas de alimentação. Um dos maiores riscos da dependência do cuidador para alimentação são as infecções pulmonares. Elas estão relacionadas a dificuldades cognitivas, dificuldades para comunicar desconforto, sinais de infecção pouco exuberantes em idosos e dependência do cuidador para interpretar sinais e tempo de doença[11].

O conjunto dos dados obtidos na avaliação aqui proposta auxiliou decisões como a de manutenção da via oral para a maioria dos pacientes e do uso de vias alternativas em casos extremos de dificuldade de alimentação. O número reduzido de indivíduos com o uso de vias alternativas de alimentação nessa população com demência avançada é singular em relação às publicações sobre o tema. Apesar da atual discussão sobre introdução de via alternativa de alimentação em pacientes graves e com alterações cognitivas, essa prática ainda prevalece[27].

CONSIDERAÇÕES FINAIS

É importante frisar que a ênfase na atenção ao cuidador, como agente da manutenção de habilidades, permitiu a identificação de fatores de risco, monitoramento de consistências e outros parâmetros para facilitar a deglutição.

Cabe, finalmente, reconhecer a necessidade de estudos adicionais para verificar variáveis que justifiquem as atitudes positivas ou negativas dos cuidadores em outros contextos e com outros tipos de demência.

REFERÊNCIAS BIBLIOGRÁFICAS

1. Leopold NA, Kagel MC. Swallowing, ingestion and dysphagia: a reappraisal. Arch Phys Med Rehabil.1983;64(8):371-3.
2. Humbert IA, Robbins J. Dysphagia in the elderly. Phys Med Rehab Clin North Am. 2008;19(4):853-66.
3. Nitrini R, Caramelli P. Demências. In: Nitrini R, Bacheschi LA. A neurologia que todo médico deve saber. São Paulo: Atheneu; 2002. p.323-34.
4. World Health Organization. Neurological disorders: public health challenges. Report (pdf); 2006.
5. Herrera E Jr, Caramelli P, Barreiros AS, Nitrini R. Epidemiologic survey of dementia in a community-dwelling Brazilian population. Alzheimer Dis Assoc Disord. 2002; 16(2):103-8.
6. Laakso MP, Frisoni GB, Kononen M et al. Hippocampus and entorhinal cortex in frontotemporal dementia and Alzheimer's disease: a morphometric MRI study. Biol Psychiatry. 2000;47(12):1056-63.
7. Beck C. Dining experience of the institucionalised elderly. J Gerontological Nurs. 1981; (7):104-7.
8. Logemann JA. Evaluation and treatment of swallowing disorders. Pro-Ed; 1998.
9. Cot F. La dysphagie oro-pharyngée chez l'adulte. Maloine. 1996. 272p.
10. Cherney LR. Clinical management of dysphagia in adults and children. 2nd ed. Aspen Publications; 1994.
11. Horner J, Alberts MJ, Dawson DV, Cook GM. Swallowing in Alzheimer's disease. Alzheimer Dis Assoc Disord. 1994;8(3):177-89.
12. Folstein MF, Folstein SE, McHugh PR. Mini-mental state: a pratical method for grading the cognitive state of patients for

the clinician. J Psychiatr Res. 1975;12(3): 189-98.

13. Leder SB, Suiter DM, Warmer HL. Answering orientation questions and following single-step verbal commands: effect on aspiration status. Dysphagia. 2009;24(3):290-5.
14. Morris J. The Clinical Dementia Rating (CDR): current version and scoring rules. Neurology.1993;43(11):2412-4.
15. Ketterson UT, Blonder LX, Donavan NJ, Gluekauf RL, Gustafson DJ et al. Reability and Validity of the Functional Outocome Questionnaire for Aphasia (FOQ-A). Rehabil Psychol. 2008;53(2):215-23.
16. American Speech-Language-Hearing Association. Clinical indicators for instrumentation assessment of dysphagia. In: Swallowing and Swallowing Disorders. 2000;20(2): 18-9.
17. Kindell J. Assessment and management of feeding and swallowing. In: Kindell J (ed). Feeding and swallowing disorders in dementia. Bicester, Oxon: Speechmarck; 2002. p. 25-76.
18. Correia S de M. Avaliação fonoaudiológica da deglutição na doença de Alzheimer em fases avançadas. [Dissertação Mestrado] Faculdade de Medicina. Universidade de São Paulo; 2010.
19. Priefer BA, Robbins J. Eating changes in mild-stage Alzheimer´s disease: a pilot study. Dysphagia. 1997;12(4):212-21.
20. Humbert IA, McLaren DG, Kosmatka K, Fitzgerald M, Johnson S, Porcaro F et al. Early deficits in cortical control of swallowing in Alzheimer´s disease. J Alzheimers Dis. 2010;19(4):1185-97.
21. Kyle G. Managing dysphagia in older people with dementia. Br J Commun Nurs. 2011;16(1):6-10.
22. Novelli MM, Dal Rovere HH, Nitrini R, Caramelli P. Cross-cultural adaptation of the quality of life assessment scale on Alzheimer disease. Arq Neuropsiquiatr. 2005;63 (2A):201-5.
23. Correia S de M, Morillo LS, Jacob Filho W, Mansur LL. Swallowing in moderate and severe phases of Alzheimer´s disease. Arq Neuropsiquiatr 2010;68(6):855-61.
24. Rivière S, Gillette-Guyonnet S, Andrieu S, Nourhashemi F, Lauque S, Cantet C et al. Cognitive function and caregiver burden: predictive factors for eating behaviour disorders in Alzheimer's disease. Int J Geriatr Psychiatry. 2002;17(10):950-5.
25. Palacek EJ, Teno JM, Casarett DJ, Hanson LC, Rhodes RL, Mitchell SL. Comfort feeding only: a proposal to bring clarity to decision-making regarding difficulty with eating for persons with advanced dementia. J Am Geriatr Soc. 2010;58(3):580-4.
26. Easterling CS, Robbins E. Dementia and dysphagia. Geriatr Nurs. 2008;29(4):275-85.
27. Aparanji KP, Dharmarajan TS. Pause before a PEG: a feeding tube may not be necessary in every candidate! J Am Med Dir Assoc. 2010;11(6):453-6.

Parte IV

Estudos Sobre a Disfagia

17

Disfagia na Doença de Chagas

Wanessa Morone
Claudia Regina Furquim de Andrade
Suelly Cecilia Olivan Limongi

OBJETIVO

O objetivo deste estudo foi analisar as pesquisas relacionadas à doença de Chagas e a sintomatologia da disfagia, por meio de artigos internacionais e nacionais, com vistas a levantar informações sobre possíveis alterações na fisiologia da deglutição e adquirir conhecimento na atuação fonoaudiológica nessa doença.

FUNDAMENTAÇÃO TEÓRICA

A doença de Chagas ou tripanossomíase americana foi descoberta e descrita pelo médico sanitarista Carlos Chagas em 1909. Trata-se de uma infecção transmissível causada pelo parasito *T. cruzi*, que pode lesar o coração, bem como os órgãos do aparelho digestório (esôfago e intestino grosso). Sua transmissão exige a participação de um vetor, o triatomíneo, conhecido popularmente pelos nomes de barbeiro, fincão, chupança, entre outros[1]. Ainda hoje é considerado um problema socioeconômico nacional e regional que aflige os países do cone sul da América, prevalentemente. O nível endêmico decorreu, principalmente, devido à domiciliação dos vetores motivada por más condições de habitação, esgotamento de fontes alimentares originais (ação antrópica destrutiva) e características dos vetores (fototropismo e hematofagia)[2].

Na sua forma digestiva, a moléstia de Chagas determina extenso comprometimento do aparelho digestório, sobretudo das vísceras ocas. Essas alterações podem ser tão pronunciadas que comprometem o desempenho normal das atividades do indivíduo nos setores social e econômico[3]. O acometimento do tubo digestório manifesta-se principalmente no cólon e no esôfago, decorrentes de lesões nos gânglios do plexo mientérico e, também, na túnica muscular do órgão. Tem como base fisiopatológica as alterações da motilidade do tubo digestório, sobretudo a do esôfago e do cólon, com consequente aumento do calibre das porções finais do intestino grosso, denominado megacólon, ou do esôfago (megaesôfago)[3]. Os principais sintomas encontrados na esofagopatia chagásica são: disfagia, regurgitação, dor esofágica, pirose, soluço, tosse, constipação intestinal, sialose, hipertrofia das glândulas salivares e desnutrição[4].

O megaesôfago é uma das formas clínicas da doença que, embora de natureza benigna, tem caráter crônico e progressivo, o que determina repercussões relevantes sobre o estado nutricional e psíquico dos pacientes. Seus sintomas típicos podem ocorrer após vários anos do diagnóstico sorológico e/ou do estabelecimento da lesão neuromotora. Assim, entre a situação de esôfago normal e de megaesôfago, com inervação quase totalmente destruída, existe um número variado de situações intermediárias. Portanto, outros sintomas relacionados à lesão esofágica podem manifestar-se, muitos deles presentes em diversas doenças, o que dificulta a interpretação etiológica como decorrente de complicação chagásica[5-7].

A destruição e a ausência de plexos nervosos intramurais de Auerbach do esôfago determinam a ausência de peristaltismo ao nível do corpo do órgão e a não abertura de seu esfíncter inferior (acalásia), em resposta à deglutição. Ocorre, em consequência, estase esofágica e, inicialmente, incoordenação motora, dilatação e diminuição da capacidade de contração do esôfago[8-10].

Um dos sintomas que leva o paciente a procurar o médico é a disfagia, que ajuda a determinar o diagnóstico e, por sua vez, tem evolução longa e progressiva. Inicialmente, a dificuldade ocorre durante a ingestão de sólidos, progredindo para a consistência pastosa e para líquidos. A regurgitação, sem ocorrência de náuseas, caracteriza o megaesôfago. Esclarecidas as suspeitas clínica e epidemiológica, realizam-se exames para o diagnóstico diferencial. Os exames complementares mais utilizados são a radiografia contrastada do esôfago, que quase sempre confirma o diagnóstico de megaesôfago, e a endoscopia, para confirmar a ausência de obstrução orgânica da cárdia e a possível presença de tumores despercebidos ao exame radiológico[11,12].

O tratamento clínico, muitas vezes, é meramente paliativo e serve para melhorar a sintomatologia do paciente com dificuldade no ato da deglutição. Dieta líquida, lavagens por sonda, antiácidos e antiespasmóticos também são usados para melhorar a sintomatologia. A dilatação da cárdia nos graus I e II, atualmente feita com a sonda de Savary-Gilliard, de materiais flexíveis, utilizada com o auxílio de endoscópio, pode ser bom auxílio, pois a resistência do esfíncter é reduzida, o que proporciona maior esvaziamento do esôfago. Porém, em casos mais avançados, utiliza-se o tratamento cirúrgico em seus variados procedimentos[13].

MÉTODO

SELEÇÃO DOS ARTIGOS

Foi feita pesquisa bibliográfica que abrangeu o período entre janeiro de 1998 e novembro de 2010. Os limites obedecidos foram: bases de dados PubMed e Medline; busca em endereços eletrônicos pertinentes, como www.portaldapesquisa.com.br e www.capes.org.br; utilização dos descritores *dysphagia; deglutition disorders* e *Chagas disease*; artigos completos em inglês e português; buscas nas referências dos artigos encontrados; busca em bibliotecas brasileiras; pesquisas realizadas em seres humanos adultos com idade acima de 18 anos.

Ao total foram encontrados 47 artigos; foram excluídos 21 que não citavam a disfagia, quatro por associarem a disfagia com outras doenças esofágicas e cinco por ser revisão de literatura. Dessa forma, 17 artigos eram relacionados diretamente ao assunto e, destes, seis não puderam ser acessados completamente. Ao final, foram revisados 11 artigos. Para essa revisão foram excluídos editoriais, cartas e artigos de revisão.

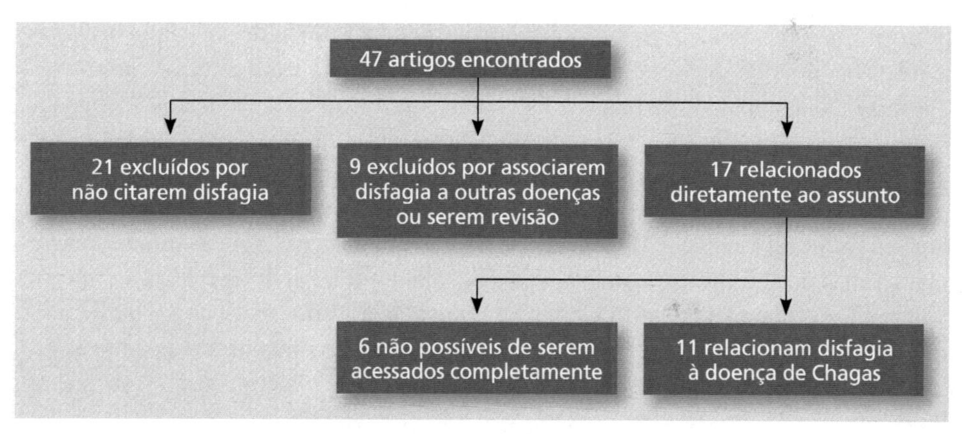

Figura 17.1 – Fluxograma da seleção dos artigos científicos para revisão de literatura.

RESULTADOS E DISCUSSÃO

Alguns autores[14] estudaram a motilidade do esôfago, a amplitude da contração esofágica, a duração e a velocidade do esfíncter esofágico inferior. Participaram deste estudo 34 pacientes com teste sorológico positivo para a doença de Chagas. Destes, 14 apresentavam queixa de disfagia e 20 não tinham sintomas. Os resultados foram comparados a 22 indivíduos saudáveis. Após a realização da manometria, observou-se que, nos pacientes chagásicos sem disfagia, a pressão do esfíncter esofágico superior (17,8 ± 1,2mmHg, média ± EPM) e a amplitude distal do esôfago (71,8 ± 7,9mmHg) foram inferiores aos dos indivíduos controle (24,3 ± 1,8mmHg e 100,4 ± 10,6mmHg, respectivamente). A velocidade das contrações peristálticas foi maior nos pacientes chagásicos do que em controles, mas não houve diferença entre pacientes chagásicos com ou sem disfagia. A duração da contração em distal do esôfago apresentou-se maior nos pacientes com disfagia (3,9 ± 0,2s) do que em pacientes sem disfagia (3,1 ± 0,2s) e controles (3,2 ± 0,2s). Os autores concluíram que a disfagia em pacientes com doença de Chagas, sem dilatação do esôfago, com contrações peristálticas e completo relaxamento do esfíncter esofágico superior está relacionada com maior duração das contrações no meio do corpo do esôfago distal.

Pesquisador[15] estudou a hipocontratilidade do esôfago em pacientes com doença de Chagas e pacientes com acalásia idiopática, diagnósticos que resultam na amplitude diminuída das contrações esofágicas. Como nem todas as deglutições são seguidas de contrações com baixa amplitude, foi avaliado o número de contrações com amplitude abaixo de 30mmHg em 40 voluntários assintomáticos, 99 pacientes com doença de Chagas e 14 pacientes com acalásia idiopática. Cada paciente ou voluntário realizou 10 deglutições de 5ml de água e o registro das contrações foi feito a 5, 10 e 15cm proximal ao esfíncter inferior do esôfago. Neste registro, foi utilizado o método manométrico com perfusão contínua, que apontou que o número de contrações com hipocontratilidade foi maior nos pacientes com doença de Chagas e pacientes com acalásia do que nos voluntários ($p < 0,05$). Pacientes chagásicos com trânsito lento ao exame radiológico, mas sem dilatação do esôfago, tiveram mais contrações com baixa amplitude do que aqueles com exame radiológico normal ($p < 0,01$). O mesmo resultado foi obtido ao ser feita a análise do número de indivíduos com três ou mais contrações com baixa amplitude ($p < 0,01$). Os pacientes chagásicos com disfagia tiveram mais contrações com hipocontratilidade do que aqueles sem disfagia ($p < 0,05$). Concluiu-se que na doença de Chagas e na acalásia idiopática ocorre maior número de contrações esofágicas com baixa amplitude do que em pessoas normais, o que deve contribuir para a sintomatologia dos pacientes com sinais e sintomas de disfagia.

Foram avaliados os resultados clínicos e endoscópicos do esôfago distal em 20 adultos com megaesôfago incipiente chagásico e mucosa de aspecto normal, submetidos ao procedimento de dilatação da cárdia[16]. O procedimento foi repetido três vezes do mesmo modo. Em relação à disfagia, o procedimento levou ao seu controle imediato, praticamente, e não houve complicações graves ou mortalidade.

Em um estudo[17] foi realizada avaliação nutricional em 27 pacientes (idade média de 58 ± 10 anos) com megaesôfago chagásico, em período de internação pós-operatória e após 90 dias. O estado nutricional foi avaliado por meio da avaliação subjetiva global nutricional (GSNE), antropometria e exames laboratoriais, além da análise da ingestão alimentar. No período pré-operatório, a GSNE apontou a desnutrição em dois terços dos pacientes, enquanto a antropometria e a avaliação laboratorial revelaram que mais de 60% dos pacientes tinham desnutrição proteico-calórica. O estado nutricional pré-operatório, como avaliado pelo GSNE, não teve relação com as complicações pós-operatórias ou mortalidade. A avaliação pós-operatória mostrou aumento na ingestão de proteínas, na recuperação do índice de massa corporal e redução nos níveis de hemoglobina da periferia sanguínea, o que poderia estar relacionado com a diminuição dos sintomas de regurgitação e disfagia.

Alguns pacientes com acalásia têm contrações com amplitudes compatíveis com a normalidade, o que recebe o nome de acalásia vigorosa, e outros têm amplitude diminuída, chamada de acalásia clássica. Com base nesse conceito, foi realizado um estudo[18] sobre a hipótese de que essa diferença na parte distal do esôfago pode acontecer também na parte proximal, alterando as contrações proximais e distais de pacientes com doença de Chagas. Foram estudados 28 pacientes chagásicos, todos com disfagia e exame radiológico do esôfago com retenção do meio de contraste, sem dilatação, e 18 controles. Treze pacientes com doença de Chagas tinham a forma vigorosa (amplitude distal acima de 34mmHg), e 15, a forma clássica (amplitude distal abaixo de 34mmHg). As contrações foram medidas pelo método manométrico com perfusão contínua a 2, 7, 12 e 17cm abaixo do esfíncter superior do esôfago, após cinco deglutições de 5ml de água. Ao final deste estudo, foi observado que não houve diferenças na amplitude na parte proximal do esôfago entre acalásia clássica ou vigorosa, nem com os controles. Também não houve diferença na parte proximal quanto à duração e à área sob a curva entre acalásia vigorosa e clássica. Na parte distal, a duração e a área sob a curva foram menores na doença clássica do que na vigorosa. Contrações falhas e simultâneas foram mais frequentes em pacientes do que em controles. Contrações simultâneas foram mais frequentes na doença clássica, e contrações peristálticas, na doença vigorosa.

Segundo achados de alguns autores[19], a manifestação esofágica na doença de Chagas inclui contrações não peristálticas no corpo do esôfago, ausência do relaxamento e dilatação do esfíncter esofágico inferior e dilatação desse órgão. No entanto, alguns pacientes têm menor grau de inervação do esôfago e menor motilidade esofágica, o que não implica diagnóstico de acalásia chagásica. O objetivo deste estudo foi avaliar a evolução do esôfago na doença de Chagas em 28 pacientes com disfagia para sólidos e líquidos e o teste sorológico positivo para a doença. Os diagnósticos foram realizados por avaliação clínica, radiográfica e métodos manométricos, que foram repetidos entre 3 e 14 anos mais tarde (mediana de 7 anos). Em relação à disfagia, houve melhora em 13 (46,4%) pacientes, piora em 5 (17,9%) e não houve mudanças em 10 (35,7%). Os autores concluíram que a duração da disfagia está relacionada diretamente com a idade, ou seja, quanto maior a idade do indivíduo, maior o tempo de duração dessa sintomatologia.

Alguns autores[20] realizaram um estudo sobre a acalásia congênita, ou seja, o mau relaxamento do esfíncter esofágico inferior que produz uma obstrução funcional e resulta nos sintomas de disfagia, regurgitação e, eventualmente, perda de peso. A causa da acalásia é desconhecida nos países ocidentais, porém a doença de Chagas é de etiologia mais frequente no Brasil. Os participantes desse estudo foram dois conjuntos de gêmeos monozigóticos do sexo masculino, com manifestações típicas da acalásia e com sintomatologia de disfagia para sólidos. Ao final, observou-se que existem fatores genéticos que influenciam a acalásia multissistêmica em pacientes sem transtornos. Acredita-se que a acalásia idiopática é uma síndrome com semelhantes achados clínicos, patológicos, radiológicos e manométricos, mas com grande variedade de agentes etiológicos, sendo um deles a forma congênita (acalásia congênita).

Foi realizado estudo[21] com o propósito de avaliar, em duas faixas etárias, as possíveis alterações da motilidade do esôfago em pacientes chagásicos. A hipótese do estudo era que o envelhecimento pode provocar aumento na intensidade das alterações motoras do esôfago consequentes a essa doença. Foi estudada a motilidade do esôfago em 30 pacientes com o diagnóstico da doença de Chagas, com disfagia para sólidos e líquidos e retenção do meio de contraste ao exame radiológico do esôfago, com diâmetro do órgão dentro dos limites normais. O grupo controle foi composto por 15 indivíduos saudáveis. O método utilizado foi a manometria com perfusão contínua, após cinco deglutições de 5ml de água a 2, 7, 12 e 17cm distal ao esfíncter superior do esôfago. Observou-se que os pacientes com doença de Chagas tiveram menor amplitude das contrações, menor proporção de contrações peristálticas, maior proporção de contrações simultâneas e maior proporção de contrações não propagadas do que os controles. Os autores concluíram que indivíduos idosos e com diagnóstico da doença, com clínica e exame radiológico do esôfago similar ao de pacientes mais jovens, apresentaram alterações motoras do esôfago que sugeriam que o envelhecimento pode provocar comprometimento adicional à motilidade esofágica.

Foi realizado um estudo[22] para mensurar os trânsitos oral e faríngeo em 20 pacientes com doença de Chagas e 21 voluntários assintomáticos. Cada participante deste estudo foi orientado a deglutir 10ml de uma solução preparada com 50ml de água e 4,5g de comida instantânea espessada durante a gravação da cintilografia. O objetivo foi observar as seguintes regiões de interesse: boca, faringe e esôfago proximal. Os resultados obtidos durante a realização do exame nos dois grupos mostraram que não houve diferença entre pacientes com doença de Chagas e voluntários assintomáticos no que diz respeito à duração da fase oral e faríngea, a duração do trânsito faríngeo e a quantidade de resíduos faríngeos. Observou-se também que a quantidade de resíduos orais e a duração do trânsito faríngeo foram maiores em pacientes com doença de Chagas do que nos voluntários assintomáticos. Porém, a duração do trânsito oral em pacientes chagásicos associado à disfagia (mediana = 0,55s, n = 14) foi mais curta do que o tempo de trânsito oral dos pacientes chagásicos sem disfagia (mediana = 0,80s, n = 6). Os autores concluíram que a deglutição de 10ml do alimento ofertado aos pacientes com o diagnóstico da doença de Chagas resultou no aumento da quantidade dos resíduos orais e na duração do tempo de trânsito faríngeo, quando comparados aos voluntários assintomáticos.

Em estudo[23] foi investigada a resposta de motilidade esofágica para deglutições secas e molhadas, em 30 pacientes chagásicos, com disfagia para alimentos sólidos, trânsito lento, diâmetro esofágico menor que 4cm, sem regurgitação, sem tratamento prévio de dilatação pneumática nem esofagectomia, divididos em dois grupos: G1, com idades entre 34 e 59 anos, e G2, entre 61 e 77 anos. O controle foi feito com o grupo composto por 44 indivíduos, com idades entre 18 e 78 anos, em condições saudáveis. Os resultados mostraram que os pacientes chagásicos apresentaram contrações similares do esôfago para ambos os tipos de deglutição, embora para os controles houvesse maior amplitude e duração das contrações para a deglutição molhada que para a seca. Foi apontado, ainda, que a intensidade das contrações encontradas nos pacientes chagásicos foi similar à apresentada para a deglutição seca nos controles. O fator idade foi importante nas alterações das contrações esofágicas, tanto para a deglutição seca quanto para a molhada. Para os autores, o estudo sugere que a perda da modulação da contração do esôfago no trânsito do bolo pode ser devida à perda do plexo mientérico.

Em estudo[24] de caráter retrospectivo, alguns autores fizeram análise sobre fatores que estariam associados a melhores ou piores resultados em relação à realização de cirurgias do megaesôfago. Nesse sentido avaliaram, também, a permanência de sintomas disfágicos em acompanhamento dos pacientes após um ano do tratamento cirúrgico. Foram estudados 390 pacientes, sendo 309 chagásicos, de ambos os gêneros, com médias de idade de 46,5 anos para homens e 47,7 anos para mulheres. Os dados indicaram que quanto mais doenças no estômago, esôfago, além de megacólon, associadas ao megaesôfago, maior a porcentagem de queixas de disfagia mantidas após a cirurgia (47%), em contraste com pacientes sem outra doença digestiva associada, cuja porcentagem de disfagia pós-cirurgia foi de 13%. Os autores ressaltaram que a literatura aponta a persistência ou a recorrência do sintoma de disfagia relevante, em avaliação clínica, após o mínimo de um ano de acompanhamento pós-cirúrgico. Nesse mesmo estudo, os autores apresentam observações importantes relacionadas diretamente à disfagia presente nos indivíduos chagásicos: é de instalação progressiva (84,4% dos casos) e independe da etiologia do megaesôfago; em média, durou 9,47 anos e foi mais frequente a referência de 10 anos de duração, sendo semelhantes aos valores encontrados na literatura (entre 7 e 11 anos de duração).

CONSIDERAÇÕES FINAIS

As pesquisas têm abordado vários aspectos envolvidos na doença de Chagas: caracterização dos principais sintomas encontrados na esofagopatia chagásica (megaesôfago), caracterização da população, estudos sobre abordagens cirúrgicas, aspectos clínicos e evolutivos das fases da doença de Chagas e influência da idade no comprometimento do esôfago. Contudo, não foram encontrados estudos que sejam direcionados, especificamente, a correlacionar todas as possíveis manifestações da forma digestiva da doença de Chagas com o sistema estomatognático, mais precisamente relacionados com os mecanismos de deglutição.

A partir da literatura analisada, pode-se observar que a disfagia é uma das principais características de doenças chagásicas esofágicas. Entretanto, não há estudos que indiquem a atuação fonoaudiológica nas disfagias decorrentes da doença de Chagas no trato digestório, embora haja pesquisas que sugerem alterações de fases oral e faríngea e de estruturas como a faringe em pacientes chagásicos. Portanto, é essencial que sejam realizados estudos para se certificar sobre a existência dessas alterações e definir suas características, o que tornaria possível, então, analisar e planejar a atuação fonoaudiológica nessa doença.

REFERÊNCIAS BIBLIOGRÁFICAS

1. Sobrinho JLS, Medeiros PFM, La Roca MF, Silva KER, Lima LNA, Rolim Neto PJ. Delineamento de alternativas terapêuticas para o tratamento da doença de Chagas. Rev Patol Trop. 2007;36(2):103-18.
2. Silveira AC. O controle da doença de Chagas nos países do cone sul da América. História de uma iniciativa internacional - 1991/2001. Uberaba, MG: Fundação de Ensino e Pesquisa de Uberaba; 2002.
3. Carrilho RP. Estudo longitudinal de 25 anos da doença de Chagas em Mambaí/ Buritinópolis (GO) – Brasil. Tese de Doutorado. Universidade de Brasília (UnB), Brasília, DF; 2001.
4. Santos SL, Barcelos IK, Mesquita MA. Total and segmental colonic transit time in constipated patients with Chagas' disease without megaesophagus or megacolon. Braz J Med Biol Res. 2000;33(1):43-9.
5. Coelho JCU. Aparelho digestivo – clínica cirúrgica. Rio de Janeiro: Editora Medsi; 1996.
6. Ferraz AA, Nóbrega Júnior BG, Mathias CA, Bacelar TS, Lima FE, Ferraz EM. Late results on the surgical treatment of Chagasic megaesophagus with the Thal-Hatafuku procedure. J Am Coll Surg. 2001;193 (5):493-8.
7. Brant C, Moraes-Filho JPP, Siqueira E, Nasi A, Libera A, Morais M Jr et al. Intrasphincteric botulinum toxin injection in the treatment of chagasic achalasia. Dis Esophagus. 2003;16:33-8.
8. Rocha A, Oliveira LCM, Alves RS, Lopes ER. Despopulação neuronal pancreática em chagásicos crônicos. Rev Soc Bras Med Trop. 1998;31(1):43-9.
9. Dantas RO. Vigorous achalasia in Chagas' disease. Dis Esophagus. 2002;15(4):305-8.
10. Crema E, Cruvinel LAF, Werneck AM, Oliveira RM, Silva AA. Correlação manométrico-radiológica e sua importância no tratamento cirúrgico do megaesôfago chagásico. Rev Soc Bras Med Trop. 2003;36: 665-9.
11. Earlam RJ. Gastrointestinal aspects of Chagas' disease. Am J Dig Dis. 1972;17:559-71.
12. Richter JE. Oesophageal motility disorders. Lancet. 2001;358(9284):823-8.
13. Troncon LEA, Oliveira RB, Romanello LMF, Rosa-e-Silva L, Pinto MCC, Iazigi N. Abnormal progression of a liquid meal through the stomach and small intestine in patients with Chagas' disease. Dig Dis Sci. 1993;38:1511-7.
14. Dantas RO. Dysphagia in patients with Chagas' disease. Dysphagia. 1998;13(1):53-7.
15. Dantas RO. Hypocontraction of the esophagus in patients with Chagas' disease and with primary achalasia. Arq Gastroenterol. 2000;37(1):35-41.
16. Felix VN, Sakai P, CecconelloI, Pinotti HW. Esophageal endoscopic aspects after forceful dilation of the gastric cardia in patients with achalasia of Chagas' disease. Dis Esophagus. 2000;13:91-5.

17. Penhavel FA, Waitzberg DL, Trevenzol HP, Alves L, Zilberstein B, Gama-Rodrigues J. Pre and postoperative nutritional evaluation in patients with chagasic megaesophagus. Nutr Hosp. 2004;19(2):89-94.
18. Dantas RO, Aprile LRO. Proximal and distal esophageal contractions in patients with vigorous or classic esophageal Chagas' disease. Arq Gastroenterol. 2005;42(1):9-12.
19. Meneghelli UG, Peria FM, Darezzo FM, Almeida FH, Rodrigues CM, Aprile LR, Dantas RO. Clinical, radiographic and manometric evolution of esophageal involvement by Chagas' disease. Dysphagia. 2005;20(1):40-5.
20. Zilberstein B, de Cleva R, Gabriel AG, Neto SG, Gama-Rodrigues JJ. Congenital achalasia: facts and fantasies. Dis Esophagus. 2005;18(5):335-7.
21. Dantas RO, Aprile LR. Comparison of esophageal motility impairment caused by Chagas' disease in two age groups. Arq Gastroenterol. 2006;43(3):196-200.
22. Gomes FR, Secaf M, Kubo TT, Dantas RO. Oral and pharyngeal transit of a paste bolus in Chagas' disease. Dysphagia. 2008;23(1):82-7.
23. Dantas RO, Aprile LRO. Response of the esophageal body to wet and dry swallows in Chagas' disease. Arq Gastroenterol. 2008;45(3):195-8.
24. Oliveira GC, Lopes LR, Andreollo ND, Braga NS, Coelho Neto JS. Tratamento cirúrgico do megaesôfago no Hospital de Clínicas da UNICAMP – fatores associados a melhores ou a piores resultados. Rev Col Bras Cir. 2009;36(4):300-6.

18

Higiene Oral como Fator de Risco para Pneumonia Aspirativa

Adriana Costa Bueno
Claudia Regina Furquim de Andrade
Suelly Cecilia Olivan Limongi

OBJETIVO

O objetivo deste trabalho é discutir a relação entre higiene oral e os riscos para pneumonia aspirativa, por meio de revisão sistemática de literatura nacional e internacional.

FUNDAMENTAÇÃO TEÓRICA

A pneumonia é uma doença pulmonar que acomete principalmente os idosos, sendo responsável pela sexta posição nas causas de mortes mais comuns na população americana[1]. A divisão existente na classificação dessa doença pulmonar inflamatória aguda é feita de acordo com a origem da infecção e, nesse sentido, pode ser adquirida na comunidade ou em nosocômio[2]. A pneumonia adquirida na comunidade é a mais comum e decorrente, principalmente, de infecção por micro-organismos presentes na via aérea, como *Streptococcus pneumoniae, Haemophilus influenzae, Mycoplasma pneumoniae, Chlamydia pneumoniae, Legionella pneumophila e Candida albicans.* A pneumonia nosocomial é aquela adquirida pelo indivíduo após 48 horas de internação e pode ser associada a ventilação mecânica, viroses ou bactérias entéricas como *Escherichia coli, Klebsiella pneumoniae, Pseudomonas aeruginosa* e *Staphylococcus aureus*[1].

A aspiração laringotraqueal de conteúdos infectados com os micro-organismos descritos acima, como ocorre na pneumonia adquirida na comunidade, pode ser consequência de um distúrbio de deglutição, a disfagia. Outra doença pulmonar relacionada à aspiração é a pneumonite, que pode ser desenvolvida após aspiração de conteúdo gástrico, geralmente aspirado após episódios silentes de refluxo gastroesofágico[3].

A aspiração silente, sem sinais clínicos ou respostas reflexas evidentes de penetração e/ou aspiração laringotraqueal, é frequente durante o sono na população idosa ou em algumas doenças específicas que alteram a sensibilidade laríngea. Estudo americano afirma que a aspiração silente está presente em 70% dos idosos quando estão dormindo[4].

Dessa forma, é preciso realizar a higiene oral, principalmente na população idosa e em pacientes internados, para se evitar a aspiração de saliva contaminada por micro-organismos que podem causar alteração pulmonar. Sabe-se que, tanto em pacientes dentados quanto em edêntulos, a higiene oral é necessária, mesmo para os que se alimentam por vias alternativas e não exclusivamente por via oral[4-6].

A cavidade oral possui um biofilme composto por micro-organismos que fazem parte da fisiologia normal. Entretanto, com o avanço da idade, uso de medicamentos ou presença de determinadas doenças, essa microflora bucal pode ser alterada e permitir o surgimento de patógenos responsáveis pelo desenvolvimento de doenças sistêmicas, bem como a pneumonia[2,4,7].

O fonoaudiólogo, como profissional da saúde e que está intimamente ligado às funções estomatognáticas, tem o papel de realizar a avaliação da condição bucal e a higiene oral durante sua atuação no momento da alimentação, seja na avaliação, seja na terapia. Deve saber orientar os demais profissionais da saúde para a realização da higiene oral em outros períodos do dia que não apenas de alimentação, com relação aos pacientes com disfagia[5,7].

MÉTODO

SELEÇÃO DOS ARTIGOS

A pesquisa bibliográfica foi realizada nas bases de dados PubMed e Medline, com a utilização dos descritores *oral care* e *pneumonia*. Foram incluídos os artigos completos do período entre janeiro de 2002 e novembro de 2010, disponíveis em português e inglês, e os relacionados pelas referências bibliográficas dos artigos encontrados.

Foram excluídos da busca: pesquisas em animais, pesquisas com pacientes em ventilação mecânica, artigos não disponíveis na íntegra e em outros idiomas, editorias e cartas.

ANÁLISE DOS ARTIGOS SELECIONADOS

Após a seleção dos artigos, foram analisados os seguintes aspectos: objetivo do estudo, micro-organismos encontrados, fatores intrínsecos e extrínsecos associados à pneumonia, complicações sistêmicas, intervenções propostas, profissionais responsáveis pela atuação com o paciente, alterações fonoaudiológicas encontradas e os impactos observados, conclusões dos estudos.

Quanto às variáveis, considerou-se:

1. micro-organismos encontrados – aqueles presentes na cavidade oral dos indivíduos que foram intimamente relacionados com as pneumonias;
2. fatores intrínsecos – os componentes inerentes ao próprio paciente, como idade, nível cognitivo e processos metabólicos;
3. fatores extrínsecos – situações às quais os pacientes podem ser submetidos, como intubação orotraqueal, uso de sonda nasogástrica, hábitos de higiene e vícios;
4. complicações sistêmicas – foram relacionadas aquelas que poderiam ser causadas pela falta de cuidados orais;
5. intervenções propostas – foram as sugeridas pela literatura para os cuidados orais nos centros de saúde;
6. profissionais responsáveis – foram eleitos aqueles que realizariam a prática de higiene oral em unidades de atenção a saúde;
7. alterações fonoaudiológicas – incluem as funções prejudicadas, que de certa forma dificultam a realização e/ou manutenção de uma higiene oral adequada;
8. impactos fonoaudiológicos – são as funções que foram consequentemente prejudicadas por uma higiene oral ruim.

Para facilitar a leitura e análise, esses dados foram organizados em dois quadros: o primeiro relacionou os artigos de revisão (Quadro 18.1), e o segundo, os estudos clínicos (Quadro 18.2).

RESULTADOS E DISCUSSÃO

Foram revisados 29 artigos, sendo que desses 18 se originaram da busca inicial e 11 da lista de artigos relacionados na fundamentação bibliográfica. Excluiram-se oito pelo título por se tratar de pacientes em ventilação mecânica, um não estava disponível na íntegra e um estava escrito no idioma japonês. Portanto, 19 artigos encaixaram-se nos critérios metodológicos deste trabalho e estão esquematizados na figura 18.1.

QUANTO AOS OBJETIVOS PROPOSTOS PELOS ESTUDOS

Dentre todos os estudos levantados, verificou-se que 63% apresentaram semelhanças em relação à finalidade da pesquisa, sendo esta a de buscar a relação entre a condição de higiene oral e a pneumonia, e 37% visaram estabelecer as técnicas utilizadas em seus centros de saúde para a realização das práticas de higiene oral, sendo apresentados guias e protocolos específicos para tal procedimento.

Quadro 18.1 – **Artigos de revisão de literatura.**

Artigo/Ano	Objetivo do estudo	Micro-organismos encontrados	Fatores intrínsecos	Fatores extrínsecos	Complicações sistêmicas	Intervenções propostas	Profissionais responsáveis	Alterações fonoaudiológicas	Impactos fonoaudiológicos	Conclusão do estudo
1 (2006)	Investigar a relação entre higiene oral e riscos de pneumonias	*Streptococcus pneumoniae, Haemophilus influenzae, Mycoplasma, Chlamydia* e *Legionella pneumophila, Candida albicans*	Aumento da secreção por processos inflamatórios	Higiene oral ruim	Pneumonia	Uso de clorexidina e escovação com *swab*	Enfermagem	Não relata	Mastigação, deglutição, fala e socialização	A boca é um reservatório de patógenos pulmonares e a higiene oral é eficiente e necessária
7 (2008)	Fornecer orientações para uma saúde bucal adequada em idosos, evitando a pneumonia aspirativa	*Staphylococcus aureus, Candida albicans, Haemophilus influenzae, Streptococcus sobrinus, Actinomyces, Streptococcus mutans, Peptostreptococcus*	Não relata	Higiene oral ruim	Endocardite, pneumonia, infecção dentária	Protocolo para avaliação da saúde bucal e lista de recomendações para melhoria da higiene oral	Não relata	Disfagia	Não relata	Há poucos estudos clínicos comprovando a relação entre pneumonia e falta de higiene oral; e poucas técnicas descritas para manter a saúde bucal
10 (2005)	Diferenciar o biofilme de dentados e edêntulos e os riscos de pneumonias em idosos com má higiene oral	*Staphylococcus aureus, Porphyromonas gingivalis*	Idade	Higiene oral ruim	Pneumonia aspirativa, endocardite, abscesso no local	Escovação dentária após refeição, uso de iodo e acompanhamento com dentistas	Enfermagem e dentistas	Disfagia	Não relata	Dentados tiveram maiores índices de pneumonias que os edêntulos. Má higiene oral é um fator de risco para a aquisição dessa doença

Quadro 18.1 – **Continuação.**

Artigo/ Ano	Objetivo do estudo	Micro-organismos encontrados	Fatores intrínsecos	Fatores extrínsecos	Complicações sistêmicas	Intervenções propostas	Profissionais responsáveis	Alterações fonoaudiológicas	Impactos fonoaudiológicos	Conclusão do estudo
15 (2005)	Discutir estratégias de prevenção para pneumonias em idosos	Enterobacteriaceae, *Pseudomonas aeruginosa, Staphylococcus aureus*	Não relata	Higiene oral ruim	Pneumonia	Escovação dentária	Não relata	Disfagia	Diminuição do reflexo de deglutição	Reabilitação da deglutição, higiene oral adequada e vacinação evitam quadros de pneumonias
12 (2006)	Investigar a participação da condição bucal na pneumonia nosocomial	*A. actinomycetemcomitans* Enterobacteriaceae *Staphylococcus*	Idade	Vícios (tabaco), antibiótico, SOG e higiene oral ruim	Doenças respiratórias (pneumonias), cardíacas, oftamológicas	Não relata	Dentistas e equipe multiprofissional	Não relata	Alterações do sistema estomatognático	Não houve confirmação da estreita relação entre condição bucal e infecções pulmonares
26 (2007)	Efeito do biofilme e a relação com a pneumonia	*Streptococcus pneumoniae, Haemophilus influenzae, Mycoplasma pneumoniae*	Não relata	IOT	Pneumonia	Uso de clorexidina e escovação com iodo	Não relata	Disfagia	Diminuição do reflexo de tosse e disfagia	A higiene oral é necessária e eficiente no combate a pneumonia. Deve ser realizada em idosos e também em edêntulos
16 (2007)	Formular um guia de recomendações para a higiene oral adequada	Genericamente bactérias gram-negativas	Aumento da secreção por processos inflamatórios	IOT, SOG	Pneumonia	Atenção aos tubos orais, escovação dentária, enxague bucal, hidratação labial	Enfermagem	Xerostomia	Mastigação	Recomendações em tópicos para os profissionais responsáveis pela higiene oral

17 (2009)	Compreender a relação entre pneumonia aspirativa resultante de pobre higiene oral em idosos com doenças sistêmicas	Genericamente: bactérias anaeróbias	Doenças sistêmicas derivadas de acidentes vasculares cerebrais	Higiene oral ruim	Pneumonia	Protocolo para higiene oral (escovação, produtos orais sem álcool, pasta dental) e programas de treinamento	Profissionais da saúde, genericamente	Não relata	Não relata	Cuidados adequados aos idosos, como utilização de protocolos para higiene oral, promovem melhor qualidade de vida e menores custos com a saúde
18 (2010)	Revisão sobre a associação entre riscos para aspiração e cuidados orais em idosos institucionalizados	Micro-organismos que habitam biofilmes dentais	Doenças periodontais	Higiene oral ruim	Pneumonia	Além de escovação dentária, uso de higiene oral mecânica (remoção da placa), desinfecção química tópica e uso de antibióticos	Enfermagem, fonoaudiólogos, dentistas	Não relata	Não relata	Necessidade de implementar conhecimento básico e ações educativas sobre cuidados e higiene orais para profissionais de saúde

SOG = sonda orogástrica; IOT = intubação orotraqueal.

Quadro 18.2 – **Estudos clínicos.**

Artigo/ Ano	Objetivo do estudo	Micro-organismos encontrados	Fatores intrínsecos	Fatores extrínsecos	Complicações sistêmicas	Intervenções propostas	Profissionais responsáveis	Alterações fonoaudiológicas	Impactos para fonoaudiologia	Conclusão do estudo
4 (2008)	Investigar a presença de bactérias na cavidade oral e a relação com pneumonia	Não relata	Não relata	Higiene oral ruim, principalmente da língua	Pneumonia	Remoção da placa bacteriana da cavidade oral	Enfermagem e dentistas	Alterações cognitivas e disfagia	Não relata	A cavidade oral possui as mesmas bactérias que podem desenvolver pneumonia aspirativa
5 (2002)	Investigar se a higiene oral diminuiu os casos de pneumonia em idosos	Genericamente bactérias anaeróbias	Estado mental, independência	Higiene oral ruim	Pneumonia	Escovação dentária após refeição, uso de iodo e acompanhamento com dentistas	Enfermagem e dentistas	Disfagia (aspiração silente)	Não relata	A higiene oral previne quadros de pneumonias em idosos internados
6 (2008)	Investigar a associação entre higiene oral e mortalidade por pneumonias em idosos	*Streptococcus pneumoniae, Haemophilus influenzae, Moraxella catarrhalis*	Idade, estado mental, linguagem, alimentação independente	Higiene oral ruim, sonda orogástrica e intubação orotraqueal	Pneumonia	Uso de enxaguante bucal, escovação dentária ou da prótese, posicionamento adequado	Enfermagem e médicos	Alterações cognitivas e de linguagem, disfagia	Alterações de linguagem e disfagia	A higiene oral é um fator que modifica os quadros de mortalidade por pneumonia em idosos internados

25 (2004)	Determinar o tipo e frequência da higiene oral em UTI e o comportamento dos profissionais	Não relata	Não relata	Higiene oral ruim, intubação orotraqueal	Pneumonia	Uso de *swab*, enxaguante bucal e escovação dentária	Enfermagem, dentistas e médicos	Alterações cognitivas e de linguagem, disfagia	Reflexo de tosse diminuída	Os métodos de higiene oral não foram consistentes e não se encontraram protocolos para a prática
13 (2004)	Investigar associação entre placa dentária e infecção pulmonar em idosos, usando o genótipo	*Staphylococcus aureus*, *Pseudomonas aeruginosa*	Propriedades químicas dos dentes, enzimas salivares	Higiene oral ruim	Pneumonia	Não relata	Não relata	Alterações cognitivas e de linguagem, disfagia	Diminuição do reflexo da deglutição	Patógenos respiratórios estão presentes na placa dentária e podem ser responsáveis pela pneumonia
29 (2005)	Investigar as técnicas de higiene oral no leito e a realidade da prática na enfermagem	Não relata	Não relata	Não relata	Pneumonia	Posicionamento correto, uso de *swab*, escovação dentária, uso de clorexidina e enxaguante bucal	Enfermagem	Disfagia	Não relata	As práticas diferem-se nas diferentes unidades, assim como o registro das técnicas
11 (2007)	Estabelecer critérios para avaliação do estado da higiene oral analisando as bactérias que causam pneumonia	*Staphylococcus* sp., *Pseudomonas aeruginosa*	Idade	Higiene oral ruim	Pneumonia	Não relata	Enfermagem, médicos	Disfagia	Não relata	Correlação positiva entre as bactérias salivares da avaliação inicial e os casos de pneumonia

Quadro 18.2 – **Continuação.**

Artigo/ Ano	Objetivo do estudo	Micro-organismos encontrados	Fatores intrínsecos	Fatores extrínsecos	Complicações sistêmicas	Intervenções propostas	Profissionais responsáveis	Alterações fonoaudiológicas	Impactos para fonoaudiologia	Conclusão do estudo
19 (2009)	Investigar os resultados de um programa de educação elaborado por fonoaudiólogos para assistentes de enfermagem	Genericamente, bactérias orais	Não relata	Higiene oral ruim e medicamentos que causam xerostomia	Pneumonia	Escovação, uso de pasta dental com bicarbonato de sódio, de fio dental e de enxágue com produtos orais sem álcool; remoção e escovação de próteses dentárias	Auxiliares de enfermagem	Não relata	Não relata	O treinamento e o estabelecimento de protocolo para cuidados orais levaram melhor saúde geral e bem-estar aos idosos
21 (2009)	Avaliação dos efeitos de programa de educação em higiene oral para enfermagem de idosos institucionalizados	Não relata	Não relata	Higiene oral ruim	Pneumonia	Uso de escova elétrica, pasta dental com flúor, uso de gel de clorexidina gluconada a 1% e agente antibacteriano para gengivite	Enfermagem	Não relata	Não relata	O programa resultou em melhora na qualidade da saúde oral dos idosos e é recomendada a manutenção desse programa
20 (2010)	Avaliar o efeito da repetição de programa de educação para higiene oral para enfermagem de idosos	Não relata	Não relata	Higiene oral ruim	Pneumonia	Escovação, uso de medicamentos específicos para gengivite	Enfermagem	Não relata	Não relata	O programa resultou em melhora para os idosos, mas é importante complementar com informações teóricas

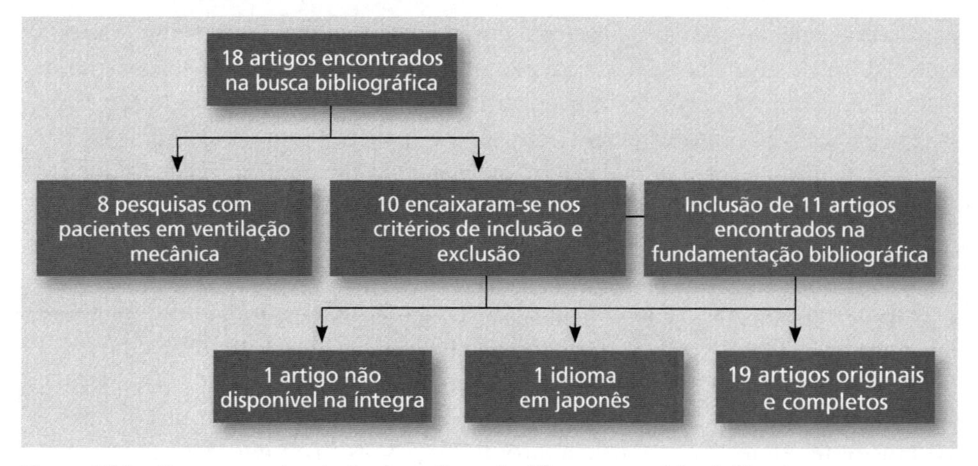

Figura 18.1 – Fluxograma da seleção dos artigos científicos para revisão de literatura.

Notou-se que os trabalhos de pesquisa buscaram mais frequentemente a investigação da relação entre a condição oral com a pneumonia (70%) e que as revisões de literatura buscaram a construção de guias de atuação para os procedimentos de higiene oral nos centros de saúde (77%).

QUANTO AOS MICRO-ORGANISMOS ENCONTRADOS

Os micro-organismos mais citados nos trabalhos de pesquisas e nas revisões de literatura, encontrados na cavidade oral dos indivíduos e que podem estar relacionados às doenças respiratórias, foram as espécies de *Staphylococcus* (32%) *e Streptococcus* (16%). Ambas são bactérias gram-positivas, imóveis e agrupadas em massas irregulares. As principais espécies de *Staphylococcus* encontradas em seres humanos são *Staphylococcus aureus,* patógeno em potencial que pode ser encontrado na pele ou na região da mucosa do trato respiratório, podendo aprofundar-se e desenvolver doenças como endocardite ou pneumonias. Dentre os *Streptococcus,* o *S. pneumoniae* é o mais frequente agente etiológico de infecções adquiridas na comunidade que acometem o sistema respiratório [8,9].

A análise dos textos mostrou que 26% deles referem-se, genericamente, a micro-organismos orais, enquanto 26% não fornecem nenhuma informação acerca do agente causador das complicações respiratórias.

QUANTO AOS FATORES INTRÍNSECOS E EXTRÍNSECOS

Alguns estudos apontaram fatores intrínsecos e extrínsecos ao se referirem à condição da saúde oral relacionada com o desenvolvimento de acometimentos pulmonares, decorrentes de aspiração de conteúdos orais contaminados.

Os fatores intrínsecos são aqueles inerentes aos indivíduos, como a idade, o nível cognitivo e os processos metabólicos. Verificou-se que poucos estudos investigaram essa relação com a higiene oral e que a variável mais representativa foi a idade (21%). A justificativa dada foi exatamente a mudança do metabolismo, o que causaria alteração principalmente do aspecto da saliva e da imunidade[6,10-12].

Em relação aos fatores extrínsecos, isto é, procedimentos aos quais os pacientes são submetidos e que alteram sua fisiologia normal, os mais citados foram má higiene oral (84%), intubação orotraqueal (21%) e sonda enteral (16%).

QUANTO ÀS COMPLICAÇÕES SISTÊMICAS

Entre as complicações sistêmicas causadas pela má higiene oral, como pneumonia, endocardite e abscessos, verificou-se que 100% dos trabalhos citaram a pneumonia como a complicação mais relacionada.

Esse fato pode ser justificado pelo tipo de agente patogênico que coloniza a cavidade oral, como também pela anatomia da árvore brônquica e pela proximidade da via digestiva com a via aérea, o que favorece a entrada desses agentes em via aérea inferior. Estudos comprovaram, por meio de culturas[6] e análise genética[13], que as bactérias causadoras de doenças pulmonares naqueles grupos de indivíduos estudados também estavam presentes em suas cavidades orais.

QUANTO ÀS INTERVENÇÕES PROPOSTAS

As intervenções propostas mais utilizadas foram a escovação dentária associada ou não ao uso de enxaguantes bucais e os produtos citados mais eficientes foram o iodo e a clorexidina. O uso dessas substâncias no Brasil segue a padronização da Agência Nacional de Vigilância Sanitária (ANVISA)[14]. Para o iodo, a ANVISA, com base na *Remington Pratice of the Science and Pharmacy*, prevê seu uso como antisséptico sob a concentração de 0,1%. Para a clorexidina, a concentração utilizada comumente é de 1% em diluições alcoólicas.

Guias e protocolos específicos para a higiene oral também foram formulados após revisão de literatura ou investigação das práticas em determinados centros de saúde. Assim, alguns estudos de revisão[7,15-18] propuseram orientações sobre os cuidados necessários durante a manipulação dos acessos intraorais e uma rotina a ser seguida pelos profissionais responsáveis, como o material a ser utilizado e a frequência da realização do procedimento de higiene oral dos pacientes internados. O mesmo pode ser observado em textos sobre estudos clínicos[19-21].

QUANTO AOS PROFISSIONAIS RESPONSÁVEIS

Na maioria dos artigos encontrados nessa revisão, os profissionais responsáveis pela prática da higiene oral foram os enfermeiros (68%), sendo o médico citado em alguns estudos (16%) e o odontólogo como presente em centros mais complexos (26%).

Apenas um trabalho incluiu o fonoaudiólogo, que se apresentou como responsável por implantação de programa de educação em higiene oral para a equipe de enfermagem, lotada em instituição de cuidados para pacientes idosos [19]. Entretanto, como o fonoaudiólogo atua com a reabilitação das funções orofaciais, é essencial a realização do procedimento de higienização oral antes e após o atendimento fonoaudiológico, principalmente em pacientes disfágicos, visto o risco de aspiração durante a terapia direta. A literatura existente refere que o fonoaudiólogo também deve saber avaliar a condição oral dos pacientes atendidos, orientar e enfatizar, nesses pacientes, a intensificação da higiene oral[22,23].

Apesar de estabelecida a relação do fonoaudiólogo no gerenciamento da higiene oral, há poucas publicações a respeito. Foram encontradas apenas algumas aulas ou comunicações ministradas por fonoaudiólogos aos profissionais da área da saúde em cursos de educação continuada, em eventos científicos e em discussões sobre a atuação multiprofissional e conjunta nos distúrbios da deglutição[23,24]. Nessas situações, após a explicação do distúrbio da deglutição e atuação fonoaudiológica, o profissional orientava a equipe responsável, principalmente os da área da enfermagem, sobre a importância da higiene oral e sua intensificação em pacientes disfágicos, chamando a atenção para o risco de aspiração das secreções orofaríngeas contaminadas.

QUANTO ÀS ALTERAÇÕES FONOAUDIOLÓGICAS

As alterações fonoaudiológicas encontradas nesta revisão relacionam-se às disfunções da motricidade orofacial e/ou cognitivas que, de certa forma, podem dificultar a realização de higiene oral adequada. Dentre as funções orofaciais, os estudos analisados classificaram o distúrbio de deglutição como a disfunção com maior impacto para a prática de higiene oral (78%)[5,7,10,11,13,15,25-27].

Alguns estudos também relacionaram as alterações de linguagem e cognição como fator prejudicial para o procedimento de higiene oral (16%). As hipóteses levantadas sugeriam que o grau de dependência dos indivíduos poderia ser um fator de risco para a condição bucal, sendo que a higiene oral se tornava um procedimento realizado por cuidadores[4,6,13,25].

QUANTO AOS IMPACTOS PARA A FONOAUDIOLOGIA

Os impactos para a Fonoaudiologia foram considerados as funções consequentemente prejudicadas por higiene oral deficiente. A diminuição de sensibilidade foi a mais citada, relacionando principalmente a diminuição dos reflexos de deglutição e de tosse, importantes para o processo de alimentação e proteção de vias aéreas[13,15,25,26]. A xerostomia também foi um fator de impacto citado nas funções orofaciais relacionadas à Fonoaudiologia, decorrente da má higiene oral. Sabe-se que ela pode prejudicar a mastigação, a fala e a deglutição[28]. Entende-se por xerostomia, ou boca seca, um sintoma frequentemente encontrado em pacientes que são submetidos a suportes respiratórios não invasivos, terapia medicamentosas de ação anticolinérgica e/ou radioterapia em cabeça e pescoço[19,29].

QUANTO ÀS CONCLUSÕES DOS ESTUDOS

As principais conclusões dos estudos levantados nessa revisão (52%) afirmaram a existência de estreita relação entre a higiene oral e os quadros de pneumonias, principalmente em idosos internados. Algumas pesquisas analisadas (16%)[7,25,27] consideraram que ainda há poucas técnicas e protocolos descritos e padronizados para as práticas de higiene oral e manutenção da saúde bucal. Considera-se, também, a necessidade e o sucesso de programas de educação para higiene oral, com vistas à melhoria da qualidade de vida dos pacientes (26%)[17-21].

CONSIDERAÇÕES FINAIS

Neste trabalho de revisão de literatura foi discutida a relação existente entre a condição da higiene oral e os riscos para pneumonia aspirativa. Pode-se observar a busca por protocolos e guias práticos para a padronização dos procedimentos de higiene oral em instituições de saúde, assim como a preocupação na realização de programas educacionais sobre a higiene oral para profissionais da saúde.

Foi possível verificar que os estudos puderam comprovar clinicamente a ligação entre micro-organismos que colonizam a cavidade oral e sua presença em vias aéreas inferiores, ocasionando doenças pulmonares, como a pneumonia. O distúrbio de deglutição foi citado como um dos fatores nesse processo. Dessa forma, o fonoaudiólogo está intimamente ligado a esse tema, atuando no processo de identificação ou reabilitação da disfagia e orientando a intensificação dos procedimentos de higiene oral. Embora não seja o objetivo do profissional fonoaudiólogo realizar este procedimento, ele deve estar atento ao gerenciamento da higiene oral, principalmente nos pacientes com risco de aspiração das secreções orofaríngeas.

REFERÊNCIAS BIBLIOGRÁFICAS

1. Scannapieco FA. Pneumonia in nonambulatory patients: role of oral bacteria and oral hygiene. J Am Dent Assoc. 2006;137:21-6.
2. Raghavendran K, Mylotte J, Scannapieco F. Nursing home-associated pneumonia, hospital-acquired pneumonia and ventilator-associated pneumonia: the contribution of dental biofilms and periodontal inflammation. Periodontology. 2007;44:164-77.
3. Cruvinel MGC, Bittencour PFS, Costa JRR, Barbosa PRV. Volume gástrico residual e risco de aspiração pulmonar em crianças com refluxo gastroesofágico: estudo comparativo. Rev Bras Anestesiol. 2004;54(1): 37-42.
4. Abe S, Ishihara K, Adachi M, Okuda K. Tongue-coating as risk indicator for aspiration pneumonia in edentate elderly. Arch Gerontol Geriatr. 2008;47:267-75.
5. Yoneyama T, Mitsuyoshi Y, Ohrui T, Mukaiyama H, Okamoto H, Hoshiba K et al. Oral care reduces pneumonia in older patients in nursing homes. J Am Geriatr Soc. 2002;50:430-3.
6. Bassim CW, Gibson G, Ward T, Paphides BM, DeNucci DJ. Modification of the risk of mortality from pneumonia with oral hygiene care. J Am Geriatr Soc. 2008;56:1601-7.
7. Sarin J, Balasubramaniam R, Corcoran AM, Laudenbach JM, Stoopler ET. Reducing the risk of aspiration pneumonia among elderly patients in long-term care facilities through oral health interventions. J Am Med Dir Assoc. 2008;9:128-35.
8. Zettler EW et al. A reação em cadeia da polimerase na detecção da resistência à penicilina em Streptococcus pneumoniae. J Bras Pneumol. 2004;30:521-7.

9. Hunt R. Microbiology and immunology on-line. University of South Carolina, 2006. Disponível em http://www.med.sc.edu:85/fox/strep-staph.htm.
10. Terpenning M. Geriatric oral health and pneumonia risk. Aging Infect Dis. 2005;40: 1807-10.
11. Abe S, Ishihara K, Adachi M, Okuda K. Oral hygiene evaluation for effective oral care in preventing pneumonia in dentate elderly. Arch Gerontol Geriatr. 2006;43: 53-64.
12. Morais TMN, Silva A, Avi ALRO, Souza PHR, Knobel E, Camargo LFA. Importância da atuação odontológica em pacientes de UTI. Rev Bras Ter Intensiva. 2006;18: 412-7.
13. El-Solh AA, Pietrantoni C, Bhat A, Okada M, Zambon J, Aquilina A, Berbary E. Colonization of dental plaques: a reservoir of respiratory pathogens for hospital-acquired pneumonia in institutionalized elders. Chest. 2004;126:1575-82.
14. Agência Nacional de Vigilância Sanitária (ANVISA). Disponível em http://www.anvisa.gov.br
15. Ohurui T. Preventive strategies for aspiration pneumonia in elderly disable persons. Tohoku J Exp Med. 2005;207:3-12.
16. Randa F, Abidia BDS. Oral care in the intesive care unit: a review. J Contemp Den Pract. 2007;8:1-8.
17. Tran P, Mannen J. Improving oral healthcare: Improving the quality of life for patients after stroke. Spec Care Dentist. 2009; 29(5):218-21.
18. Pace CC, McCullough GH. The association between oral micro-organisms and aspiration pneumonia in the institutionalized elderly: Review and recommendations. Dysphagia. 2010;25:307-22.
19. Boczko F, McKeon S, Sturkie D. Long-term care and oral health knowledge. J Am Med Direct Assoc. 2009;10:204-6.
20. Kullberg E, Sjögren P, Forsell M, Hoogstraate J, Herbst B, Johansson O. Dental hygiene education for nursing staff in a nursing home for older people. J Advanc Nursing. 2010;66(6):1273-9.
21. Sjögren P, Kullberg E, Hoogstraate J, Johansson O, Herbst B, Forsell M. Evaluation of dental hygiene education for nursing home staff. J Advanc Nursing. 2010;66(2): 345-9.
22. Rios IJA. Fonoaudiologia Hospitalar. Coleção CEFAC. Editora Pulso; 2003.
23. Morais AP, Leite PMO, Nogueira LHA. Atuação fonoaudiológica no serviço de educação continuada: Higiene oral. Anais do 15º Congresso Brasileiro de Fonoaudiologia; 2008.
24. Padovani AR. Cuidados na higiene oral: Visão fonoaudiológica. XII Encontro Aberto do GEDD (HCFMUSP); 2008.
25. Binkley C, Furr LA, Carrico R, McCurren C. Survey of oral care practices in US intensive care units. J Infect Control. 2004;32: 161-9.
26. Paju S, Scannapieco FA. Oral biofilms, periodontitis, and pulmonary infections. Oral Dis. 2007;13:508-12.
27. Hanneman SK, Gusick GM. Frequency of oral care and positioning of patients in critical care: a replication study. Am J Crit Care. 2005;14:378-86.
28. Kikawada M, Iwamoto T, Takasaki M. Aspiration and infection in the elderly: Epidemiology, diagnosis and management. Drugs Aging. 2005;22:115-30.
29. Dihlangeli R, Costa SS. Xerostomia: manejo ambulatorial. Rev Bras Med Otorrinolaringol. 1995;2:245-52.

19

Influência da Cânula de Traqueostomia na Deglutição

Laura Davison Mangilli
Claudia Regina Furquim de Andrade
Suelly Cecilia Olivan Limongi

OBJETIVO

O objetivo deste estudo foi analisar a literatura atual relacionada à presença da traqueostomia e sua relação com a disfagia.

FUNDAMENTAÇÃO TEÓRICA

A traqueostomia é um procedimento cirúrgico que consiste na abertura da traqueia para o meio externo, com a finalidade de contornar um obstáculo mecânico das vias aéreas superiores, diminuindo a resistência respiratória, possibilitando a ventilação pulmonar através desta via e também facilitando a eliminação de secreções traqueobrônquicas em excesso[1]. Pode ser necessária devido a um grande número de razões e estar associada a procedimentos médicos e cirúrgicos, como a insuficiência respiratória, a necessidade de ventilação mecânica, o auxílio no gerenciamento com secreções e higiene pulmonar, a obstrução de via aérea e a dificuldade de deglutição. Na literatura há discussões sobre a relação entre a cânula de traqueostomia e a eficiência da deglutição[2-7].

As complicações associadas a esse procedimento consistem em mudanças na fisiologia da deglutição, associadas à dificuldade de mobilidade laríngea durante a função, representada por redução da elevação e anteriorização laríngea; perda dos reflexos laríngeos de proteção, associado à incoordenação e redução do tempo de fechamento glótico; falta de coordenação para o fechamento laríngeo; redução da frequência dos reflexos de deglutição e tosse; diminuição da sensibilidade faríngea e laríngea; atrofia da musculatura laríngea; compressão do esôfago pelo *cuff* e diminuição da pressão subglótica[2-7]. Outras complicações estão relacionadas aos comprometimentos na comunicação[8] e no maior risco de desenvolvimento de doenças laringofaríngeas, como as estenoses laríngeas, a traqueomalacia, o desenvolvimento de tecido granuloso e os comprometimentos nas cordas vocais[3].

O *cuff* insuflado de uma cânula de traqueostomia pode ser utilizado para prevenir aspiração de secreção, alimento e suco gástrico. Sua presença bloqueia também o fluxo aéreo respiratório através da laringe, impedindo a fonação e limpeza de via aérea, com consequente possibilidade de dessensibilização da laringe. O *cuff* insuflado não é absolutamente protetor da via aérea, e as secreções estagnadas sobre ele podem escorrer, potencialmente, conduzindo a infecções[9,10].

A traqueostomia é frequentemente indicada após período prolongado de ventilação mecânica ou falha na extubação[11-13]. Esse procedimento tem sido descrito como fator desencadeador de distúrbios da deglutição[3-7]. Dessa forma, independente da causa de sua necessidade, é um consenso que a função de deglutição em pacientes internados em UTIs deve ser estudada[14,15].

Em contrapartida, Terzi et al.[16], Terzi et al.[12], Simão et al.[17] defendem que a traqueostomia promove uma interface segura com a ventilação mecânica, embora esteja tradicionalmente relacionada a comprometimentos na deglutição, por possibilitar ao paciente redução da dificuldade respiratória durante a função de deglutição.

Bebês e crianças traqueostomizados também devem ser considerados de alto risco para disfagia. Além dos efeitos já descritos anteriormente, acredita-se que outros fatores interfiram no aumento desse risco: rompimento do desenvolvimento normal da alimentação, efeitos da prematuridade e do baixo peso ao nascimento, estado respiratório, refluxo gastroesofágico, efeitos da via alternativa de alimentação, do longo tempo de internação e do cuidado sobre as habilidades de alimentação e deglutição necessárias nesta faixa etária[18-20].

MÉTODO

Fizeram parte do estudo artigos indexados, publicados nos últimos cinco anos, selecionados por meio de uma busca estruturada através dos Bancos de dados Internacionais Lilacs e Medline. A busca foi realizada por meio das palavras-chaves "traqueostomia" e "disfagia". No Banco de dados Lilacs, não foram determinados limites, e no Banco de dados Medline foram definidos como limites artigos realizados em seres humanos, escritos em inglês ou espanhol.

No Banco de Dados Lilacs, foram localizadas 19 referências. No Banco de Dados Medline 65 artigos foram localizados. Os estudos foram lidos e selecionados conforme os critérios de inclusão e exclusão.

Critérios de inclusão – estudos que discorriam sobre o uso da traqueostomia e a presença de disfagia, que descrevessem as implicações da presença da traqueostomia na função de deglutição. Foram selecionados artigos que se relacionavam a pacientes em qualquer faixa etária, com diversas doenças, sendo o uso da traqueostomia momentâneo ou definitivo, associado ou não à dependência de oxigênio e/ou ventilação mecânica.

Critérios de exclusão – estudos que se relacionavam ao uso de traqueostomia em doenças específicas, sem que discorressem sobre sua implicação na função de deglutição, capítulos de livros, anais de congressos, artigos sobre revisão de literatura, relato de caso, cartas ao editor.

Dos 84 artigos selecionados somente 11 foram considerados para o estudo, por satisfazerem os critérios de inclusão e estarem disponíveis na íntegra pelo acesso via internet, conforme descrito na figura 19.1.

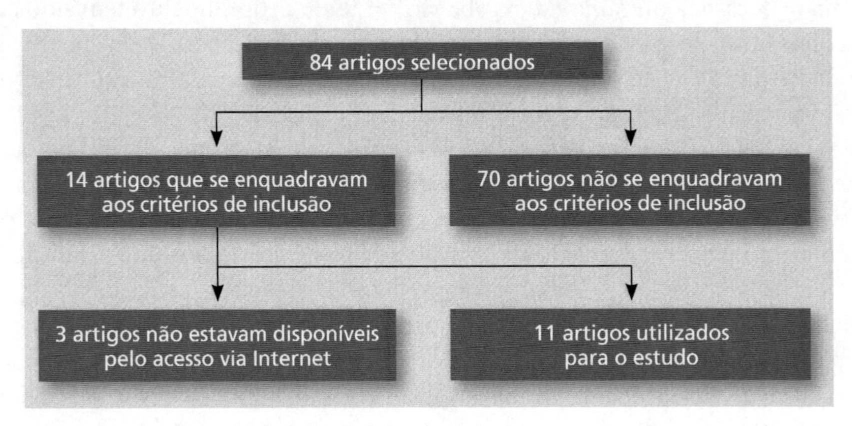

Figura 19.1 – Diagrama de seleção dos artigos.

Os artigos que se enquadravam aos critérios de inclusão e se encontravam disponíveis foram estudados de acordo com os tópicos elencados e sugeridos pelos autores como os mais pertinentes a este assunto: relação entre a cânula de traqueostomia e a disfagia, efeitos da oclusão da cânula de traqueostomia no processo da deglutição, efeitos do *cuff* e efeitos da ventilação mecânica.

Em cada um dos artigos foi realizada a identificação e julgamento dos itens elencados, subtraindo os tópicos com maior grau de confiabilidade dentro dos estudos analisados, na tentativa de agregar o máximo conhecimento sobre a traqueostomia e a disfagia e proporcionar mais conhecimento dessa associação.

RESULTADO E DISCUSSÃO

Padovani e Andrade[21], em estudo visando determinar o perfil funcional da deglutição de pacientes internados em UTI, verificaram 64% de prevalência de disfagia em pacientes que necessitaram de IOT (por mais de 48 horas). Defendem que a presença da IOT está frequentemente relacionada às alterações da deglutição, como, por exemplo, as alterações no reflexo de deglutição.

A presença da traqueostomia foi associada a pior resultado da avaliação da deglutição em pacientes examinados por meio da avaliação endoscópica da deglutição (FEES) em estudo de Nazas et al.[22]. Os autores, que realizaram esse estudo com pacientes com queixa de deglutição internados em hospital, também defendem que a traqueostomia e a retenção de secreção na região hipofaríngea podem ser associadas à presença de estase de alimentos em recessos piriformes após o exame endoscópico.

Em estudo visando verificar o efeito biomecânico da presença do tubo de traqueostomia, da situação do *cuff* (insuflado ou desinsuflado), do nivelamento do tubo e da relação entre a aspiração e o movimento do osso hioide e da laringe durante a deglutição normal, Terk et al.[4] concluíram que a presença do tubo de traqueostomia não altera significativamente o movimento do osso hioide e da excursão laríngea, independentemente da situação do *cuff* ou do nivelamento do tubo. Também não houve relação entre a presença de aspiração e traqueostomia com o *cuff* insuflado, com o tubo ocluído ou após a decanulação. Os autores sugerem a reprodução do estudo com pacientes disfágicos, para a verificação se os resultados serão similares ou não.

Clayton et al.[23], em estudo com portadores de traqueostomia e queimaduras graves, estudaram a presença de disfagia, disfonia e doenças laringotraqueais nesta população. Defendem que a traqueostomia é um procedimento muitas vezes necessário para se tratar um paciente com grande percentual de áreas de superfície corporal queimada, e muitas vezes o uso desse procedimento é prolongado. Os resultados sugerem que esses pacientes apresentam maior risco para a disfagia, resultando em período maior entre o desmame da ventilação mecânica e o início da reintrodução da alimentação por via oral. Também defendem que o período prolongado da traqueostomia ocasiona alteração na fisiologia da deglutição e na sensibilidade oral, faríngea e laríngea por maior tempo, o que dificulta também o processo de decanulação.

Um estudo realizado com bebês e crianças traqueostomizados e internados em um hospital pediátrico de referência na África do Sul[20] determinou a incidência de alterações da deglutição e descreveu as características específicas. Foi encontrada alta incidência de disfagia (80%), principalmente nas suas fases oral e esofágica. Os autores acreditam que esse resultado, discrepante de estudos anteriores em outras regiões do mundo, no qual se verifica maior prejuízo na fase faríngea devido ao tubo de traqueostomia, tenha relação direta com os fatores de risco do contexto da população no país (como exemplo histórico de prematuridade, baixo peso ao nascimento, presença de refluxo gastroesofágico e aids).

Winklmaier et al.[7] realizaram um estudo para avaliar o escape de líquido pelo *cuff* (entre a parede da laringe e o balonete) em traqueias de suínos. Foram avaliados três tipos de traqueostomia, em quatro condições de teste: água em ventilação artificial; água em ventilação espontânea; saliva artificial em ventilação artificial; e saliva artificial em ventilação espontânea. Os testes envolvendo saliva artificial apresentaram menor perda/escape do que os testes envolvendo água. Para ambos os líquidos, o escape/perda foi maior no experimento sem ventilação artificial do que com o de ventilação artificial. A quantidade do escape/perda entre os diferentes tubos (fabricante) revelou resultados estatisticamente significativos, no entanto, não houve diferenças entre esses resultados quando se considerou o diâmetro interno do tubo.

Em estudo piloto, McGowan et al.[24] sugerem que a avaliação endoscópica da deglutição (FEES) foi útil para identificar a fisiologia da deglutição de pacientes que permaneceram em ventilação mecânica e em uso da traqueostomia em uma UTI com pacientes neurológicos críticos. Acreditam que, em estudos utilizando maior número de pacientes, o FEES poderá oferecer melhores perspectivas sobre a deglutição de pacientes com traqueostomia utilizando *cuff*, assim como favorecer a administração precoce e segura de água e alimentos por via oral.

Terzi et al.[12] estudaram o impacto da traqueostomia combinada à ventilação mecânica no desempenho da deglutição de pacientes com distrofia muscular de Duchenne. Os pacientes estudados, após receberem a ventilação mecânica por meio da traqueostomia, apresentaram melhoras em relação ao tamanho do bolo ingerido, ao tempo da deglutição e ao número de deglutições por bolo de alimento. Além disso, relataram menos dificuldades respiratórias durante a função de deglutição. Concluem que a ventilação mecânica invasiva via traqueostomia aumenta o volume corrente e melhora o desempenho da deglutição. Em estudo anterior[16] também já havia sido defendida essa premissa.

Simão et al.[17] realizaram um estudo em pacientes traqueostomizados e internados em UTI usando dois modos de ventilação mecânica e dois tipos de sedação, para verificar a incidência de aspiração traqueal de saliva. Verificaram que houve relação significativa entre a incidência de aspiração traqueal e a pressão controlada pelo ventilador. A relação entre a aspiração traqueal e os níveis de sedação, assim como a aspiração traqueal e a ventilação mecânica não apontaram diferenças estatisticamente significativas na amostra do estudo.

Em seu estudo, Brown et al.[25] buscaram verificar se pacientes em uso da ventilação mecânica com alteração da deglutição podem ser identificados por meio de avaliação da deglutição em beira de leito. Concluíram que esse tipo de avaliação pode ser utilizado e garante a verificação do risco de desenvolver disfunção da deglutição, diminuindo os gastos com outros exames e avaliações endoscópicas.

CONSIDERAÇÕES FINAIS

A influência da cânula de traqueostomia na função de deglutição é assunto bastante abordado na literatura. Verifica-se forte tendência à apresentação de seus efeitos nocivos à fisiologia da deglutição, embora em alguns estudos o benefício de seu uso, no que diz respeito à liberação da cavidade oral nos casos em que a ventilação mecânica deverá ser utilizada por períodos prolongados, fica muito claro. Em resumo, verifica-se a preocupação da literatura atual em apresentar as possíveis complicações que o uso desse procedimento pode ocasionar, mas também verifica-se a defesa da necessidade do seu uso em muitos grupos de pacientes, para proteção da via área inferior. A saída apontada por muitos estudos é de que o processo de alimentação dos pacientes que estão ou fizeram uso da traqueostomia seja estudado com atenção e que a reabilitação dessa função seja acompanhada por um profissional especializado.

O uso da traqueostomia como meio para a aplicação da ventilação mecânica, momentânea ou definitiva, foi defendido por todos os estudos relacionados a esse tema. A liberação da cavidade oral para as funções de alimentação e comunicação são de extremo benefício para o paciente, possibilitando, além dos benefícios fisiológicos, um benefício em sua qualidade de vida.

A utilização do *cuff* como impeditivo seguro da passagem de secreções/alimentos pela traqueia e como estratégia para maior proteção da via aérea ainda é bastante discutida. Foi apontado que existe tendência a escape de secreção/alimentos entre a parede da laringe e o balonete, o que não garantiria a seguridade defendida em estudos anteriores sobre esse instrumento.

Cabe aqui o comentário sobre a necessidade de controle e atenção de outro aspecto, bastante defendido nos dias de hoje, que é a higienização da cavidade oral e faringe do paciente internado em UTI e em uso da traqueostomia como proteção da via área. Com isso, garante-se que as secreções que podem escapar pela barreira do *cuff* estejam mais "limpas" para evitar possíveis contaminações da via aérea.

Acredita-se que muitos estudos ainda devam ser realizados para o esclarecimento de pontos ainda questionáveis sobre a influência da traqueostomia na deglutição, assim como estudos que forneçam novas possibilidades para a manutenção do seu uso. A necessidade de tal procedimento não é questionável, mas seus pontos positivos e negativos talvez possam ser mais defendidos e analisados pelos especialistas, favorecendo assim o desenvolvimento de novas técnicas e artifícios para a equipe e o paciente.

REFERÊNCIAS BIBLIOGRÁFICAS

1. Rocha PM. Traqueostomias. In: Araújo Filho VJ, Brandão L, Garcia e Ferraz AR. Manual do residente de cirurgia de cabeça e pescoço. São Paulo: Keyla e Rosenfeld; 1999. p. 66-73.
2. Shaker R. Milbrath M, Ren J, Campbell B, Toohill R, Hogan W. Deglutitive aspiration in patients with tracheostomy: effect of tracheostomy on the duration of vocal cord closure. Gastroenterology. 1995;108:1357-60.
3. Goldsmith T. Evaluation and treatment of swallowing disorders following endotracheal intubation and tracheostomy. Int Anesthesiol Clin. 2000;38(3):219-42.
4. Terk AR, Leder SB, Burell MI. Hyoid bone and laryngeal movement dependent upon

presence of a tracheotomy tube. Dysphagia. 2007;22:89-93.

5. Logemann J. Evaluation and treatment of swallowing disorders. 2nd ed. Austin, Texas: Pro-Ed; 1998.
6. Dikeman K, Kazandjian M. Communication and swallowing management of tracheotomized and ventilator-dependent adults. 3rd ed. San Diego: CA: Singular Publishing Group; 1997.
7. Winklmaier U, Wust K, Schiller S, Wallner F. Leakage of fluid in different types of traqueal tubes. Dysphagia. 2006;21:237-42.
8. Hauk K. Communication and swallowing issue in tracheostomized/ventilator-dependent geriatric patients. Geriatr Rehabil. 1999; 15(2):56-70.
9. Ding R, Logemann JA. Swallow physiology in patients with trach cuff inflated or deflated: a retrospective study. Head Neck. 2005;27(9):809-13.
10. Epstein SK. Late complications of tracheostomy. Respir Care. 2005;50(4):542-9.
11. Blot F, Merlot C. Indications, timing and techiniques of tracheostomy in 152 French ICUs. Chest. 2005;127(4):1347-52.
12. Terzi N, Prigent H, Lejaille M, Falaize L, Annane D, Orlikowski D, Lofaso F. Impact of tracheostomy on swallowing performance in Duchenne muscular dystrophy. Neuromusc Disord. 2010;20:493-8.
13. Ambrosino N, Carpene N, Gherardi M. Chronic respiratory care for neuromuscular diseases in adult. Eur Respir J. 2009;34:444-51.
14. Ajemian M, Nirmul G, Anderson M, Zirlen D, Kwasnik E. Routine fiberoptic endoscopic evaluation of swallowing following prolonged intubation. Arch Surg. 2001;136: 434-7.
15. Leder S. Incidence and type of aspration in acute care patients requiring mechanical ventilation via a new traqueotomy. Chest. 2002;122:1721-6.
16. Terzi N, Orlikowski D, Aegerter P, Lejaille M, Ruquet M, Zalcman G et al. Breathing-swallowing interaction in neuromuscular patients-a physiological evaluation. Am J Respir Care Med. 2007;175:269-76.
17. Simão MA, Alacid CAN, Rodrigues KA, Albuquerque C, Furkim AM. Incidence of tracheotomized patients in use of mechanical ventilation. Arq Gastroenterol. 2009;46 (4):311-14.
18. Arvedson JC, Lefton-greif MA. Anatomy, physiology and development of feeding. Semin Speech Lang. 1996;17(4):261-8.
19. Field D, Garland M, Williams K. Correlates of specific childhood feeding problems. J Pediatr Child Health. 2003;39:299-304.
20. Norman V, Louw B, Kritzinger A. Incidence and description of dysphagia in infants and toddlers with tracheostomies: a retrospective review. Inter J Pediatr Otorhinolaryngol. 2007;71:1087-92.
21. Padovani AR, Andrade CRF. Perfil funcional da deglutição em unidades de terapia intensiva clínica. Einstein. 2007;5(4):358-62.
22. Nazar GM, Ortega AT, Godoy AM, Godoy JMM, Fuentealba IM. Evaluación fibroscópica de la deglución. Rev Otorrinolaringol Cir Cabeza Cuello. 2008;68:131-42.
23. Clayton N, Kennedy P, Maitz P. Thesevere burns patients with tracheostomy: implications for management of dysphagia, dysphonia and laryngotracheal pathology. Burns. 2010;36:850-5.
24. McGowan SL, Gleeson M, Smith M, Hirsch N, Shuldham CM. A pilot study of fibreoptic endoscopic evaluation of swallowing in patients with cuffed tracheostomes in neurological intensive care. Neurocrit Care. 2007;6:90-3.
25. Brown CVR, Hejl K, Mandaville AD, Cheney PE, Stevenson G, Smith C. Swallowing dysfunction after mechanical ventilation in trauma patients. J Crit Care. 2011; 26:108.e9-108.e13.

20

Teste do Corante Azul na Avaliação Fonoaudiológica de Indivíduos Traqueostomizados

Aline Rodrigues Padovani
Claudia Regina Furquim de Andrade
Suelly Cecilia Olivan Limongi

OBJETIVO

O objetivo deste trabalho foi, a partir de publicações de estudos internacionais, refletir sobre a metodologia empregada na realização do teste do corante azul (TCA) durante a avaliação fonoaudiológica de indivíduos traqueostomizados.

FUNDAMENTAÇÃO TEÓRICA

A alteração da função de deglutição decorrente da presença da traqueostomia é consenso na literatura[1-15]. As alterações frequentemente incluem: redução da frequência dos reflexos de deglutição e tosse, da elevação e anteriorização laríngea e da sensibilidade faríngea e laríngea; atrofia da musculatura laríngea; incoordenação e redução do tempo de fechamento glótico; compressão do esôfago pelo *cuff* e diminuição da pressão subglótica[6,8,10,12,15,16]. Esses fatores tornam esses pacientes vulneráveis à aspiração de secreções, alimentos e líquidos e podem acarretar o desenvolvimento da pneumonia, que os clínicos fazem o esforço de evitar, especialmente em pacientes vulneráveis[6,15]. A prevalência de aspiração nesses pacientes tem sido relatada variando de 15 a 87%[1,6,7,13].

Dessa maneira, a identificação e a administração corretas da disfagia no paciente traqueostomizado são fundamentais. A avaliação objetiva da deglutição envolve as técnicas de videofluoroscopia e nasofibroscopia[6,15]. Porém, esses métodos são caros, despedem maior tempo e expõem o paciente à radiação e/ou desconforto[15,17]. A avaliação clínica da deglutição pode ser realizada à beira do leito, tendo como proposta descrever a disfagia baseada na observação de sinais clínicos e sintomas do paciente[7,9].

Assim, em 1973 foi descrito um teste clínico utilizando um marcador azul na língua para a coloração da saliva, cujo objetivo seria detectar aspiração em pacientes traqueostomizados por meio da observação da coloração das secreções provenientes da aspiração traqueal[1]. Nesse caso, quaisquer evidências do azul na aspiração através da cânula de traqueostomia seriam indicativas de que o paciente estaria aspirando. A partir da primeira descrição do teste, outros autores estudaram sua utilização na avaliação de traqueostomizados e colocaram em questão sua acurácia[5,8-11,13,15,18]. O corante azul passou a ser misturado também aos líquidos e alimentos[5,8,10,19] e nenhum autor descreveu um protocolo completo para sua utilização na avaliação da deglutição em indivíduos traqueostomizados.

MÉTODO

SELEÇÃO DOS ARTIGOS

Foi feita pesquisa bibliográfica que abrangeu período de aproximadamente 40 anos, sendo consultados periódicos até novembro de 2010. Os limites obedecidos foram: bases de dados PubMed e Medline; busca em endereços eletrônicos pertinentes, como www.asha.org, www.portaldapesquisa.com.br e www.capes.org.br; utilização dos descritores *tracheostomy* e *dye*; artigos completos em inglês; buscas nas referências dos artigos encontrados; busca em bibliotecas brasileiras; pesquisas realizadas em seres humanos.

Foram excluídos: editoriais, revisões, cartas, artigos que apenas citavam o teste do corante azul, pesquisas que utilizavam o corante azul na avaliação de indivíduos intubados orotraquealmente e pesquisas que utilizavam o corante na bolsa de nutrição enteral.

ANÁLISE DOS ARTIGOS SELECIONADOS

Após a seleção dos artigos, foram analisados os seguintes aspectos: a quantidade de corante utilizada, as consistências testadas, o tamanho do bolo ofertado, o modo de oferta, as condições do *cuff* e de oclusão da cânula, o momento da aspiração endotraqueal e a necessidade de repetição do teste. Ainda, revelaram-se quais profissionais têm atuado na realização do teste do corante azul.

RESULTADOS E DISCUSSÃO

Foram revisados 41 artigos (Fig. 20.1) e apenas 6 estudos se encaixaram nos critérios metodológicos deste trabalho. Apesar de o TCA ser bastante abordado na literatura, nota-se pouca descrição sobre o teste.

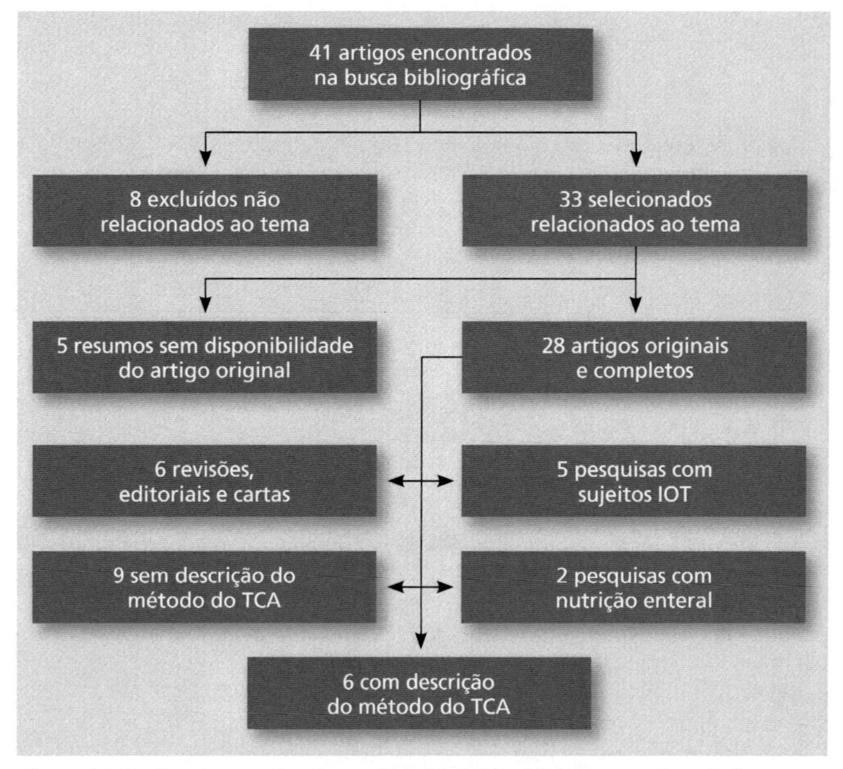

Figura 20.1 – Fluxograma da seleção dos artigos científicos para revisão de literatura.

Foram encontrados diferentes procedimentos durante a realização do TCA. A tabela 20.1 mostra como os autores conduziram esse teste em suas pesquisas.

QUANTO AO TIPO DO CORANTE

O corante alimentício foi o mais utilizado nas pesquisas analisadas. O corante de Evans, que deu o nome ao teste *Evans Blue Dye Test,* descrito em pesquisa[1], não tem sido utilizado atualmente. Dois estudos não especificaram o tipo de corante utilizado, apesar de relatarem a cor azul.

QUANTO À QUANTIDADE DE CORANTE

A quantidade de corante ofertada ou misturada ao bolo, como observado em cinco estudos, variou de 4 a 10 gotas (0,5ml)[1,5,8,10] ou não teve a quantidade especificada[19].

É necessário correlacionar estes dados com o número de repetições recomendadas para o teste. O estudo que utilizou 4 gotas[1] prevê a repetição do teste a cada 4 horas, durante até 48 horas, o que resulta na oferta de, no máximo, 48 gotas (aproximadamente 2,5ml em dois dias). Já o estudo que utilizou 0,5ml[11]

Tabela 20.1 – **Metodologia empregada na realização do TCA.**

Artigo	PROCEDIMENTOS								
	Tipo corante	Quantidade de corante	Consistência	Tamanho do bolo	Modo de oferta	*Cuff*	Oclusão da cânula	Aspiração traqueal	Repetição do teste
1 (1973)	1% da solução de Evans	4 gotas	Saliva e secreções	4 gotas	Sobre a língua	63,9% inflados 36,1% ausentes ou desinflados	63,9% VM Não descreve o total	Realizada conforme a rotina do fisiatra	Repetição do procedimento a cada 4 horas, por até 48 horas
19 (1997)	Corante azul	Pequena quantidade	Saliva, secreções e alimento	Não especifica	Sobre a língua O paciente é instruído a deglutir	Desinflados	Não especifica	Antes, imediatamente após e em séries de intervalos após a realização do teste	Se existirem suspeitas de que a habilidade de deglutição do paciente é flutuante
5 (1999)	Corante azul	3 a 5 gotas	Pastosa, líquido--pastoso e líquido	1, 2, 3, 4, 5 e 10ml	Através de seringa	90% desinflados 10% inflados	Pacientes que aspiraram: 37,5% ocluídas, 37,5% válvula de fala 25% VM Não descreve o total	Imediatamente após a realização do teste	Não Descreve
8 (2001)	Alimentício azul	3 a 5 gotas	Não foi controlada	Não especifica	Não descreve	A cânula foi removida	Estoma ocluído	Imediatamente após a realização do teste	Não Descreve

10 (2003)	Alimentício azul	6 a 8 gotas	Saliva, secreções, pastosa, líquido-pastoso e líquido	Pastoso, líquido-pastoso e líquido: 5ml cada Secreções: 7 a 10 pinceladas (bário com corante)	Secreções: sobre o arco anterior das fauces e língua Não descreve a oferta das outras consistências	34% ausentes, 60% desinflados e 6% inflados	12% cânula aberta, 64% válvula de fala, 24% cânula ocluída	Imediatamente após a realização do teste	Não Descreve
11 (2003)	Alimentício azul	0,5 ml	Raspas de gelo	45ml	3 colheres das de sopa de 15ml	Desinflados	33,33% VM Não há dados sobre os outros indivíduos	Imediatamente após a terceira colherada e depois de 30 e 60 minutos	3 vezes, com intervalo de no mínimo 1 hora

recomendou a repetição do teste três vezes a cada hora, totalizando a oferta de 1,5ml de corante em 3 horas. Os outros estudos[5,8,10,19] não previram a repetição do teste, ficando restritos à oferta de 5 a 8 gotas do corante.

Em 2003, uma autora[20] discorreu sobre a utilização do corante alimentício azul misturado à dieta enteral, relatando casos em que houve absorção do corante e mortes por sepse. Nesse mesmo artigo, a autora comenta que, para a coloração da bolsa de dieta enteral, são necessários de 5 a 10ml de corante, enquanto para a realização do teste de deglutição são necessárias apenas algumas gotas. Ao ser considerado tal fato, a quantidade de corante ofertada nunca deve ser omitida, não devendo exceder algumas gotas.

QUANTO ÀS CONSISTÊNCIAS TESTADAS

Metade dos estudos analisados avaliou a aspiração de saliva e secreções[1,10,19], incluindo o teste original. Três estudos avaliaram por meio de alimentos[5,10,19], sendo que apenas dois descreveram as consistências[5,10]. Um estudo[8] não controlou o tipo de bolo a ser ofertado.

Sabe-se que a consistência pastosa acarreta, com mais facilidade, estase de alimento em língua, valécula e faringe[21,22]. Dessa forma, é inadequado desconsiderar o tipo de consistência a ser testado, podendo ser esperada aspiração tardia desse alimento e consequentes resultados falso-negativos no teste. Alguns autores[10], entretanto, relataram maior concordância entre o TCA e a videofluoroscopia para alimentos pastosos, sem comprovação com dados estatísticos.

Uma vez que o objetivo inicial do tratamento ao traqueostomizado é dispor de fisiologia que possibilite a alimentação por via oral da maneira mais rápida e segura[23], e não iniciá-la de forma imediata, deve-se ter em mente o momento ideal para a avaliação com alimentos e/ou líquidos corados. Em um primeiro momento, é necessário ter segurança quanto à efetividade do manejamento de saliva e secreções feita pelo paciente, visto que em um estudo[1] foi encontrada 69% de incidência de aspiração dessas consistências. Outro autor[6] descreveu que o momento ideal para a avaliação de alimentos pastosos é após resultado negativo de aspiração no TCA, apresentação de voz clara, possibilidade de manejamento de secreções, tosse forte e padrões respiratórios estáveis. Alguns autores[19] comentaram que a avaliação da habilidade do paciente em manejar suas secreções é sempre realizada antes da avaliação de alimentos e líquidos, sendo que esta não é conduzida se o paciente falha na primeira.

Apenas um estudo utilizou "raspas de gelo" durante o teste[11]. Em indivíduos com atraso do disparo do reflexo de deglutição, incluindo-se os traqueostomizados[6,8,10,16], ocorre aumento do trânsito oral e o gelo pode passar para a fase líquida. Caberá então ao avaliador definir a consistência avaliada: sólidos, líquidos ou secreções.

QUANTO AO TAMANHO DO BOLO

Para a avaliação de saliva e secreções, um estudo[1] previu 4 gotas como suficientes, outros autores[10] consideraram 7 a 10 pinceladas. Na oferta de alimentos, líquidos e raspas de gelo, o tamanho do bolo variou consideravelmente de 1 a 45ml. Dois estudos não especificaram a quantidade ofertada.

Outros autores[5,8] descreveram maior acurácia do teste na presença de grandes quantidades de aspiração, o que pode ser diretamente correlacionado à quantidade de alimento ofertado, não devendo este aspecto ser desconsiderado durante a avaliação.

QUANTO AOS MODOS DE OFERTA

Os três estudos que avaliaram secreções e saliva[1,10,19] concordaram em colocar gotas do corante sobre a língua, sendo que um[10] descreveu também a colocação sobre o arco anterior das fauces.

Apenas dois estudos[5,11] que descreveram a oferta de alimentos e líquidos especificaram o utensílio utilizado. Entretanto, tal fato não interfere na indicação ou na eficácia do teste.

QUANTO ÀS CONDIÇÕES DO *CUFF*

Em apenas um estudo[1] o teste foi realizado com a maior parte dos indivíduos mantendo *cuff* insuflado. Em dois estudos[5,10], o *cuff* esteve desinsuflado ou ausente durante o teste; um estudo[19] não especificou as condições do *cuff* durante a realização do teste; um estudo[11] teve como critério para a realização do teste a desinsuflação do *cuff*, e outro estudo[8], a retirada da cânula de traqueostomia.

Uma pesquisa[24] relata que, na ausência da desinsuflação do *cuff*, o material aspirado pode aderir no topo do *cuff* inflado e não ser detectado. Alguns autores[10] mostraram significância estatística para o aumento da acurácia do teste realizado com o *cuff* desinsuflado. Assim, este aspecto deveria ser respeitado na administração do TCA, reduzindo os resultados errôneos.

Estudo[6] prevê a possibilidade de o paciente suportar a deflação do *cuff* como um dos critérios para o início da avaliação da deglutição do paciente traqueostomizado. Este é outro ponto relevante, haja vista a reflexão sobre a necessidade de um paciente com alterações respiratórias importantes ser exposto à deglutição e possível aspiração de corante.

QUANTO ÀS CONDIÇÕES DE OCLUSÃO

Em relação à oclusão, um aspecto importante a ser considerado é a realização do teste do corante azul em indivíduos em ventilação mecânica, observado em três estudos[1,5,11]. Foi previsto em estudo[6], como critério para o início da avaliação da deglutição no indivíduo traqueostomizado, sua extubação há mais de 24 horas. Deve-se pesar a necessidade de se expor um indivíduo em ventilação mecânica à possibilidade de aspiração, visto que a incidência nesta população é de 43%[25].

Autores[10] compararam o TCA com a videofluoroscopia e não encontraram significância estatística quanto à oclusão ou não da cânula ou ao uso da válvula de fala durante o teste. Entretanto, o avaliador deve ter em mente o que deseja com a avaliação. Se for esperado que o indivíduo faça sua melhor deglutição, então a cânula deveria ser ocluída ou uma válvula de fala deveria ser colocada[3,7].

QUANTO À ASPIRAÇÃO TRAQUEAL

Dos seis estudos analisados, apenas um[1] não concordou na realização da aspiração endotraqueal imediatamente após a realização do teste. Dois estudos[11,19] concordaram quanto à realização da aspiração em intervalos posteriores, sendo o tempo proposto apenas em um deles[11]. Somente um estudo sugeriu aspirar o paciente antes da realização do teste.

Quanto a este aspecto, um autor[26] refere não ser adequado considerar resultados positivos de aspiração quando pequenas quantidades de secreção coradas são aspiradas pela cânula de traqueostomia várias horas após o estímulo, visto que isto pode ser resultado direto do fluxo normal de secreções e da manutenção da umidade de via aérea. Dessa maneira, a realização de aspirações traqueais posteriores somente serão adequadas caso haja a repetição do teste.

QUANTO À REPETIÇÃO DO TESTE

Apenas dois artigos[1,11] descreveram como essencial a realização da repetição do teste. O primeiro descreve que o procedimento deve ser repetido em intervalos de 4 horas, durante até 48 horas. Apesar de tal descrição, nota-se que o tempo de execução do teste não é definido, já que alguns pacientes podem não inteirar 48 horas. Já o segundo define a repetição do teste rigorosamente, três vezes, em intervalos de no mínimo 1 hora.

QUANTO AOS PROFISSIONAIS ENVOLVIDOS

Os profissionais envolvidos na realização do teste do corante azul foram especificados em cinco dos seis artigos selecionados. A tabela 20.2 ilustra os participantes destas pesquisas.

Tabela 20.2 – Profissionais envolvidos na realização do teste do corante azul.

	1 (1973)	19 (1997)	5 (1999)	8 (2001)	10 (2003)	11 (2003)
Profissionais envolvidos	Não especifica	Fono-audiólogo	Fisiatra, fono-audiólogo e fisio-terapeuta	Fono-audiólogo, otorrino e fisiatra	Terapeuta ocupacional e fisio-terapeuta	Fono-audiólogo

O fonoaudiólogo esteve envolvido em quatro dos seis estudos analisados. Um autor[24] coloca que o diagnóstico e o tratamento da disfagia orofaríngea devem ser realizados por terapeuta treinado, tipicamente fonoaudiólogo, conforme ordem do fisiatra. Outros artigos também relatam o fonoaudiólogo como atuante na avaliação à beira do leito dos indivíduos com suspeita de disfagia[6,25-27].

CONSIDERAÇÕES FINAIS

A utilização do corante azul para a avaliação da presença ou ausência de aspiração em indivíduos traqueostomizados tem sido bastante comentada na literatura, porém pouco se descreve sobre os métodos empregados. Entre os estudos que descreveram o TCA, notou-se pouca variabilidade em relação à metodologia empregada, embora não haja consenso entre os autores sobre quais aspectos devem ser primordialmente considerados nesta avaliação.

Fica clara a ausência de pesquisa que demonstre um protocolo de utilização do TCA, com base na literatura disponível, que englobe a descrição de critérios essenciais, como o tipo e a quantidade de corante a ser utilizado, o tamanho do bolo a ser ofertado, o modo de oferta, o momento de realização da aspiração endotraqueal e a necessidade de repetição do procedimento. Além disso, o pesquisador deverá ter em mente o tipo de paciente que ele deseja avaliar com este teste e considerar a exclusão daqueles em que a necessidade de reintrodução da alimentação oral não é prioridade.

REFERÊNCIAS BIBLIOGRÁFICAS

1. Cameron J, Reynolds J, Zuidema G. Aspiration in patients with tracheotomies. Surg Gynecol Obstet. 1973;136:68-70.
2. Spray SB, Zuidema GD, Cameron JL. Aspiration pneumonia. Am J Surg. 1976;131: 701-3.
3. Muz J, Mathog RH, Nelson R, Jones LA Jr. Aspiration in patients with head and neck cancer and tracheostomy. Am J Otolaryngol. 1989;10(4):282-6.
4. DeVita MA, Spierer-Rundback L. Swallowing disorders in patients with prolonged orotracheal intubation or tracheostomy tubes. Crit Care Med. 1990;18(12):1328-30.
5. Brady SL, Hildner CD, Hutchins BF. Simultaneous videofluoroscopic swallow study and modified evans blue dye procedure: an evaluation of blue dye visualization in cases of known aspiration. Dysphagia. 1999;14: 146-49.
6. Goldsmith T. Evaluation and treatment of swallowing disorders following endotracheal intubation and tracheostomy. Inter Anesthesiol Clin. 2000;38(3):219-42.
7. Elpern EH, Okonek MB, Bacon M, Gerstung C, Skrzynski M. Effect of the passy-muir tracheostomy speaking valve on pulmonary aspiration in adults. Heart Lung. 2000;29(4):287-93.
8. Donzelli J, Brady S, Wesling M, Craney M. Simultaneous modified evans blue dye procedure and video nasal endoscopic evaluation of the swallow. Laryngoscope. 2001; 111:1746-50.
9. Workman J, Treole K. Evaluation and management of adult dysphagia and aspiration. Otolaryngol Head Neck Cancer. 2002;10 (6):478-84.
10. O'Neil-Pirozzi TM, Lisiecki DJ, Momose KJ, Connors JJ, Milliner MP. Simultaneous modified barium swallow and blue dye tests: a determination of the accuracy of blue dye test aspiration findings. Dysphagia. 2003;18:32-8.
11. Belafsky PC, Blumenfeld L, LePage A, Nahrstedt K. The accuracy of the modified evan's blue dye test in predicting aspiration. laryngoscope. 2003;113:1969-72.
12. Young PJ, Pakeerathan S, Blunt MC, Subramanya S. A low-volume, low-pressure tracheal tube reduces pulmonary aspiration. Crit Care Med. 2006;(3):632-9.
13. Winklmaier U, Wüst K, Plinkert PK, Wallner F. The accuracy of the modified Evans blue dye test in detecting aspiration in head

and neck cancer patients. Eur Arch Otorhinolaryngol. 2007;264(9):1059-64.

14. Lucangelo U. Effect of positive expiratory pressure and type of tracheal cuff on the incidence of aspiration in mechanically ventilated patients in an intensive care unit. Crit Care Med. 2008;36(2):409-13.
15. Batty S. Communication, swallowing and feeding in the intensive care unit patient. Nurs Crit Care. 2009;14(4):175-9.
16. Shaker R, Milbrath M, Ren J, Campbell B, Toohill R, Hogan W. Deglutitive aspiration in patients with tracheostomy: effect of tracheostomy on the duration of vocal cord closure. Gastroenterology. 1995;108(5):1357-60.
17. Peruzzi WT, Logemann JA, Currie D, Moen SG. Evaluation of a method of beside aspiration assessment in patients with tracheostomies. Chest. 1997;112(3):2S.
18. Thompson-Henry S, Braddock B. The Modified Evan´s blue dye procedure fails to detect aspiration in the tracheostomized patient: five case reports. Dysphagia. 1995;10 (3):172-4.
19. Higgins D, Maclean J. Dysphagia in the patient with tracheostomy: six cases of inappropriate cuff deflation or removal. Heart Lung. 1997;26(3):215-20.
20. Swigert, NB. Blue dye in the evaluation of dysphagia: is it safe? The Asha Leader Online. Março, 2003.
21. Hamlet S et al. Normal adult swallowing of liquid and viscous material: scintigraphic data on bolus transit and oropharyngeal residues. Dysphagia. 1996;11(1):41-7.
22. Bhattacharyya N, Kotz T, Shapiro J. The effect of bolus consistency on dysphagia in unilateral vocal cord paralysis. Otolaryngol Head Neck Surg. 2003;129(6):632-6.
23. Martino R, Pron G, Diamant N. Screening for oropharyngeal dysphagia in stroke: insufficient evidence for guidelines. Dysphagia. 2000;15:19-30.
24. Murray K, Brzozowski LA. Swallowing in patients with tracheotomies. AACN Clinical Issues. 1998;9(3):416-26.
25. Tolep K, Getch CL, Criner GJ. Swallowing dysfunction in patients receiving prolonged mechanical ventilation. Chest. 1996;109(1):167-72.
26. Logemann JA. Evaluation and treatment of swallowing disorders. Austin: TX: Pro-Ed; 1998.
27. Kayser-Jones J, Pengilly K. Dysphagia among nursing home residents. Geriatr Nurs. 1999; 20(2):77-82.

21

Uso de Manobras na Reabilitação Fonoaudiológica de Indivíduos Disfágicos

Irina Claudia Fernandes Alves
Claudia Regina Furquim de Andrade
Suelly Cecilia Olivan Limongi

OBJETIVO

O objetivo deste trabalho é discutir as manobras utilizadas na reabilitação fonoaudiológica de pacientes disfágicos por meio de revisão sistemática de literatura.

FUNDAMENTAÇÃO TEÓRICA

A reabilitação fonoaudiológica na disfagia orofaríngea visa estabilizar o aspecto nutricional e eliminar os riscos de aspiração laringotraqueal e consequentes complicações associadas[1]. Os recursos utilizados, a fim de garantir a nutrição e proteger as vias aéreas, podem incluir tratamentos cirúrgicos[2,3], medicamentosos[4], indicação de vias alternativas de alimentação[5,6] e terapia de reabilitação da deglutição por meio de técnicas e exercícios[1,7].

Diversas manobras são aplicadas no gerenciamento de pacientes com distúrbios de deglutição para uma compensação ou restituição da função prejudicada[8,9]. As manobras facilitadoras e posturais são de grande valia como parte da reabilitação do paciente disfágico. Parte do trabalho de retomada da alimentação por via oral é baseada em manobras que se mostram mais efetivas. É importante ressaltar que, para cada indivíduo, a efetividade de uma manobra está relacionada à seleção da postura compensatória que melhor se ajuste à anatomia e fisiologia do indivíduo[7].

MÉTODO

SELEÇÃO DOS ARTIGOS

Foi feita pesquisa bibliográfica que abrangeu artigos publicados entre 1997 e novembro de 2010. Os limites obedecidos foram: bases de dados PubMed e Medline; busca em endereços eletrônicos pertinentes, como www.asha.org, www.portaldapesquisa.com.br e www.capes.org.br; utilização dos descritores *swallowing disorders* e *dysphagia maneuver*; artigos completos em inglês e português; buscas nas referências dos artigos encontrados; busca em bibliotecas brasileiras; pesquisas realizadas em seres humanos, adultos. Foram excluídos da pesquisa bibliográfica: editoriais, revisões, cartas, artigos que apenas citavam o objeto de busca.

No total foram revisados 94 artigos, sendo excluídos 68 por não estarem relacionados ao objetivo deste trabalho. Dos 26 artigos restantes, 9 não dispunham de acesso do artigo na íntegra. Portanto, 17 artigos encaixaram-se nos critérios metodológicos deste trabalho e estão esquematizados na Figura 21.1.

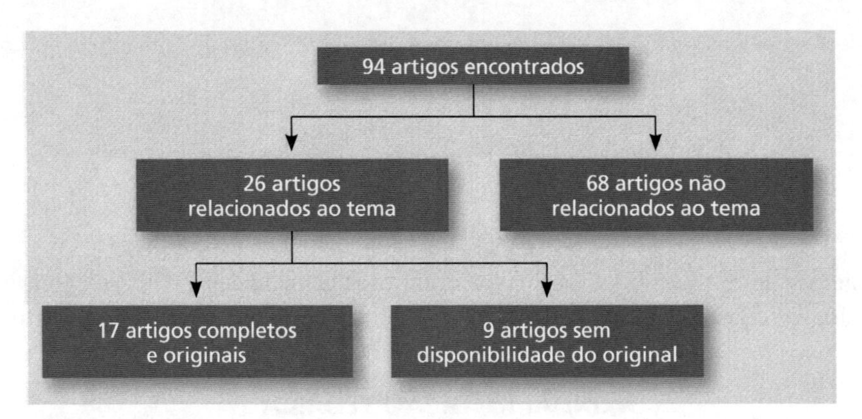

Figura 21.1 – Seleção dos artigos científicos para revisão de literatura.

RESULTADOS E DISCUSSÃO

Após a seleção dos artigos, foram construídos dois quadros, para expor os achados, em que foram descritas as seguintes variáveis: objetivos dos estudos, manobras testadas, características dos sujeitos, faixa etária, método de avaliação da disfagia, parâmetros da avaliação da manobra, consistência utilizada, quantidade de bolo, resultados encontrados. Os quadros estão organizados de maneira a apresentarem os estudos dos quais participaram indivíduos com doenças com a presença de disfagia (Quadro 21.1) e indivíduos saudáveis (Quadro 21.2).

Com relação às variáveis, consideraram-se manobras testadas as técnicas posturais e facilitadoras que visassem redirecionar e melhorar a deglutição, evitando que ocorressem episódios de penetração e aspiração traqueal; sujeitos e

Quadro 21.1 – **Descrição dos artigos com indivíduos com disfagia**

Artigo	Objetivo	Manobras testadas	Indivíduos	Faixa etária	Método de avaliação da disfagia	Parâmetros de avaliação da manobra	Consistência utilizada	Quantidade do bolo	Resultados
1997[10]	Avaliar a eficiência da manobra	Super-supraglótica	Câncer de cabeça e pescoço irradiados (N = 9)	Adultos	Não relata	Video fluoroscopia	Líquido	1 e 3ml com e sem manobra	A manobra melhorou a atividade biomecânica da deglutição
2001[11]	Relatar a experiência da manobra em pacientes esofagectomizados	Cabeça fletida	Esôfago gectomizados (N = 26)	Adultos	Não relata	Video fluoroscopia	Líquido, pastoso e sólido	5ml de líquido e pastoso e ¼ de bolacha	A manobra de cabeça fletida eliminou a aspiração na grande maioria dos sujeitos
2002[12]	Descrever os efeitos das manobras de deglutição no sistema cardiovascular	Supraglótica e super-supraglótica	Cardiopatas (N = 23)	Adultos e idosos	Video fluoroscopia	Eletrocardiograma	Líquido ou líquido néctar	Goles livres	As manobras testadas causam arritmias aos pacientes cardíacos e devem ser evitadas
2002[13]	Avaliar a pressão do bolo na faringe durante as manobras	Supraglótica, deglutição com esforço e cabeça fletida	Disfunção faríngea (N = 8)	Adultos e idosos	Avaliação clínica	Videorradiografia e videomanometria	Líquido	10ml	As manobras não alteraram a amplitude e duração da pressão do bolo na faringe

Quadro 21.1 – **Continuação.**

Artigo	Objetivo	Manobras testadas	Indivíduos	Faixa etária	Método de avaliação da disfagia	Parâmetros de avaliação da manobra	Consistência utilizada	Quantidade do bolo	Resultados
2008[14]	Avaliar a eficiência da manobra de deglutição com esforço	Deglutição com esforço	Doença de Parkinson (N = 4)	Idosos	Avaliação clínica	*Biofeedback*	Líquido, pastoso e sólido	Livre	O uso de *biofeedback* tem aplicação importante na reabilitação por meio da deglutição com esforço
2009[15]	Avaliar a sensibilidade e especificidade da manobra em intervenção à beira de leito	Cabeça fletida	Infarto agudo (N = 15)	Adultos	Avaliação clínica	Videofluoroscopia	Líquido, pastoso e sólido	1ml de líquido e pastoso e ¼ de bolacha	Há diferença entre a efetividade da manobra a beira de leito e durante o exame videofluoroscópico

Quadro 21.2 – **Descrição dos artigos com indivíduos saudáveis.**

Artigo	Objetivo	Manobras testadas	Indivíduos saudáveis	Faixa etária	Parâmetros de avaliação da manobra	Consistência utilizada	Quantidade do bolo	Resultados
1997[16]	Avaliar a aplicação com ultrassonografia da movimentação da faringe na deglutição	Supraglótica, supersupraglótica e manobra de Mendelson	N = 5	Adultos	Ultrassonografia	Pastoso	5 e 10ml	O ultrassom é um método simples e não invasivo que pode ser utilizado para o direcionamento da terapia
1999[17]	Caracterização das manobras no exame videomanométrico	Supersupraglótica, deglutição com esforço e cabeça fletida	N = 8	Adultos	Videorradiografia e videomanometria	Líquido	10ml	Na supersupraglótica não houve diferença na deglutição do grupo controle, na deglutição com esforço tem-se elevação significativa do osso hioide e laringe, na cabeça fletida tem-se redução da distância laringo-hióidea
2001[18]	Avaliar os efeitos da deglutição com esforço em indivíduos de meia-idade e idosos	Deglutição com esforço	N = 64	Adultos e idosos	Videofluoroscopia	Líquido	3ml com e sem manobra	Não houve diferença quanto à idade, a manobra mostrou melhorar a biomecânica da deglutição e o fluxo do bolo
2002[19]	Comparar a atividade muscular na deglutição normal e com a manobra por meio de eletromiografia e eletroglotografia	Manobra de Mendelson	N = 20	Adultos	Eletromiografia e eletroglotografia	Líquido	5ml, em um total de 20 deglutições com e sem manobra	O grupo submentual foi o único que mostrou diferença com a manobra de Mendelson e a atividade deste grupo é precedida pela elevação laríngea

Quadro 21.2 – **Continuação.**

Artigo	Objetivo	Manobras testadas	Indivíduos saudáveis	Faixa etária	Parâmetros de avaliação da manobra	Consistência utilizada	Quantidade do bolo	Resultados
2004[20]	Determinar o efeito de três diferentes técnicas de apneia para completar com sucesso as manobras para disfagia	Apneia sem esforço, apneia pós-inspiração, apneia com esforço	N = 150	Adultos	Nasoendoscopia	Não se aplica	Não se aplica	A apneia com esforço foi a mais efetiva para o fechamento glótico completo, e a menos eficiente, a apneia pós-inspiração
2005[21]	Avaliar a influência de duas manobras na superfície supra-hióidea	Deglutição com esforço	N = 22	Adultos	Eletromiografia e pessão da faringe	Saliva	Não se aplica	Há uma diferença significativa no aumento da pressão durante a deglutição com esforço, comparada à deglutição normal
2006[22]	Avaliar os efeitos manométricos de três diferentes manobras em indivíduos saudáveis	Supraglótica, supersupragótica e manobra de Mendelson	N = 10	Adultos	Videomanometria	Líquido	10ml com cada manobra	Não há diferença entre a duração do relaxamento entre nenhuma das três manobras em relação à deglutição normal. Na manobra de Mendelson a contração faríngea é aumentada
2007[23]	Avaliar a influência da deglutição com esforço quanto ao tempo de geração de pressão na boca (região anterior *vs.* posterior)	Deglutição com esforço	N = 20	Adultos	Eletromiografia de superfície	Saliva	Não se aplica	A pressão anterior (língua em palato) favorece a pressão posterior (músculos da faringe) e facilita a velocidade na direção do bolo para e através da faringe

2008[24]	Avaliar o efeito da manobra por meio de medidas manométricas da faringe	Deglutição com esforço	N = 40	Adultos	Cateter manométrico	Saliva e líquido	Não relata	O efeito da deglutição com esforço na faringe não é alterada pelo tipo de bolo
2009[25]	Determinar se a deglutição com esforço de saliva pode ser diferenciada da deglutição habitual e sem esforço	Deglutição com esforço	N = 27	Adultos	Transdutor de força	Saliva	Não se aplica	Os picos de força foram maiores na deglutição com esforço do que na sem esforço
2009[26]	Verificar o efeito da aplicação de pressão no cricoide como manobra alternativa para a rotação de cabeça	Pressão lateral no cricoide e rotação de cabeça	N = 12	Adultos	Videofluoroscopia	Líquido	3ml	A pressão lateral no cricoide dá resultados similares ao uso da rotação de cabeça

faixa etária correspondem às características de presença ou não de doença e sua classificação, bem como o total de participantes e sua idade; método de avaliação da disfagia e parâmetros de avaliação da manobra elucidam os critérios para identificar a presença de alteração na deglutição e para avaliar/caracterizar as manobras utilizadas.

QUANTO AOS OBJETIVOS

Dentre os estudos realizados com pacientes disfágicos (n = 6), encontrou-se que 65% visavam caracterizar a experiência de manobras em populações com alterações específicas; 33%, avaliar a eficácia da manobra; 16%, avaliar a sensibilidade da manobra à beira do leito; e 16%, avaliar os efeitos da manobra na fisiologia da deglutição.

Todos os artigos que utilizaram sujeitos saudáveis (n = 11) tiveram como objetivo caracterizar as mudanças fisiológicas na deglutição provocadas durante a utilização das manobras.

QUANTO ÀS MANOBRAS TESTADAS

Para os indivíduos com alteração da deglutição, os artigos apontaram o uso de manobras como cabeça fletida (50%), de supersupraglótica (33%), de supraglótica (16%) e de deglutição com esforço (33%).

Entre os estudos com indivíduos saudáveis, as manobras utilizadas com maior frequência foram deglutição com esforço (54%), seguida de supersupraglótica (27%), Mendelsohn (27%), supraglótica (18%), cabeça fletida (9%), apneia (9%) e pressão lateral no cricoide (9%).

QUANTO AOS SUJEITOS

O número de sujeitos nos artigos com indivíduos normais variou de 5 a 150, no total. Nas pesquisas com indivíduos disfágicos, o número de sujeitos variou de 4 a 26 e foi observada distribuição por igual (16%) entre as doenças estudadas: câncer de cabeça e pescoço, cardiopatas, esofagectomizados, disfunção faríngea, infarto agudo do miocárdio e doença de Parkinson.

QUANTO À FAIXA ETÁRIA

Todos os estudos realizados com indivíduos disfágicos utilizaram indivíduos adultos e idosos em sua casuística. Entre os artigos com indivíduos saudáveis, apenas 9% analisaram idosos, sendo o restante realizado com adultos. Nenhuma das pesquisas encontradas na revisão utilizou crianças como sujeitos.

QUANTO AO MÉTODO DE AVALIAÇÃO DA DISFAGIA

Nos estudos com pacientes disfágicos, o diagnóstico de disfagia foi realizado por meio de videodeglutograma (16%) e avaliação clínica (33%). Os demais estudos não relataram a metodologia empregada para a obtenção desse diagnóstico.

QUANTO AOS PARÂMETROS DE AVALIAÇÃO DA MANOBRA

Os estudos com indivíduos disfágicos utilizaram os seguintes exames para avaliar os efeitos das manobras de deglutição: videodeglutograma (50%), eletrocardiograma (16%), videodeglutograma associado à manometria (16%) e avaliação clínica associada à eletromiografia de superfície (16%). Os artigos com indivíduos saudáveis utilizaram diversos métodos de avaliação: ultrassonografia, videodeglutograma associado à manometria, videodeglutograma, eletromiografia e eletroglotografia, eletromiografia e nasofibroscopia, manometria.

QUANTO À CONSISTÊNCIA E À QUANTIDADE DO BOLO

Em relação à quantidade do bolo alimentar oferecido, a variabilidade mostrou-se grande, desde pequenos volumes como 3ml até goles livres, considerando-se os dois tipos de população estudados. Quando à consistência, 50% dos estudos com indivíduos disfágicos utilizaram a consistência líquida, e 50%, as três consistências. Entre os estudos com indivíduos saudáveis, 45% utilizaram líquido; 27%, saliva; 9%, saliva e líquido; e 9%, pastoso. Um artigo não relatou a consistência utilizada em sua metodologia.

Nesta revisão de literatura foi possível observar que a maioria das pesquisas apresentadas compara a eficácia de duas manobras[16,17,20,22,26], ou uma mesma manobra avaliada por métodos diferentes[17,19,21,23,]. É o que os estudos realizados com indivíduos saudáveis apontam e, dessa forma, sinalizam a busca de maior eficiência na utilização dessas manobras, cujo objetivo final visa à intervenção terapêutica com indivíduos que apresentam alterações de deglutição.

Uma possível explicação para tal observação pode estar relacionada com o fato de que o estudo com pacientes disfágicos torna-se dificultado e merecedor de cuidados, uma vez que, devido ao risco iminente de aspiração traqueal, a intervenção deve ser imediata e específica para cada indivíduo[1,5,6,27]. Por outro lado, há a discussão[27] de que as evidências encontradas para o perfil com indivíduos saudáveis nem sempre permitem avaliar aspectos importantes na execução em pacientes com alterações, como, por exemplo, seu efeito nos sistemas neurológico e respiratório[27].

Os trabalhos relacionados a pesquisas com alterações de deglutição tiveram como foco populações específicas[10-15], cuja justificativa aponta para o fato de que as doenças de base teriam implicações diretas na avaliação e no tratamento da disfagia. Assim, nos pacientes com câncer de cabeça e pescoço[10], por exemplo, a investigação e a predição dos efeitos das posturas compensatórias e manobras facilitadoras deveriam considerar a utilização de diferentes combinações de tratamentos, que podem incluir a quimioterapia, a radioterapia e a intervenção cirúrgica. Para casos que envolvem alterações anatômicas do sistema digestório[11], as mudanças fisiológicas/funcionais têm que ser consideradas, assim como questões relacionadas ao envolvimento neurológico, como acontece na doença de Parkinson[14].

A variabilidade metodológica encontrada nos estudos, o que acarretaria evidências inconclusivas, é um fator mencionado na literatura[27] e que merece atenção e análise cuidadosa ao se considerar a utilização de manobras facilitadoras para a realização da função da deglutição. Nas pesquisas analisadas, tanto as realizadas com indivíduos saudáveis quanto àqueles com alterações de deglutição, esse fato pode ser facilmente identificado. O número de indivíduos variou desde 4[14] até 26[11], para os estudos com doenças, e entre 5[16] e 150[20], para pesquisas com indivíduos saudáveis.

Essa variabilidade é válida, também, para a questão da consistência e da quantidade do alimento que serão utilizadas nas avaliações e exames. Com indivíduos saudáveis, a maior parte das pesquisas utilizou líquidos[17-19,22,26]. Outras fizeram uso da própria saliva dos indivíduos[21,23,25], enquanto as demais dividiram-se entre a utilização combinada de líquido e saliva[24] e pastoso[16]. Nas pesquisas com indivíduos disfágicos, foram encontradas três que utilizaram somente líquido[10,12,13] e, mesmo assim, uma delas fez uso, também, de néctar, isto é, líquido com maior espessamento[12]. As demais[11,14,15] realizaram os exames com os três tipos de consistências: líquido, pastoso e sólido. Tal diferença na abordagem das consistências entre os dois tipos de população estudados permite verificar a atenção dada à questão da identificação das alterações encontradas e da busca pela melhor estratégia de intervenção terapêutica quando se trata do indivíduo disfágico, cujo objetivo maior é a implantação e adequação da alimentação por via oral, o que perpassa por diferentes tipos de consistências[7,8,27].

Com relação ao relato da determinação do diagnóstico de disfagia nos pacientes estudados, foi encontrada essa mesma variabilidade. Em alguns dos estudos, esses dados não são encontrados[10,11], ou então o diagnóstico é dado por meio de avaliação clínica, sem que sejam fornecidos detalhes de sua realização[13-15]. A falta de tais informações é de extrema importância, pois somente a partir de uma avaliação eficaz é possível determinar a melhor técnica terapêutica a ser aplicada ao paciente[7,8,27].

Ao se considerar o uso de manobras para favorecer e efetivar a adequação da função de deglutição em pacientes adultos, a literatura investigada apontou a realização de exames objetivos como meio de comprovação de sua eficácia. Entre os exames citados, a preferência foi mostrada, tanto nos estudos com indivíduos saudáveis quanto com pacientes disfágicos, por aqueles que utilizam imagens dinâmicas e que permitem a avaliação do trânsito do bolo até o esôfago, como a videofluoroscopia[10,15,18,26] e a videomanometria associada ou não à videorradiografia[13,17,22]. Nesses últimos casos, a importância da imagem também fica ressaltada mesmo que o objeto do estudo seja a verificação da pressão do bolo exercida na fase faríngea, em geral avaliada por meio de exames manométricos tradicionais. Em estudos, cujos objetivos foram avaliação da força/pressão muscular ou atividade muscular[19,21,23], os parâmetros foram determinados por meio da realização da eletromiografia de superfície.

A realização de avaliação clínica da deglutição e seus desvios foi considerada, nos estudos analisados[13-15], para a determinação do diagnóstico. Nesse sentido, ressalta-se que, na prática clínica diária, nesse caso, a referência é a realidade dos serviços públicos de saúde em nosso país, e sabe-se que o acesso a esses exames muitas vezes é limitado. Nessa situação, frequentemente, a indicação e o trabalho para instalação e realização da alimentação por via oral são iniciados por meio de parâmetros clínicos. Dessa forma, a importância de pesquisas, como as analisadas, reside no fato de fornecerem descrições e parâmetros cujo objetivo é nortear a prática clínica e favorecer a realização de procedimentos confiáveis.

CONSIDERAÇÕES FINAIS

A leitura e a análise dos textos que compuseram esta revisão bibliográfica fornecem uma visão ampla ao abranger os últimos 13 anos de pesquisas que envolveram a utilização de manobras para o favorecimento e efetivação da função de deglutição. Pode-se observar que, apesar da proposição de diferentes manobras, principalmente sugeridas em textos com caráter didático como tratados, livros e manuais, não há indicação de dados ou parâmetros que norteiem sua utilização com vistas a determinadas doenças, populações ou uniformização de meios e métodos de utilização. Essa área segue como uma que muito se favorece e que ainda necessita de estudos controlados.

REFERÊNCIAS BIBLIOGRÁFICAS

1. De Pippo KL, Holas MA, Reding MJ, Mandel FS, Lesser ML. Dysphagia therapy following stroke: a controlled trial. Neurology. 1994;44(9):1655-60.
2. De M, Adair R, Golchin K, Cinnamond MJ. Outcomes of submandibular duct relocation: a 15 year experience. J Laryngol Otol. 2003;117(10):821-3.
3. Takamizawa S, Tsugawa C, Nishijima E, Muraji T, Satoh S. Laryngotracheal separation for intractable aspiration pneumonia in neurologically impaired children: experience with 11 cases. J Pediatr Surg. 2003; 38(6):975-7.
4. Ellies M, Gottstein U, Rohrbach-Volland S, Arglebe C, Laskawi R. Reduction of salivary flow with botulinum toxin: extended report on 33 patients with drooling, salivary fistulas, and sialadenitis. Laryngoscope. 2004;114:1856-60.
5. Hill M, Hughes T, Milford C. Treatment for swallowing difficulties (dysphagia) in chronic muscle disease. Cochrane Database of Systematic Rev. 2004;(2). art. n. CD004303.
6. Nguyen NP, Moltz CC, Frank C, Vos P, Smith HJ, Nguyen PD, et al. Impact of swallowing therapy on aspiration rate following treatment for locally advanced head and neck cancer. Oral Oncol. 2007;43(4): 352-7.
7. Logemann JA. Manual for the videofluorographic study of swallowing. 2nd ed. Austin: Pro-Ed; 1993. 170p.
8. Logemann JA. Evaluation and treatment of swallowing disorders. 2nd ed. San Diego: College-Hill Pr; 1983. 406p.
9. Fujiu M, Logemann JA. Effects of tongue holding maneuver on posterior pharyngeal wall movement during deglutition. Am J Speech Lang Pathol. 1996;5:23-30.
10. Logemann JA, Pauloski BR, Rademaker AW, Colangelo LA. Super- supraglottic swallow in irradiated head and neck cancer patients. Head Neck. 1997;19:535-40.
11. Lewin JS, Hebert TM, Putnam JB, DuBrow RA. Experience with the chin tuck maneuver in postesophagectomy aspirators. Dysphagia. 2001;16:216-9.
12. Chaudhuri G, Hildner CD, Brady S, Hutch-

ins B, Alida N, Abadilla E. Cardivascular effects of the supraglottic and super-supraglotic swallowing maneuvers in stroke patients with dysphagia. Dysphagia. 2002;17: 19-23.

13. Bülow M, Olsson R, Ekberg O. Supraglottic swallow, effortful swallow, and chin tuck did not alter hypopharyngeal intrabolus pressure in patients with pharyngeal dysfunction. Dysphagia. 2002;17:197-201.
14. Felix VN, Corrêa SMA, Soares RJ. A therapeutic maneuver for oropharyngeal in patients with Parkinson's disease. Clinics. 2008; 63(5):661-6.
15. Baylow HE, Goldfarb R, Taveira CH, Steinberg RS. Accuracy of clinical judgment of the chin-down posture for dysphagia during the clinical/bedside assessment as corroborated by videofluoroscopy in adults with acute stroke. Dysphagia. 2009;20:15-31.
16. Miller JL, Watkin KL. Lateral pharyngeal wall motion during swallowing using real time ultrasound. Dysphagia. 1997;12:125-32.
17. Bülow M, Olsson R, Ekberg O. Videomanometric analysis of supraglottic swallow, effortful swallow, and chin tuck in healthy volunteers. Dysphagia. 1999;14:67-72.
18. Hind JA, Nicosia MA, Roecker EB, Carnes ML. Comparison of effortful and noneffortful swallows in healthy middle-aged and older adults. Arch Phys Med Rehabil. 2001;82:1661-5.
19. Ding R, Larson CR, Logemann JA, Rademaker AW. Surface electromyographic and electroglottographic studies in normal subjects under two swallow conditions: normal and during the Mendelsohn maneuver. Dysphagia. 2002;17:1-12.
20. Donzelli J, Brady S. The effects of breath-holding on vocal fold adduction implications for safe swallowing. Arch Otolaryngol Head Neck Surg. 2004;130:208-10.
21. Huckabee M, Butler SG, Barclay M, Jit S. Submental surface electromyographic measurement and pharyngeal pressures during normal and effortful swallowing. Arch Phys Med Rehabil. 2005;86:2144-9.
22. Bóden K, Hallgren A, Hedström HW. Effects of three different swallow maneuvers analyzed by videomanometry. Acta Radiol. 2006;47(7):628-33.
23. Steele CM, Huckabee ML. The influence of orolingual pressure on the timing of pharyngeal pressure events. Dysphagia. 2007;22: 30-6.
24. Witte U, Huckabee M, Doeltgen SH, Gumbley F, Robb M.The effect of effortful swallow on pharyngeal manometric measurements during saliva and water swallowing in healthy participants. Arch Phys Med Rehabil. 2008;89:822-8.
25. Coulas VL, Smith RC, Qadri SS, Martin RE. Differentiating effortful and noneffortful swallowing with a neck force transducer: implications for the development of a clinical feedback system. Dysphagia. 2009; 24:7-12.
26. Inokuchi N, Tohara H, Uematsu H. The effect of lateral shift of cricoid cartilage on pharyngeal swallowing. Dysphagia. 2009; 24:369-77.
27. Wheeler-Hegland K, Ashford John, Frymark T, McCabe D, Mullen R, Musson N, Hammond CS, Schooling T. Evidence-based systematic review: Oropharyngeal dysphagia behavioral treatments. Part II – Impact of dysphagia treatment on normal swallow function. J Rehabil Res Dev. 2009; 46(2):185-94.

22

Válvula de Fala em Pacientes Traqueostomizados: Benefícios para a Comunicação e Deglutição

Laura Davison Mangilli
Claudia Regina Furquim de Andrade
Suelly Cecilia Olivan Limongi

OBJETIVO

O objetivo deste estudo é analisar a literatura atual relacionada ao uso da válvula de fala em pacientes traqueostomizados, buscando discorrer sobre aspectos que possam melhor esclarecer a utilização deste equipamento. Os aspectos elencados foram: opções de válvulas de fala, pacientes que podem beneficiar-se com o uso da válvula de fala, tolerância para o uso da válvula de fala, benefícios do uso da válvula de fala na comunicação oral, benefícios do uso da válvula de fala na deglutição, demais benefícios do uso da válvula de fala que não se aplicam à comunicação oral e/ou deglutição.

FUNDAMENTAÇÃO TEÓRICA

A presença da cânula de traqueostomia diminui a habilidade do paciente de se comunicar efetivamente[1-5], comprometendo de forma direta a comunicação oral. A traqueostomia direciona a passagem do ar para a traqueia e interrompe o fluxo pela laringe, limitando a fala[1,3,4,6,7].

Alterações na fisiologia do sistema estomatognático também estão relacionadas ao uso da traqueostomia[6-8], sendo destacadas a ausência da umidificação e filtragem natural do ar inspirado; a perda do olfato, do paladar e da capacidade de deglutir[6,7,9]; a redução da elevação laríngea; a incoordenação do fechamento glótico; a atrofia da musculatura de deglutição por desuso; e a redução do reflexo da tosse por diminuição da pressão subglótica[7-10].

As alterações na deglutição aumentam o risco de aspiração pulmonar e, consequentemente, o risco de problemas pulmonares[7,10,11]. Na literatura, encontra-se que a frequência de aspiração pulmonar em pacientes traqueostomizados pode variar de 15 a 87%[12].

O uso da válvula de fala proporciona aos pacientes traqueostomizados a possibilidade de comunicação sem a necessidade da oclusão da cânula de traqueostomia com os dedos, do uso da escrita, de gestos ou de equipamentos eletrônicos[1-7,13,14]. A válvula de fala é uma válvula unidirecional que se fecha durante a expiração, o que causa o direcionamento do ar para a laringe, boca e cavidade nasal, possibilitando a fala[1,13]. Em adição a esse benefício primário, alguns outros benefícios podem ser verificados, como redução de secreções, aumento da oxigenação do sangue arterial e aumento da olfação[1,7-9,11,15].

MÉTODO

Fizeram parte do estudo artigos indexados, publicados no período de janeiro de 1999 a março de 2011, selecionados por meio de busca estruturada em bancos de dados internacionais Lilacs e Medline. A busca foi realizada por meio das palavras-chaves *válvula de fala* e *speaking valve*. No banco de dados Lilacs não foram determinados limites; e no banco de dados Medline foram definidos como limites artigos realizados em seres humanos, escritos em inglês, francês, italiano ou espanhol. Não foi localizado nenhum artigo no banco de dados Lilacs. No Medline, foi possível localizar 35 artigos. Os estudos foram lidos e selecionados conforme os critérios de inclusão e exclusão.

CRITÉRIOS DE INCLUSÃO

Estudos que se aplicavam ao uso da válvula de fala em pacientes traqueostomizados, de qualquer faixa etária, podendo ser momentanea ou definitivamente dependentes ou não de oxigenação e/ou ventilação mecânica.

CRITÉRIOS DE EXCLUSÃO

Estudos que se relacionavam a válvulas para a fala associados a outras doenças (por exemplo, laringectomizados totais, pacientes com estenose faringoesofágica); uso de válvulas localizadas em qualquer outra região do corpo; ou estudos relacionados à fala/voz que não incluíssem a utilização de válvulas de fala.

Dos 35 artigos selecionados, somente 11 foram considerados para o estudo por satisfazerem os critérios de inclusão e estarem disponíveis na íntegra pelo acesso via internet, conforme descrito na figura 22.1.

Os artigos que se enquadravam aos critérios de inclusão e se encontravam disponíveis foram divididos de acordo com os tópicos sugeridos no objetivo do estudo.

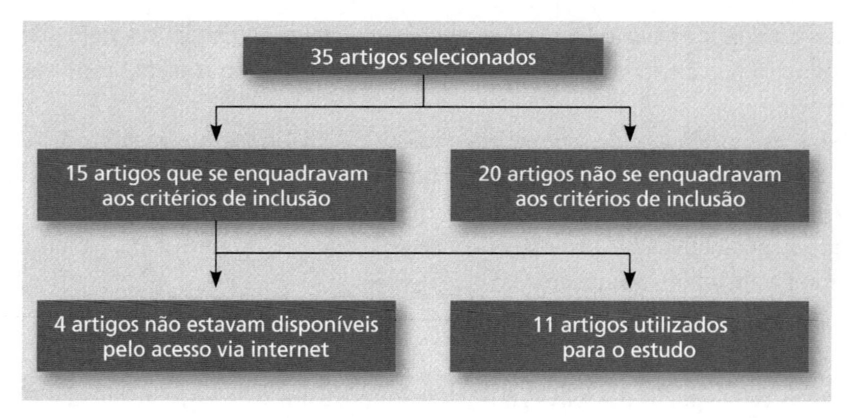

Figura 22.1 – Fluxograma da seleção dos artigos científicos para revisão de literatura.

Em cada um dos artigos foi realizada a identificação e o julgamento dos itens objetivados no estudo, subtraindo os tópicos com maior grau de confiabilidade dentro dos estudos analisados, na tentativa de agregar o máximo conhecimento sobre a utilização da válvula de fala junto a este grupo de pacientes e proporcionar um conhecimento dessa técnica auxiliar de reabilitação que ainda é pouco utilizada no Brasil.

RESULTADO E DISCUSSÃO

OPÇÕES DE VÁLVULAS DE FALA DISPONÍVEIS NO MERCADO

Uma variedade de válvulas de fala é descrita na literatura e estão disponíveis no mercado. As que mais se destacam são a válvula *Passy-Muir* (Passy-Muir Inc), a *Shiley Phonate valve* (Mallinckrodt Medical), a *Montgomery speaking valve* (Boston Medical Products) e a *Kistner speaking valve* (Pilling-Rusch Corp), que são válvulas com mecanismo de fechamento por *flap*, e a *Olympic speaking valve* (Olympic Medical Corp), válvula com mecanismo de fechamento por disco. A válvula Passy-Muir é considerada válvula fechada, ou seja, permanece fechada o tempo todo, só abrindo durante a inspiração. As demais válvulas são consideradas abertas, só se fechando durante a expiração[6].

Foi realizado um estudo que descreveu um tipo de válvula de fala unidirecional, com mecanismo de fechamento por meio de uma "esfera". A conclusão foi que esse tipo de válvula apresentou menor resistência e deslizamento mais eficiente para o fechamento do que o mecanismo de *flap* ou de disco.

PACIENTES QUE PODEM BENEFICIAR-SE DA VÁLVULA DE FALA

Qualquer paciente que faça uso de cânula de traqueostomia pode beneficiar-se com o uso da válvula de fala: pacientes com indicação de traqueostomia por períodos curtos, por períodos longos, bebês ou crianças; pacientes dependentes de ventilação mecânica e/ou oxigênio ou em condições de respirar espontaneamente[2-5,13].

Existem evidências de que bebês e crianças traqueostomizados por longo tempo podem apresentar dificuldades na aquisição da linguagem expressiva quanto a fonação, qualidade vocal e articulação da fala[3,4,13]. Estudos comprovam que a possibilidade da utilização de válvulas de fala em bebês e crianças aumenta a habilidade comunicativa[3,4].

TOLERÂNCIA PARA O USO DA VÁLVULA

Em estudo retrospectivo[3] com crianças traqueostomizadas que usaram válvula de fala foi comprovado que 83% delas apresentaram tolerância ao uso da válvula, e que em todos esses casos foi conseguida fonação satisfatória. No final do estudo foi apontado que um plano detalhado dos critérios de seleção e dos procedimentos de uso da válvula deve ser desenvolvido, para que a equipe médica, pacientes e familiares estejam instruídos sobre os procedimentos e precauções para o seu uso diário.

Outro estudo retrospectivo[13] com crianças que utilizaram válvulas de fala apontou que é extremamente importante a realização da avaliação da pressão expiratória final positiva (PEEP) para que a utilização da válvula de fala seja eficiente. Encontrou-se que a PEEP das crianças que apresentaram intolerância ao uso da válvula foi significantemente maior do que as que apresentaram tolerância. Dessa forma, foi indicado que, para uma boa adaptação da válvula de fala, as crianças devem apresentar PEEP com valores de até $6cmH_2O$. Alguns autores[5] também discorreram sobre a necessidade de PEEP adequada, alegando que níveis baixos de PEEP são efetivos para o uso da válvula *Passy-Muir*, o que reduziria o risco de hiperinflação pulmonar decorrente do uso de ventiladores mecânicos.

A necessidade de determinação de níveis específicos de PEEP para a utilização da válvula de fala foi apontada em pesquisa[16] , cuja conclusão mostrou que, para adultos, a fala produzida com a PEEP de $15cmH_2O$ foi a melhor produção associada ao uso da válvula de fala.

BENEFÍCIOS DO USO DA VÁLVULA DE FALA NA COMUNICAÇÃO ORAL

O benefício primário do uso da válvula de fala é a restauração da voz/fala[3]. A cânula de traqueostomia interrompe a passagem do ar pela laringe, direciona-o para a traqueia[6,11] e relaciona-se a diversas alterações na fisiologia do sistema estomatognático[5,6].

As válvulas de fala são geralmente unidirecionais, o que permite a entrada de ar na inspiração e, durante a expiração, direcionam o ar para a laringe, boca e cavidade nasal[1,13], possibilitando a fala, sem a necessidade de oclusão do tubo de traqueostomia[11], inclusive em pacientes dependentes de ventilação mecânica[17].

Pesquisadores[3,4] acreditam que a presença da traqueostomia em bebês e crianças e a subsequente diminuição da vocalização prejudicam o desenvolvimento da fala e das formas iniciais de comunicação (balbucio e choro), o que acarretaria alterações no comportamento da linguagem expressiva, incluindo a fonação, a qualidade vocal e a articulação da fala. Dessa forma, corroboram estudos anteriores que comprovaram o aumento da habilidade comunicativa em pacientes traqueostomizados com associação do uso de válvulas de fala.

A habilidade de fala acarreta importante aumento da qualidade de vida nos pacientes traqueostomizados[2,4,5,16].

BENEFÍCIOS DO USO DA VÁLVULA DE FALA NA DEGLUTIÇÃO

Algumas investigações sugerem a associação da presença da traqueostomia e o aumento do risco de aspiração[15]. Acredita-se que a diminuição da elevação anterior da laringe pela fixação da traqueia e pela presença do *cuff* insuflado, a compressão do esôfago criada pela presença do *cuff* insuflado, a diminuição do reflexo de fechamento das pregas vocais devido à diminuição do fluxo de ar que passa por esta estrutura e a redução da pressão subglótica podem ser algumas das possibilidades desse aumento de risco[6,9].

Estudos apontam que o desinsuflar do *cuff* favorece a deglutição e que a oclusão da traqueostomia também auxilia essa função. Defende-se que a presença da válvula de fala promove a restauração da pressão de ar subglótica e o aumento das sensações faríngeas, facilitando a deglutição e reduzindo o risco de aspiração[2,9,11,15].

Estudo[15] realizado com pacientes traqueostomizados que apresentavam câncer de cabeça e pescoço não constatou diminuição da aspiração de alimentos pastosos e líquidos com o uso da válvula de fala. Verificaram-se benefícios significativos aos aspectos comunicativos e gerais (denominados de não relacionados à deglutição) e diminuição da quantidade de alimento aspirado, mas não do número de ocorrência das aspirações.

Em outro estudo[11] constatou-se que a aspiração de alimentos líquidos foi significativamente menos frequente em pacientes que usavam válvula de fala *Passy-Muir*, quando comparados aos que não usavam. Concluiu-se que a oclusão do tubo de traqueostomia com a válvula pôde reduzir, apesar de não eliminar, a ocorrência de aspiração.

Autores[9] realizaram um estudo com pacientes traqueostomizados, para verificar a incidência de aspiração com alimentos líquidos em pacientes com o *cuff* insuflado, com o *cuff* desinsuflado e em uso da válvula de fala. Não encontraram diferença significativa em relação ao risco de aspiração quando compararam pacientes com o *cuff* insuflado e desinsuflado. No entanto, a presença da válvula de fala reduziu significativamente os episódios de penetração/aspiração para alimentos líquidos, o que corroborou pesquisa anteriormente realizada[11]. Foi apontada a necessidade de replicação dessa pesquisa com a utilização de consistências alimentares variadas, para a verificação da manutenção deste resultado.

DEMAIS BENEFÍCIOS DO USO DA VÁLVULA DE FALA QUE NÃO SE APLICAM À COMUNICAÇÃO ORAL NEM À DEGLUTIÇÃO

A análise dos estudos selecionados permitiu verificar alguns benefícios que não se relacionavam diretamente às questões de fala e deglutição, sendo estes:

- Retorno da pressão subglótica[3,9,11,15].
- Aumento da pressão de ar nos pulmões, o que possibilita ao paciente maior facilidade em expectorar material aspirado[15,17].
- Maior clareamento do tubo de ar, devido à maior efetividade e força para tossir, diminuindo, dessa forma, a quantidade de secreção nos tratos respiratório e pulmonar[4,15].
- Retorno dos reflexos de adução e abdução da laringe[15].
- Facilidade para a comunicação oral associada à dependência do uso de ventilação mecânica – facilitação da adaptação ao ventilador[15].
- Retorno da função olfativa, devido ao restabelecimento da coluna de ar passando pelas cavidades nasal e oral, o que faz com que as terminações nervosas sejam novamente estimuladas[4,15].
- Melhora da qualidade de vida do paciente[16].

Verificou-se número reduzido de artigos relacionados à válvula de fala e pacientes traqueostomizados no período estudado. Sugere-se que maior número de pesquisas deva ser realizado para que mais informações sobre os benefícios dessa técnica possam fazer parte do cotidiano fonoaudiológico.

Quando se avaliou as válvulas de fala disponíveis, uma grande variedade delas foi encontrada, mas não houve nenhum artigo que as comparasse e defendesse a utilização de determinado tipo.

Foi possível verificar que existem mecanismos diferentes para o funcionamento/fechamento das válvulas, mas somente em um artigo[6] se defendeu o uso da válvula com mecanismo de fechamento por "esfera", uma vez que se acredita que esse mecanismo facilitaria o deslizamento e apresentaria menor resistência.

A análise dos pacientes que poderiam beneficiar-se com o uso da válvula de fala apontou que a grande maioria dos artigos associou sua utilização a todos os pacientes que usassem traqueostomia e que apresentassem tolerância a sua utilização. Cabe citar que os pacientes em idade de aquisição da linguagem são apontados como alguns dos maiores beneficiários da utilização deste procedimento.

Os aspectos relacionados à tolerância do uso da válvula foram bastante abordados nos estudos, sendo apontado um padrão ideal de PEEP, tanto para crianças quanto para adultos. A citação da necessidade de estudos que apresentem critérios de seleção e procedimentos bem determinados deve ser considerada e incentivada pelos profissionais da área.

Quando se analisou os achados sobre os benefícios das válvulas de fala na comunicação foi unânime a relação direta entre a válvula e sua função de possibilitar a fonação[1,2,4-9,11,15,18,19]. Todos os artigos selecionados referiram-se a esse aspecto antes de se remeterem ao seu interesse maior, podendo ser ele a apresentação de válvulas, verificação dos benefícios para a deglutição, aplicação das válvulas em crianças, entre outros.

Os benefícios do uso da válvula de fala na deglutição puderam ser observados em alguns estudos[9,11,15]. A maioria deles se dedicou a tentar associar o uso da válvula de fala e a possibilidade de diminuição da aspiração pulmonar[9,11,15]. Essa relação foi verificada durante a utilização de alimentos na consistência líquida em duas pesquisas[9,11]. Outro estudo[15] não verificou relação direta entre o uso da válvula de fala e a diminuição dos episódios de aspiração, mas apontou que essa diminuiu a quantidade de material aspirado.

A maioria dos artigos comentou os benefícios do uso da válvula de fala que não se aplicavam à comunicação oral nem à deglutição. De forma geral, verifica-se que esses benefícios favorecem o restabelecimento do sistema estomatognático, propiciando, assim, melhor reabilitação dos órgãos e, principalmente, das funções desse sistema.

CONSIDERAÇÕES FINAIS

Com base nos dados apresentados, conclui-se que são necessários novos estudos para que se possa conhecer mais dados sobre o uso da válvula de fala e seus benefícios em pacientes traqueostomizados. Os dados encontrados até o momento apontam que o uso da válvula de fala permite aos pacientes traqueostomizados, adultos ou crianças, que podem permanecer com o *cuff* desinsuflado: restabelecer a fala; expor-se a menor risco de desenvolvimento de doenças pulmonares associadas à aspiração pulmonar, seja pela redução dos episódios de aspiração, seja pela redução da quantidade de material aspirado; beneficiar-se de outras características que vão proporcionar melhor restabelecimento do sistema estomatognático; obter o restabelecimento de parte das funções vitais, que durante a doença lhes foram dificultadas ou impedidas; e obter a melhora da qualidade de vida.

REFERÊNCIAS BIBLIOGRÁFICAS

1. Lichtman SW, Birnbaum IL, Sanfilippo MR, Pellicone JT, Damon WJ, King ML. Effect of a tracheostomy speaking valve on secretions, arterial oxygenation, and olfactation: a quantitative evaluation. J Speech Hear Res. 1995;38:549-55.
2. Hess DR. Facilitation speech in the patient with a tracheostomy. Respir Care. 2005;50 (4):519-25.
3. Hull EM, Dumas HM, Crowlwy RA, Krarasch VS. Tracheostomy speaking valves for children: tolerance and clinical benefits. Pediatr Rehabil. 2005;8(3):214-9.
4. Brigger MT, Hartnick CJ. Drilling speaking valves: a modification to improve vocalization in tracheostomy dependent children. Laryngoscope. 2009;119:176-9.
5. Prigent H, Garguilo M, Pascal S, Pouplin S, Bouteille J, Lejaille M et al. Speech effects of a speaking valve versus external PEEP in tracheostomized ventilator-dependent neuromuscular patients. Intensive Care Med. 2010;36:1681-7.
6. Shikani AH, French J, Siebens AA. New unidirectional airflow ball tracheostomy speaking valve. Otolaryngol Head Neck Surg. 2000;123(1):103-7.
7. Torres LY, Sirbegovic DJ. Problems caused

by tracheostomy tube placement. Neonatal Intensive Care. 2004;16(1):52-4.

8. Chone CT, Borboleto A, Gripp FM, Crespo AN. Nova válvula fonatória para traqueotomia: uma proposta brasileira. Rer Bras Otorrinolaringol. 2002;68(4):546-9.
9. Suiter DM, McCullough GH, Powell PW. Effects of cuff deflation and one-way traqueostomy speaking valve placement on swallow physiology. Dysphagia. 2003;18(4): 284-92.
10. Gross RD, Mahlmann J, Grayhack J. Physiologic effects open and closed tracheostomy tubes on the pharyngeal swallow. Ann Otol, Rhinol Laryngol. 2003;112(2):143-52.
11. Elpern EH, Borkgren Okonek M, Bacon M, Gerstung C, Skrzynski M. Effect of the Passy-Muir traqueostomy speaking valve on pulmonary aspiration in adults. Heart Lung. 2000;29(4):287-93.
12. Elpern EH, Jacobs ER, Bone RC. Incidence of aspiration in tracheally intubed adults. Heart Lung. 1987;16:527-31.
13. Utrarachkij J, Pongsasnongkul J, Preutthipan A, Chantarojanasri T. Measurement of end-expiratory pressure as an indicator of airway patentcy abouve traqueostomy in children. J Med Assoc Thai. 2005;88(7):928-33.
14. Stachler RJ, Hamlet SL, Choi J, Fleming S. Scintigraphic qualification of aspiration reduction with the Passy-Muir Valve. Laryngoscope. 1996;106(2):231-4.
15. Leder SB. Effect of a one-way tracheotomy speaking valve on the incidence of aspiration in previously aspirating patients with tracheotomy. Dysphagia. 1999;14:73-7.
16. Hoit JD, Banzett RB, Lohmeier HL, Hixon TJ, Brown R. Clinical ventilitation adjustments that improve speech. Chest. 2003; 124:1512-21.
17. Fukumoto M, Ota H, Arima H. Ventilator wearing using a fenestrated tube with a speaking valve. Crit Care Resusc. 2006;8(2): 117-9.
18. Kaut K, Turcott JC, Lavery M. Passy-Muir speaking valve. Dimens Crit Care Nurs. 1996;15(6):298-306.
19. Engleman SG, Turnage-Carrier C. Tolerance of the Passy-Muir speaking valve in infants and children less than 2 years of age. Pediatr Nurs. 1997;23(6):571-3.